WILLIAM J. ROBINSON, M.D.

LA FEMME,
SA VIE SEXUELLE ET AMOUREUSE

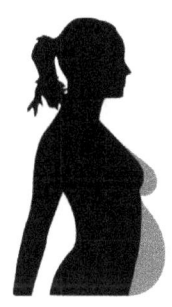

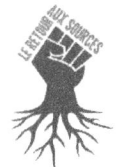

WILLIAM J. ROBINSON, M.D.

Chef du département des maladies génito-urinaires et de la dermatologie, dispensaire de l'hôpital du Bronx Rédacteur en chef de l'*American Journal of Urology and Sexology* ; rédacteur en chef de *The Critic and Guide* ; auteur de *Treatment of Sexual Impotence and Other Sexual Disorders in Men and Women* ; *Treatment of Gonorrhea in Men and Women* ; *Limitation of Offspring by the Prevention of Conception* ; *Sex Knowledge for Girls and Women* ; *Sexual Problems of Today* ; *Never-Told Tales* ; *Eugenics and Marriage*, etc. Membre de l'Académie de médecine de New York, de l'American Medical Editors' Association, de l'American Medical Association, de la New York State Medical Society, de l'Internationale Gesellschaft für Sexualforschung, de l'American Genetic Association, de l'American Association for the Advancement of Science, de l'American Urological Association, etc.

LA FEMME, SA VIE SEXUELLE ET AMOUREUSE
1917

Woman, her sex and love life, Omnia Veritas Ltd

Traduit en français et publié par

LE RETOUR AUX SOURCES

www.leretourauxsources.com

© Le Retour aux Sources - 2024

Tous droits réservés. Aucune partie de cette publication ne peut être reproduite, distribuée ou transmise sous quelque forme ou par quelque moyen que ce soit, y compris la photocopie, l'enregistrement ou d'autres méthodes électroniques ou mécaniques, sans l'autorisation écrite préalable de l'éditeur, sauf dans le cas de brèves citations incorporées dans des critiques et de certaines autres utilisations non commerciales autorisées par la loi sur les droits d'auteur.

LA CRÉATION DE LA FEMME 15
PRÉFACE 17
CHAPITRE I 19
L'IMPORTANCE PRIMORDIALE DE LA CONNAISSANCE DE LA SEXUALITÉ POUR LES FILLES ET LES FEMMES 19
CHAPITRE II 24
LES ORGANES SEXUELS FÉMININS : LEUR ANATOMIE 24
    SOUS-CHAPITRE A 24
    LES ORGANES SEXUELS INTERNES 24
    SOUS-CHAPITRE B 31
    LES ORGANES GÉNITAUX EXTERNES 31
    SOUS-CHAPITRE C 33
    LE PELVIS 33
CHAPITRE III 35
LA PHYSIOLOGIE DES ORGANES SEXUELS FÉMININS 35
    SOUS-CHAPITRE A 35
    FONCTION DES OVAIRES 35
    SOUS-CHAPITRE B 39
    FONCTION DES AUTRES ORGANES GÉNITAUX 39
    SOUS-CHAPITRE C 40
    L'ORGASME 40
    SOUS-CHAPITRE D 41
    LES PERSONNAGES DE SEXE SECONDAIRE 41
CHAPITRE IV 43
L'INSTINCT SEXUEL 43
CHAPITRE V 45
LA PUBERTÉ 45
CHAPITRE VI 49
MENSTRUATION 49

CHAPITRE VII	**52**
ANOMALIES DE LA MENSTRUATION	52
CHAPITRE VIII	**54**
L'HYGIÈNE DES RÈGLES	54
CHAPITRE IX	**57**
FÉCONDATION OU FERTILISATION	57
CHAPITRE X	**61**
GROSSESSE	61
DR. TABLEAU D'ELY POUR LE CALCUL DE LA DATE D'INTERNEMENT	63
CHAPITRE XI	**65**
LES TROUBLES DE LA GROSSESSE	65
CHAPITRE XII	**71**
QUAND FAIRE APPEL À UN MÉDECIN	71
CHAPITRE XIII	**73**
LA TAILLE DU FŒTUS	73
CHAPITRE XIV	**75**
LE PLACENTA ET LE CORDON OMBILICAL	75
CHAPITRE XV	**77**
LACTATION OU ALLAITEMENT	77
CHAPITRE XVI	**81**
AVORTEMENT ET FAUSSE COUCHE	81
CHAPITRE XVII	**83**
SOINS PRÉNATAUX	83
CHAPITRE XVIII	**87**
LA MÉNOPAUSE OU LE CHANGEMENT DE VIE	87
Changement de vie chez les hommes	*90*
CHAPITRE XIX	**92**
L'HABITUDE DE LA MASTURBATION	92

CHAPITRE XX	**97**
LEUCORRHÉE - LES BLANCS	97
CHAPITRE XXI	**101**
LES MALADIES VÉNÉRIENNES	101
CHAPITRE XXII	**103**
L'AMPLEUR DES MALADIES VÉNÉRIENNES	103
CHAPITRE XXIII	**107**
GONORRHÉE	107
CHAPITRE XXIV	**111**
VULVOVAGINITE CHEZ LES PETITES FILLES	111
CHAPITRE XXV	**114**
SYPHILIS	114
Chancroïdes	*117*
CHAPITRE XXVI	**118**
LA CURABILITÉ DES MALADIES VÉNÉRIENNES	118
CHAPITRE XXVII	**120**
PROPHYLAXIE VÉNÉRIENNE	120
CHAPITRE XXVIII	**123**
ALCOOL, SEXE ET MALADIES VÉNÉRIENNES	123
CHAPITRE XXIX	**127**
MARIAGE ET GONORRHÉE	127
CHAPITRE XXX	**132**
MARIAGE ET SYPHILIS	132
CHAPITRE XXXI	**136**
QUI PEUT ET QUI NE PEUT PAS SE MARIER	136
Tuberculose	*138*
Maladies cardiaques	*139*
Cancer	*140*
Goitre exophtalmique (maladie de Basedow)	*140*

L'obésité 141
Artériosclérose 142
Goutte 142
Oreillons 143
L'hémophilie, ou maladie des saigneurs 144
Anémie 145
L'épilepsie 145
L'hystérie 146
L'alcoolisme 147
La faiblesse d'esprit 148
La folie 149
Neuroses-Neurasthénie-Psychasthénie-Neuropathie-Psychopathie
.... 151
Toxicomanie ou narcotisme 152
Mariages consanguins 153
L'homosexualité 155
Le sadisme 156
Le masochisme 156
Impuissance sexuelle 156
Frigidité 157
La libido excessive chez l'homme 158
La libido excessive chez les femmes 159
Harelip 160
Myopie 160
Astigmatisme 160
Chauve 160
Criminalité 161
Le paupérisme 162
CHAPITRE XXXII **164**

Le contrôle des naissances ou la limitation de la descendance 164
   Mesures contraceptives *165*
   Quelques cas quotidiens *166*

CHAPITRE XXXIII **175**
   Conseils aux jeunes filles à l'aube de leur vie de femme 175

CHAPITRE XXXIV **183**
   Conseils aux parents de jeunes filles malchanceuses 183

CHAPITRE XXXV **187**
   Relations sexuelles pendant les règles 187

CHAPITRE XXXVI **189**
   Rapports sexuels pendant la grossesse 189

CHAPITRE XXXVII **191**
   Rapports sexuels à des fins de reproduction uniquement 191

CHAPITRE XXXVIII **194**
   Vaginisme 194
   Clitoris adhérent ou phimosis *194*

CHAPITRE XXXIX **196**
   Stérilité 196

CHAPITRE XL **198**
   L'hymen 198

CHAPITRE XLI **200**
   L'orgasme est-il nécessaire à la fécondation ? 200

CHAPITRE XLII **203**
   La frigidité chez les femmes 203

CHAPITRE XLIII **205**
   Conseils aux femmes frigides, en particulier aux épouses 205

CHAPITRE XLIV **208**
   Viol 208

CHAPITRE XLV **210**

La norme unique de la moralité sexuelle 210

Les effets désastreux d'un enseignement erroné 212

CHAPITRE XLVI **215**

Différence entre la vie sexuelle et amoureuse de l'homme et de la femme 215

Choix entre l'amour physique et l'amour spirituel 217

L'amour chez l'homme occupe une place subalterne 218

Les tendances polygames chez l'homme 219

CHAPITRE XLVII **221**

Impressions maternelles 221

CHAPITRE XLVIII **227**

Conseils aux personnes mariées et à celles qui vont l'être 227

CHAPITRE LXIX **239**

Un système de divorce rationnel 239

Des étrangers dans un enchevêtrement domestique 240

CHAPITRE L **242**

Qu'est-ce que l'amour ? 242

CHAPITRE LI **251**

La jalousie et comment la combattre 251

Les causes de la jalousie 253

CHAPITRE LII **263**

Remèdes contre la jalousie 263

CHAPITRE LIII **271**

Conclusion 271

AUTRES TITRES **275**

LA CRÉATION DE LA FEMME

Cette vieille légende orientale est si délicieusement charmante, si supérieure au récit biblique de la création de la femme, qu'elle mérite d'être reproduite dans *Woman : Her Sex and Love Life (La femme : son sexe et sa vie amoureuse)*. Il existe plusieurs variantes de cette légende, mais je la reproduis telle qu'elle est apparue dans le premier numéro de THE CRITIC AND GUIDE, en janvier 1903.

Au début des temps, Twashtri - le Vulcain de la mythologie hindoue - a créé le monde. Mais lorsqu'il voulut créer une femme, il s'aperçut qu'il avait employé tous ses matériaux à la création de l'homme. Il ne restait plus un seul élément solide. Alors Twashtri, perplexe, tomba dans une profonde méditation dont il s'extirpa et procéda comme suit :

Il a pris la rondeur de la lune, les ondulations du serpent, l'enchevêtrement des plantes qui s'accrochent, le tremblement de l'herbe, la sveltesse de la vigne rose et le velours de la fleur, la légèreté de la feuille et le regard du fauve, la gaieté des rayons du soleil et les larmes de la brume, l'inconstance du vent et la timidité du lièvre, la vanité du paon et la douceur du duvet sur la gorge de l'hirondelle, la dureté du diamant, la douce saveur du miel et la cruauté du tigre, la chaleur du feu, le froid de la neige, le bavardage du geai et le roucoulement de la tourterelle.

Il a combiné tous ces éléments et a formé une femme. Puis il la présenta à l'homme. Huit jours plus tard, l'homme vint voir Twashtri et lui dit : « Mon Seigneur, la créature que tu m'as donnée empoisonne mon existence. Elle bavarde sans relâche, elle me prend tout mon temps, elle se lamente pour un rien et elle est toujours malade ; reprenez-la « ; et Twashtri reprit la femme.

Mais huit jours plus tard, l'homme revint vers le dieu et lui dit : « Mon Seigneur, ma vie est très solitaire depuis que j'ai rendu cette créature : « Mon Seigneur, ma vie est très solitaire depuis que j'ai rendu cette créature. Je me souviens qu'elle dansait devant moi en chantant. Je me souviens qu'elle me regardait du coin de l'œil, qu'elle jouait avec moi, qu'elle s'accrochait à moi. Rends-la-moi », et Twashtri lui rendit la femme. Trois jours seulement s'écoulèrent et Twashtri vit de nouveau l'homme venir à lui. « Mon Seigneur, dit-il, je ne comprends pas exactement ce qui se passe, mais je suis sûr que cette femme me cause plus d'ennuis que de plaisirs. Je vous prie de m'en débarrasser. »

Mais Twashtri s'est écrié : « Va de ton côté et fais de ton mieux. » Et l'homme s'écria : « Je ne peux pas vivre avec elle ! » « Tu ne peux pas non plus vivre sans elle », répondit Twashtri.

L'homme s'en alla tout triste, en murmurant : « Malheur à moi, je ne peux vivre ni avec ni sans elle. »

PRÉFACE

Dans le premier chapitre de ce livre, j'ai montré, je crois de façon convaincante, pourquoi la connaissance de la sexualité est encore plus importante pour les femmes que pour les hommes. J'ai examiné attentivement les livres qui ont été écrits pour les jeunes filles et les femmes, et je sais que ce n'est ni un parti pris, ni une critique acerbe, mais la stricte honnêteté qui m'oblige à dire que je n'ai pas trouvé un seul livre satisfaisant sur la sexualité des jeunes filles ou des femmes. Il y a d'excellents livres pour les filles et les femmes sur l'hygiène générale ; mais sur l'hygiène sexuelle, sur les manifestations générales de l'instinct sexuel, sur l'éthique sexuelle, il n'y en a pas. J'ai essayé d'écrire un tel livre. Il ne m'appartient pas de dire si j'ai réussi - complètement, partiellement ou pas du tout - bien que j'aie des doutes. Mais ce que je sais, c'est qu'en écrivant ce livre, j'ai été strictement honnête avec moi-même, de la première à la dernière page. Je ne sais pas si tout ce que j'ai écrit est la vérité. Mais je crois au moins que c'est le cas, sinon je ne l'aurais pas écrit. Et je peux affirmer solennellement que ce livre est exempt de tout mensonge, hypocrisie, fausseté, exagération ou compromis, et qu'aucun chapitre n'a été rédigé dans le but de concilier les stupides, les ignorants, les pervers ou les personnes sans sexe.

Comme dans tous mes autres livres, j'ai utilisé un anglais simple et honnête. Pas plus simple que nécessaire, mais suffisamment simple pour éviter l'obscurité et les idées fausses.

La science et l'art sont tous deux nécessaires au bonheur de l'homme. Ce n'est pas le lieu de discuter de l'importance relative des deux. Et, bien que je n'aie aucune patience avec l'art pour l'art, je reconnais que le scientifique ne peut pas être enfermé dans un canal étroit et recevoir l'ordre d'aller dans une certaine direction définie. Des recherches scientifiques qui semblaient sans but et inutiles ont parfois abouti à des résultats extrêmement importants, et je ne dénigrerais pas la science pour elle-même. Elle a son utilité. Néanmoins, je n'en ai personnellement pas l'utilité. Pour moi, tout doit avoir un but humain direct, une application humaine précise. Quand la coupe de la vie humaine déborde de malheurs, de douleurs et de misères, il me semble que c'est un dilettantisme étroit ou un charlatanisme pur et simple que de se consacrer à des problèmes insignifiants ou bizarres qui ne peuvent avoir aucun rapport avec le bonheur humain, et de se vanter d'être satisfait et de s'exprimer soi-même. On peut s'exprimer autant qu'on veut tout en faisant un travail utile.

Et travailler pour l'humanité n'exclut pas un sain hédonisme ; non pas l'étroit hédonisme cyrénaïque, mais un hédonisme altruiste éclairé. En écrivant ce livre, j'ai gardé le problème humain constamment devant les yeux. Mon ambition n'était pas simplement de transmettre des faits intéressants : mon souci était l'application pratique de ces faits, leur relation avec le bonheur humain.

Si ce livre contribue, comme j'en suis convaincu, à détruire quelques superstitions médiévales, à dissiper quelques erreurs gênantes et contraignantes, à insuffler un peu d'espoir dans le coeur des désespérés, à apporter un peu de joie dans les foyers des sans joie, à augmenter, si peu que ce soit, la somme totale du bonheur humain, sa mission aura été glorieusement remplie.

Car telle est la mission du livre : augmenter la somme totale du bonheur humain.

W.J.R.

12 Mount Morris Park W.,
New York City.
1er janvier 1917.

CHAPITRE I

LE BESOIN PRIMORDIAL DE CONNAISSANCES SUR LA SEXUALITÉ POUR LES FILLES ET LES FEMMES

Pourquoi la connaissance de la sexualité est d'une importance capitale pour les filles et les femmes - Raisons pour lesquelles un faux pas chez une fille a des conséquences plus graves qu'un faux pas chez un garçon - La place qu'occupe l'amour dans la vie d'une femme - Les handicaps physiques de la femme.

Tous sont d'accord - je veux dire tous ceux qui sont capables de penser et qui ont réfléchi au sujet - que pour le bien-être de la race et pour son propre bien-être physique et mental, il est important que le garçon reçoive une certaine éducation sexuelle. Tous ne sont pas d'accord sur le caractère de l'instruction, son étendue, l'âge auquel elle devrait commencer et sur l'identité de l'enseignant - le père, le médecin de famille, l'instituteur ou un livre spécialement préparé - mais en ce qui concerne la nécessité de l'éducation sexuelle du garçon, il y a maintenant un accord substantiel - parmi les conservateurs comme parmi les radicaux.

Un tel accord n'existe pas en ce qui concerne les connaissances sexuelles des jeunes filles. Nombreux sont encore les hommes et les femmes - et pas seulement parmi les conservateurs - qui s'opposent fermement à ce que les filles reçoivent une quelconque instruction en matière de sexualité. Certains disent qu'une telle instruction - à l'exception de quelques règles d'hygiène concernant les menstruations - n'est pas nécessaire, parce que l'instinct sexuel s'éveille relativement tard chez les filles, et qu'il est suffisamment temps pour elles de s'informer sur ces questions après leur mariage. D'autres craignent que la connaissance du sexe ne détruise le mystère et le romantisme de la sexualité et ne prive nos jeunes filles de leurs plus grands charmes : la pudeur et l'innocence. D'autres encore craignent que l'instruction sexuelle ne tende à éveiller prématurément l'instinct sexuel chez nos filles, qu'elle n'oriente leurs pensées vers des sujets auxquels elles ne penseraient pas autrement, et ils soutiennent que les mises en garde contre les maladies vénériennes, la prostitution, etc. qui font partie intégrante de l'instruction sexuelle, tendent à créer une attitude cynique et hostile à l'égard du sexe masculin, qui peut même déboucher sur des idées hypocondriaques et sur un antagonisme à l'égard du mariage.

Je ne nie pas qu'il y ait une part de vérité dans toutes les objections ci-dessus. L'éducation sexuelle amène *certaines* filles à penser aux questions sexuelles plus tôt qu'elles ne l'auraient fait autrement, et certaines filles sont devenues amères et hypocondriaques, et dégoûtées du sexe masculin. Mais il ne serait pas difficile de démontrer que ce n'est pas l'instruction sexuelle *en soi qui est responsable* de ces résultats déplorables ; c'est le *mauvais* type d'instruction qui est à blâmer - c'est le mauvais accent, les exagérations obscures qui ont causé le mal, et non la vérité. En d'autres termes, ce n'est pas l'information sexuelle, mais la désinformation sexuelle qui est pernicieuse. Et, bien sûr, tout le monde sera d'accord sur ce point : plutôt que de fausses informations, mieux vaut ne pas avoir d'informations du tout.

Mais si les informations à transmettre sont saines, honnêtes et véridiques, sans exagérer les maux et sans insister indûment sur les ombres de notre vie sexuelle, alors les résultats ne peuvent être que bénéfiques. La tâche que je me suis fixée dans ce livre est de donner à nos jeunes filles et à nos femmes des informations saines, franches et honnêtes sur leurs organes sexuels et leur nature sexuelle, des informations absolument dépourvues de pittoresque, d'une part, et de sentimentalité larmoyante, d'autre part. Le sexe féminin a besoin de telles informations, bien plus que le sexe masculin. Oui, si les garçons, comme on le reconnaît aujourd'hui universellement, ont besoin d'une éducation sexuelle, les filles en ont encore plus besoin. Pourquoi ? Pour plusieurs raisons importantes.

La première raison pour laquelle l'éducation sexuelle est encore plus importante pour les filles que pour les garçons est qu'un faux pas chez une fille a des conséquences beaucoup plus désastreuses que chez un garçon. Les résultats désastreux d'un faux pas chez un garçon ne sont que de nature physique ; les résultats du *même* faux pas chez une fille peuvent être physiques, moraux, sociaux et économiques. Pour parler plus clairement. Si un garçon, par ignorance, s'adonne imprudemment à des relations sexuelles illicites, la pire conséquence pour lui peut être l'infection par une maladie vénérienne. Mais il n'est pas considéré comme immoral, il n'est pas méprisé, il n'est pas ostracisé, il ne perd pas le moins du monde son statut social, et lorsqu'il est guéri de sa maladie vénérienne, il n'a aucune difficulté à se marier. Il n'a même pas besoin de cacher son passé sexuel à sa femme. En revanche, si une jeune fille fait un faux pas, les conséquences sont terribles : elle peut non seulement perdre sa santé et son statut social, mais aussi payer de sa vie. Elle court le même risque d'infection vénérienne que le garçon, mais en plus elle court le risque d'être enceinte, ce qui dans notre système social actuel est une véritable catastrophe. Pour s'épargner le déshonneur d'un enfant illégitime, elle peut se faire avorter ; l'avortement peut ne pas avoir de mauvais résultats, mais il peut, s'il est mal exécuté, la rendre invalide à vie, ou la tuer carrément. Si elle a la malchance de ne pouvoir faire avorter personne, elle donne naissance à un enfant illégitime, qu'elle est obligée, dans la plupart des cas, de placer dans une institution quelconque où elle espère et prie pour qu'il meure bientôt - et, en général, c'est le cas. S'il ne meurt pas, elle a pour le reste de sa vie une épée de Damoclès suspendue au-dessus de sa tête, et elle est constamment terrorisée à l'idée que son péché soit découvert. Elle ne se permet pas de chercher un partenaire, mais si elle se marie, le spectre de son expérience antematrimoniale est constamment devant ses yeux. Après des années et des années de vie conjugale, le mari peut divorcer s'il découvre qu'elle a « péché » avant de le connaître. Et à moins que le mari ne soit un homme à l'esprit large et qu'il l'aime sincèrement, et à moins qu'elle ne lui ait tout avoué avant le mariage, sa vie n'est qu'une torture continuelle. Mais même si la jeune fille échappe à la grossesse, le simple fait de découvrir qu'elle a eu une expérience illicite la prive de son statut social, ou en fait une paria, et détruit entièrement ou minimise considérablement ses chances de se marier un jour et de fonder un foyer. Elle doit rester une vagabonde solitaire jusqu'à la fin de ses jours.

La différence énorme entre les résultats d'un faux pas chez un garçon et chez une fille est clairement visible, et pour cette seule raison, l'éducation sexuelle est plus importante pour la fille que pour le garçon.

Mais il y a d'autres raisons importantes, et l'une d'entre elles est magnifiquement et sincèrement exprimée par Byron dans ses deux lignes bien connues.

L'amour de l'homme est une chose à part dans la vie de l'homme,
C'est toute l'existence de la femme.

Oui, l'amour est toute la vie d'une femme.

Certaines femmes modernes pourraient objecter à cela. Elles diront que c'était le cas de la femme du passé, qui était exclue de tous les autres domaines de l'activité humaine. La femme d'aujourd'hui a d'autres intérêts que ceux de l'amour. Mais je prétends que cela n'est vrai que pour un petit pourcentage de femmes ; et même pour cette petite minorité de femmes, les activités sociales, scientifiques et artistiques ne peuvent pas prendre la place de l'amour ; aussi occupées et prospères que soient ces femmes, elles vous diront, si vous appréciez leur confiance, qu'elles sont malheureuses, que leur vie amoureuse n'est pas satisfaisante. Rien, rien ne peut combler le vide créé par le manque d'amour. Les activités diverses peuvent aider à couvrir ce vide, à le protéger des regards étrangers, elles ne peuvent pas le combler. Car la femme est essentiellement faite pour l'amour. Pas exclusivement, mais essentiellement, et une femme qui n'a pas eu d'amour dans sa vie est un échec. Les quelques exceptions que l'on peut mentionner ne font que souligner la règle.

Mais ce n'est pas seulement sur le plan psychique que la vie amoureuse et sexuelle d'une femme est plus importante que celle d'un homme, c'est aussi sur le plan physique qu'elle est beaucoup plus consciente de son sexe et beaucoup plus gênée par la manifestation de sa nature sexuelle que ne l'est l'homme. Pour ne prendre qu'une seule fonction, la menstruation. De l'âge de 13 ou 14 ans à l'âge de 45 ou 50 ans, la femme se voit rappeler chaque mois qu'elle est une femme, qu'elle est une créature du sexe ; et si, pour de nombreuses femmes, cette fonction qui revient périodiquement n'est qu'une source de gêne ou d'inconfort, pour un grand nombre d'entre elles, elle est une cause de douleur, de maux de tête, de souffrance ou d'incapacité totale. L'homme n'a pas de phénomène de ce genre pour l'ennuyer pratiquement toute sa vie.

Mais les résultats de l'union amoureuse, des relations sexuelles, sont encore plus importants. Après une relation sexuelle, un homme est aussi libre qu'il l'était auparavant. Une femme, si la relation a abouti à une grossesse, ce qui est généralement le cas, sauf si l'on prend des précautions particulières pour qu'il n'en soit pas ainsi, a neuf mois pénibles devant elle, des mois d'inconfort, voire de souffrance ; elle doit ensuite subir une épreuve extrêmement éprouvante et douloureuse, celle de l'accouchement, puis une autre période éprouvante, celle de la lactation ou de l'allaitement et de l'éducation de l'enfant. La sanction semble presque trop lourde.

Et lorsque la femme est sur le point de cesser d'avoir ses règles, elle ne le fait pas sans heurts ni confort. Elle doit passer par une période appelée ménopause, qui peut durer un ou deux ans et qui peut apporter son lot de désagréments et de dangers. L'homme n'a pas à passer par une période de démarcation aussi nette, séparant sa vie sexuelle de sa vie non sexuelle. Dans l'ensemble, on ne peut nier que la femme est beaucoup plus esclave de sa nature sexuelle que l'homme ne l'est de la sienne. Oui, la nature a handicapé la femme beaucoup plus lourdement que l'homme.

En résumé, compte tenu du fait que l'ignorance sexuelle, avec ses faux pas possibles, a des conséquences beaucoup plus désastreuses pour la fille que pour le garçon, et compte tenu du fait que l'instinct sexuel et ses manifestations physiques et psychiques occupent une place beaucoup plus importante dans la vie de la femme que dans celle de l'homme, nous considérons que la nécessité d'une éducation sexuelle est beaucoup plus grande dans le cas de la femme que dans le cas de l'homme. Je ne voudrais pas que l'on comprenne que je sous-estime la nécessité de l'éducation sexuelle pour l'homme, mais je considère que cette nécessité est encore plus grande dans le cas de la femme.

CHAPITRE II

LES ORGANES SEXUELS FÉMININS : LEUR ANATOMIE

Les organes sexuels internes - les ovaires - les trompes de Fallope - l'utérus - les divisions de l'utérus - l'antéversion, l'antéflexion, la rétroversion, la rétroflexion de l'utérus - l'endométrite - le vagin - l'hymen - l'hymen perforé - les organes génitaux externes - la vulve, les grandes lèvres, les petites lèvres, le mons veneris, le clitoris, l'urètre - les seins - le bassin - la différence entre le bassin de l'homme et celui de la femme.

Les organes qui distinguent principalement un sexe de l'autre sont les organes sexuels. C'est à l'aide des organes sexuels que les enfants sont engendrés et mis au monde, que la race est *reproduite* et perpétuée. C'est pour cette raison que les organes sexuels sont également appelés organes reproducteurs.

La première chose à faire est de se familiariser avec la *structure* et l'*emplacement des* organes sexuels, c'est-à-dire de se faire une idée juste de leur *anatomie*.

Les organes sexuels féminins, également appelés organes de reproduction ou de génération, sont divisés en organes internes et externes. Les organes internes sont les plus importants et comprennent : les ovaires, les trompes de Fallope, l'utérus et le vagin. Les organes sexuels externes de la femme sont : la vulve, l'hymen et le clitoris. Parmi les organes externes, on trouve aussi généralement le mons Veneris et les seins ou glandes mammaires.

SOUS-CHAPITRE A - LES ORGANES SEXUELS INTERNES

Les ovaires. Les ovaires sont les organes essentiels de la reproduction. En effet, ce sont eux qui produisent les œufs, ou *ovules*, qui, après avoir été *fécondés* par les spermatozoïdes de l'homme, deviennent des enfants. Sans les ovaires de la femme, tout comme sans les testicules de l'homme (auxquels ils correspondent), aucun enfant ne pourrait être engendré, et l'humanité entière disparaîtrait rapidement de notre planète. Les ovaires sont au nombre de deux ; ils sont encastrés dans les *larges ligaments* qui soutiennent l'utérus dans le bassin, un de chaque côté de l'utérus. Ils sont de couleur grisâtre ou rose blanchâtre et mesurent environ un pouce et demi de long, trois quarts de pouce de large et un tiers de pouce d'épaisseur. Ils pèsent entre un huitième et un quart d'once. Leur surface est soit lisse, soit rugueuse et plissée. Pensez à une grosse amande blanchie et vous aurez une idée assez juste de la taille et de la forme d'un ovaire.

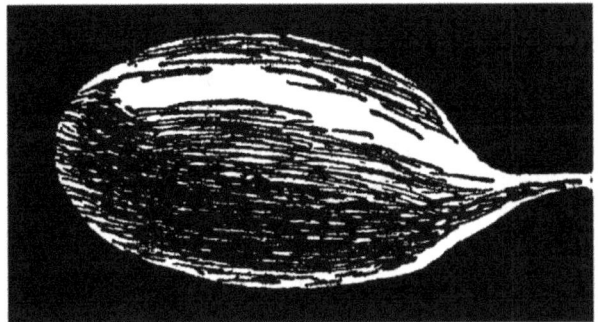

Ovaire

Les trompes de Fallope. Les trompes de Fallope (appelées ainsi d'après Fallopius, un grand anatomiste qui les a découvertes ; elles sont également appelées oviductes, car elles conduisent les œufs de l'ovaire à l'utérus) sont deux tubes très fins qui s'étendent de chaque angle supérieur de l'utérus jusqu'aux ovaires ; mais à leur extrémité ovarienne, elles se dilatent pour former une extrémité frangée et en forme de trompette. Les franges sont appelées *fimbria*. Ils mesurent environ cinq pouces de long et seulement un seizième de pouce de diamètre ; la fonction des tubes est d'attraper les ovules lorsqu'ils jaillissent des ovaires et de les acheminer vers l'utérus. Compte tenu de l'étroitesse de la *lumière* ou du *calibre* des trompes de Fallope, il est facile de comprendre pourquoi une inflammation, même très légère, est susceptible de les boucher, d'obturer leur bouche ou leur orifice, rendant ainsi la femme *stérile*, c'est-à-dire incapable d'avoir des enfants. En effet, si les trompes de Fallope sont « bouchées », les œufs, ou ovules, n'ont aucun moyen d'atteindre l'utérus.

Le nom grec de la trompe de Fallope est salpinx (salpinx signifie tube en grec). Une inflammation de la trompe de Fallope est donc

appelée salpingite. (Une salpingite a le même effet de stérilité chez la femme qu'une épididymite chez l'homme). La salpingectomie est l'ablation de la totalité ou d'une partie de la trompe de Fallope (ce qui correspond à la vasectomie chez l'homme).
1. Ouverture des trompes de Fallope. 2. Bouche de l'utérus.

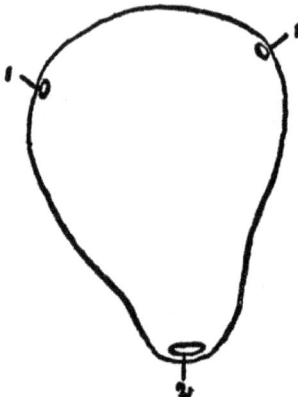

L'utérus. L'utérus est l'organe dans lequel l'ovule fécondé grandit et se développe pour devenir un enfant. Il s'agit d'un organe musculaire creux, de la taille d'une poire, aux parois épaisses, capable, sous l'influence de la grossesse, d'une grande expansion et d'une grande croissance. La partie large de la poire est appelée *corps de l'utérus* ; la partie inférieure étroite est appelée *col de* l'utérus ou *cervix*. L'utérus d'une femme ou d'une jeune fille adulte mesure environ 15 cm de long, 15 cm de large dans sa partie supérieure et près d'un centimètre d'épaisseur. Il pèse entre un gramme et un gramme et demi. Lorsque l'utérus est en état de grossesse, il augmente énormément, à la fois en taille et en poids, comme nous le verrons dans un prochain chapitre. La cavité de l'utérus a une forme quelque peu triangulaire ; à chaque angle supérieur se trouve le petit orifice communiquant avec la trompe de Fallope ; la partie supérieure de l'utérus est appelée le fond ; l'ouverture externe de l'utérus, située au centre du col de l'utérus, est appelée la bouche de l'utérus, ou l'*orifice,* ou l'orifice externe.

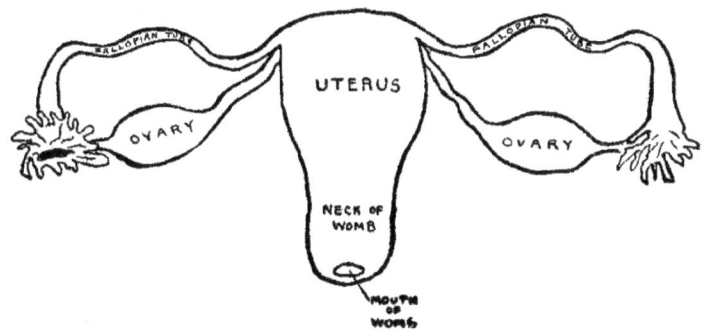

L'utérus est situé au centre du bassin, entre la vessie et le rectum. Il est soutenu par certains ligaments, dont les principaux sont les ligaments larges ; mais, en raison d'une faiblesse générale, d'un travail physique trop dur ou du fait de soulever des poids lourds, les ligaments peuvent s'étirer et l'utérus peut s'enfoncer dans le vagin, ce que l'on appelle le prolapsus de l'utérus. L'utérus peut également se tourner vers l'avant, dans le cas d'une *antéversion*. Si l'utérus est *plié* (ou *fléchi*) sur lui-même, on parle d'*antéflexion*. Si l'utérus est tourné vers l'arrière, on parle de *rétroversion* ; s'il est plié ou fléchi vers l'arrière sur lui-même, on parle de *rétroflexion*. Un degré extrême d'antéversion ou d'antéflexion, ou de rétroversion ou de rétroflexion, peut entraver la fécondation, car les spermatozoïdes peuvent avoir des difficultés ou être dans l'impossibilité d'atteindre l'ouverture de l'utérus, l'orifice externe.

Toute la cavité de l'utérus est tapissée d'une muqueuse ;[1] cette muqueuse s'appelle l'endomètre (endo-in ; méta-utérus). Une inflammation de l'endomètre est appelée *endométrite*. C'est l'endomètre qui est principalement concerné par les menstruations, c'est-à-dire que c'est de lui que proviennent les écoulements mensuels de sang.

Le vagin [vagina en latin - une gaine. Le vagin est le tube ou canal qui sert de passage entre l'utérus et l'extérieur du corps. Il s'étend des organes génitaux externes ou de la vulve jusqu'au col de

---

[1] Membrane muqueuse - en bref, une membrane qui sécrète du mucus ou un autre liquide.

l'utérus, qu'il englobe sur une certaine distance. Il s'agit d'un canal solide, fibromusculaire, tapissé d'une membrane muqueuse. Il n'est pas lisse à l'intérieur, mais disposé en plis, ou *rugæ, de* sorte qu'en cas de besoin, comme lors de l'accouchement, il peut s'étirer énormément et permettre le passage de la tête de l'enfant. La longueur du canal vaginal est de trois à cinq pouces, mais il est en général beaucoup plus large chez les femmes qui ont eu un ou plusieurs enfants que chez celles qui n'en ont pas eu.

Près de l'entrée du vagin se trouvent deux petites glandes, de la taille d'un petit pois, qui sécrètent du mucus. Elles sont appelées glandes de Bartholin ; parfois, elles s'enflamment et causent beaucoup de problèmes.

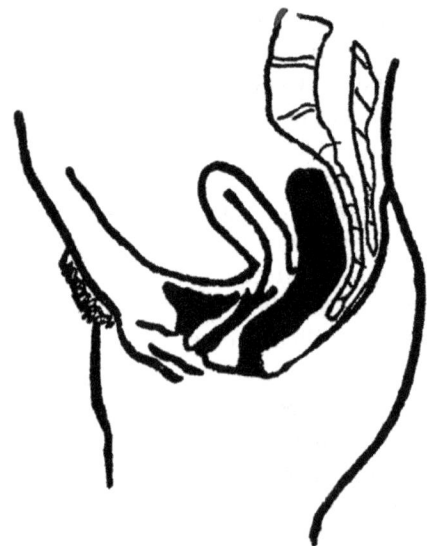

Antéversion de l'utérus.

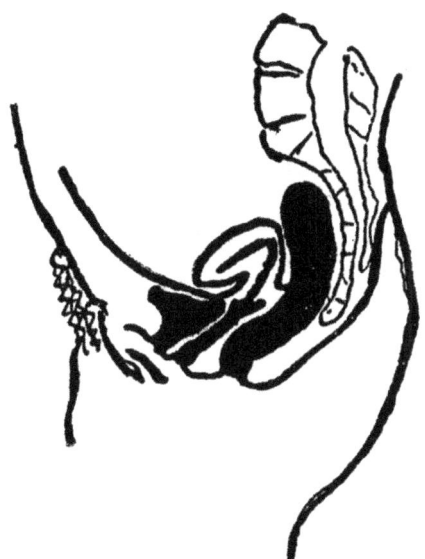

Antéflexion de l'utérus.

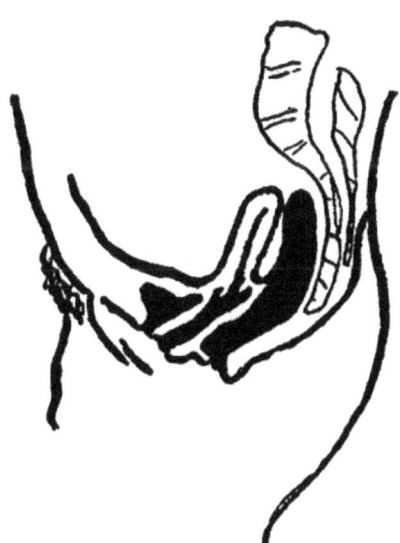

Rétroversion de l'utérus.

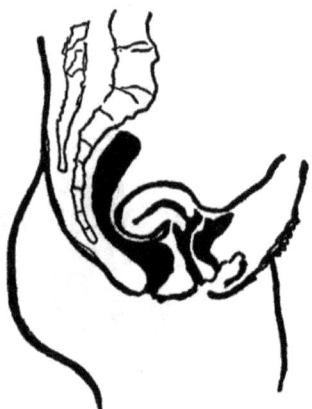

Rétroflexion de l'utérus.

L'hymen [hymen en grec - une membrane. L'ouverture externe du vagin, chez les vierges, c'est-à-dire chez les filles ou les femmes qui n'ont pas eu de rapports sexuels, est presque entièrement fermée par une membrane appelée hymen. Le nom vulgaire de l'hymen est « tête de jeune fille ». L'hymen peut avoir des formes et des consistances différentes. Chez certaines filles, il s'agit d'une membrane très fine, qui se déchire très facilement ; chez d'autres, elle est très dure. Sur le bord supérieur ou au centre de l'hymen se trouve une ouverture qui laisse passer les sécrétions du vagin et le sang de l'utérus. Dans de rares cas, il n'y a pas d'ouverture dans l'hymen, c'est-à-dire que le vagin est entièrement fermé. Un tel hymen est appelé *imperforé* (non perforé). Lorsque la jeune fille commence à avoir ses règles, le sang ne peut pas sortir et s'accumule dans le vagin. Dans ce cas, l'hymen doit être ouvert ou fendu par un médecin. Dans certains cas, l'hymen est congénitalement absent, c'est-à-dire que la fille naît sans hymen. Alors que l'hymen est généralement rompu lors du premier rapport sexuel, il peut, dans certains cas, être élastique et extensible et ne pas se déchirer après un rapport sexuel. On voit donc que, de même que la présence de l'hymen n'est pas une preuve absolue de virginité, l'absence d'hymen n'est pas une preuve absolue que la jeune fille a eu des rapports sexuels. Elle peut être née sans hymen, ou celui-ci peut avoir été rompu par un examen vaginal, par une douche vaginale, en se grattant pour soulager des démangeaisons, ou par un accident quelconque.

Les restes de l'hymen après sa rupture se rétractent et forment de petites élévations facilement palpables, appelées caroncules. [En latin, *carunculæ myrtiformes, ce qui* signifie en anglais myrtleberry-shaped caruncles ; caruncle est une petite élévation charnue ; dérivé de *caro*, qui signifie chair en latin.

SOUS-CHAPITRE B - LES ORGANES GÉNITAUX EXTERNES

La vulve. Les organes génitaux externes de la femme s'appellent la *vulve*. La vulve se compose des grandes lèvres, qui se trouvent à l'extérieur et qui, chez la femme adulte, sont recouvertes de poils, et des petites lèvres, qui se trouvent à l'intérieur et que l'on ne voit généralement que lorsque les grandes lèvres sont séparées.

[Vulve en latin signifie porte pliante. Les anciens aimaient donner des noms fantaisistes aux choses.

Le Mons Veneris. L'élévation au-dessus de la vulve, qui se couvre de poils à la puberté, porte le nom fantaisiste de *mons Veneris*, ou montagne de Vénus. Elle est généralement bien rembourrée de tissu adipeux.

Le clitoris. Le clitoris est un petit corps d'environ un pouce de long, situé sous le mons Veneris et partiellement ou entièrement recouvert par les bords supérieurs des petites lèvres.

L'urètre. Entre le clitoris en haut et l'ouverture du vagin en bas se trouve l'ouverture de l'*urètre*, ou méat urinaire, par lequel passe l'urine. Beaucoup de femmes sont tellement ignorantes, ou disons plutôt innocentes, qu'elles pensent que l'urine sort par le vagin. Il n'en est rien. Le vagin n'a rien à voir avec le processus de miction.

En énumérant à nouveau les organes sexuels féminins, mais dans l'ordre inverse, de l'avant vers l'arrière, ou de l'extérieur vers l'intérieur, nous avons : Le mons Veneris et les grandes lèvres, ou lèvres externes de la vulve ; ce sont les parties bien visibles des organes génitaux féminins. Lorsque les grandes lèvres sont écartées, on voit les petites lèvres ; lorsque les grandes et les petites lèvres sont écartées, on peut voir ou sentir le clitoris et l'hymen, ou les restes de l'hymen. Nous avons ensuite le vagin, un grand canal musculo-membraneux extensible, dans la partie supérieure duquel le col de l'utérus, ou col de l'utérus, peut être vu (lorsqu'un spéculum est utilisé), ou senti par le doigt. Seul le col de l'utérus est visible, mais le reste de l'utérus, la partie la plus large, peut être facilement palpée et examinée en plaçant une main dans le vagin et l'autre sur l'abdomen. Les trompes de Fallope sont reliées à l'utérus et, sous les extrémités en forme de trompette des trompes de Fallope, se trouvent les ovaires, encastrés dans les ligaments larges, un de chaque côté.

Les seins. Les seins, également appelés glandes mammaires ou mammæ [mamma en latin, poitrine], peuvent être considérés comme des organes accessoires de la reproduction. Ils n'ont aucune importance chez l'homme, chez qui ils sont généralement rudimentaires, mais ils sont d'une grande importance chez la femme. Ils fabriquent du lait, nécessaire à la bonne alimentation du nourrisson, et ils ajoutent beaucoup à la beauté et à l'attrait de la femme. Ils aident donc la femme à trouver un compagnon ou un mari. La saillie du sein, que l'enfant prend dans sa bouche lorsqu'il tète, s'appelle le mamelon ; la zone de couleur plus foncée qui entoure le mamelon s'appelle l'aréole.

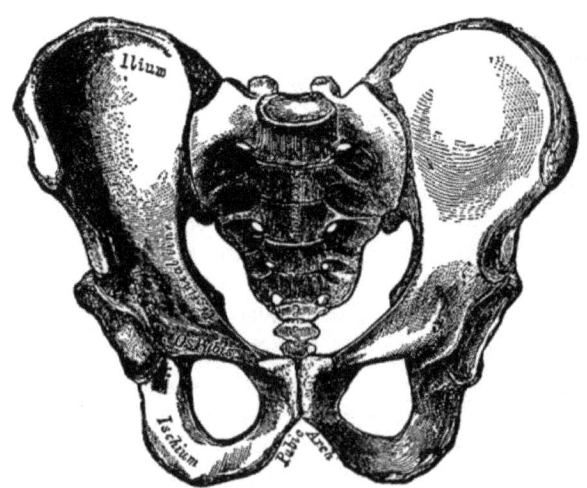

Le bassin de l'homme.

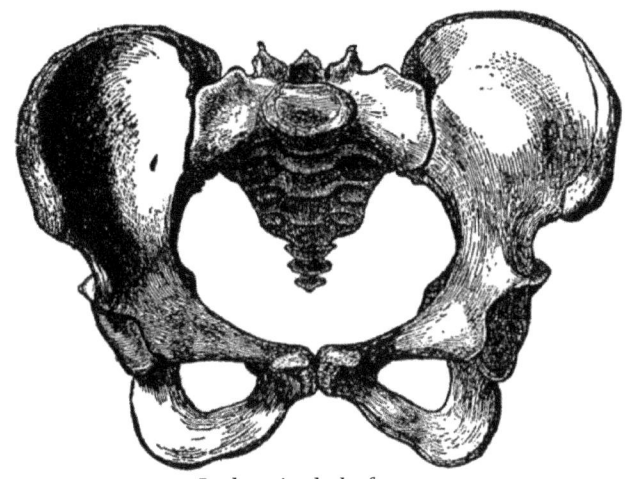

Le bassin de la femme.

SOUS-CHAPITRE C - LE BASSIN

Les organes sexuels internes sont situés dans la partie inférieure de la cavité abdominale, la partie appelée *bassin*, ou cavité pelvienne. En latin, le mot « pelvis » signifie « bassin ». Le bassin, également appelé ceinture pelvienne ou arc pelvien, forme une cuvette osseuse et est composé de trois os puissants : le sacrum, composé de cinq vertèbres soudées entre elles et constituant la partie solide de la colonne vertébrale, dans le dos, et les deux os de la hanche, un de chaque côté. Les deux os de la hanche se rejoignent en avant, formant l'*arcade pubienne*.

Les os de la hanche sont appelés en latin ossa innominata (os sans nom) et chaque os de la hanche est composé de trois os : l'ilion, l'ischion et l'os pubis. Les cuisses sont attachées aux os de la hanche, et aux os de la hanche sont également attachés les grands muscles *fessiers*, qui forment les fesses, ou le « siège ».

Le bassin de la femme diffère considérablement de celui de l'homme. Le bassin féminin est moins profond et plus large, moins massif, les bords des os sont plus écartés, ce qui donne une plus grande proéminence aux hanches ; le sacrum est plus court et moins incurvé, et l'arcade pubienne est plus large et plus arrondie. Tout cela est nécessaire pour permettre le passage de la tête de l'enfant.

Si le bassin féminin était exactement comme le bassin masculin, un enfant vivant à terme ne pourrait jamais le traverser. Les deux illustrations montrent très clairement les différences entre le bassin masculin et le bassin féminin.

Notez en particulier les différences au niveau des arcs pubiens : dans le bassin masculin, il s'agit davantage d'un angle que d'un arc. Notez également la longueur et la solidité du sacrum (et de l'os qui lui est rattaché, appelé coccyx[2]) dans le bassin de l'homme. Les différences entre les pelvis (le pluriel de pelvis est pelves) de l'homme et de la femme deviennent pleinement marquées à la puberté, mais elles sont présentes dès le quatrième mois de la vie intra-utérine.

---

[2] Le coccyx est constitué de trois vertébrés rudimentaires ; c'est le vestige d'un organe que nous possédions autrefois en commun avec beaucoup d'autres animaux, à savoir une queue.

CHAPITRE III

LA PHYSIOLOGIE DES ORGANES SEXUELS FÉMININS

Fonction des ovaires - Sécrétion interne des ovaires - Fonction de la sécrétion interne - Nombre d'ovules dans les ovaires - Les follicules de Graaf - Ovulation - Corpora Lutea - Fonction des trompes de Fallope - Fonction du vagin - Fonctions de la vulve, du clitoris et du Mons Veneris - Fonction des seins - En plus de sécréter du lait, les seins ont une fonction sexuelle - L'orgasme - Pollutions chez les femmes - Caractères du sexe secondaire - Différences entre la femme et l'homme.

L'importance d'un organe dépend de sa *fonction*, de ce qu'il fait, et pas tellement de ce qu'il est. Il est important de connaître la taille, la structure et la localisation d'un organe, mais il est encore plus important de connaître sa fonction ; en d'autres termes, pour notre objectif, il est plus important de connaître la *physiologie* que l'anatomie des organes sexuels.

SOUS-CHAPITRE A - FONCTION DES OVAIRES

Comme les testicules chez l'homme, les ovaires chez la femme sont les organes sexuels essentiels. Ce sont les organes fondamentaux, sans lesquels les autres organes sexuels sont inutiles. Comme les testicules chez l'homme, les ovaires ont deux fonctions distinctes et fabriquent deux substances distinctes. L'une des fonctions est de fabriquer des ovules ; cette fonction, appelée fonction oögénétique ou de production d'ovules, est sa fonction *raciale* ; sans elle, la race ne pourrait pas se perpétuer. Mais l'ovaire a aussi une fonction *individuelle*. Outre les ovules, l'ovaire fabrique ce que nous appelons une sécrétion *interne qui* est absorbée par le sang et qui est de la plus grande importance pour la femme elle-même. Alors que la fabrication des ovules ne commence qu'à la puberté, avec les menstruations, et se termine à la ménopause, la fabrication de la sécrétion interne dure toute la vie de la femme. Cette sécrétion, qui se compose de diverses substances chimiques, a une influence considérable non seulement sur le développement du corps de la femme, mais aussi sur ses sentiments.

Tout d'abord, elle est nécessaire au développement des caractéristiques particulières de la femme, ou *caractères sexuels secondaires*. Sans cette sécrétion interne des ovaires, la femme ressemblerait plus ou moins à un homme ; elle ne développerait pas ses belles formes arrondies, ses jolis cheveux longs, ses seins, son bassin large, sa voix féminine, etc. *Deuxièmement*, la sécrétion est nécessaire au bon développement des autres organes sexuels ; si l'on supprime les ovaires, l'utérus, le vagin et même la vulve se ratatinent. *Troisièmement*, c'est cette sécrétion interne qui excite chez la femme le désir sexuel et lui permet d'avoir des relations avec le sexe masculin. Si les ovaires sont coupés, surtout si cela est fait tôt dans la vie, la femme n'a plus de désir sexuel et n'éprouve plus de plaisir. *Quatrièmement*, il contribue à la santé générale, au bien-être, à l'énergie et à la vivacité d'esprit de la femme.

Vous voyez l'importance de la sécrétion ovarienne interne et vous comprendrez aisément pourquoi, lorsque les ovaires sont enlevés par opération, la femme, surtout si elle est jeune, subit des changements si marqués. C'est parce que nous reconnaissons aujourd'hui la grande importance des ovaires que nous laissons toujours, lorsque nous opérons des ovaires malades, au moins un petit morceau d'ovaire, si cela est possible.

Nombre d'ovules. Lorsque l'enfant de sexe féminin naît, ses ovaires contiennent autant d'ovules qu'ils n'en contiendront jamais. En fait, ils en contiennent plus qu'à la puberté. On estime en effet qu'à la naissance, chaque ovaire contient environ 100 000 ovules ; la majorité d'entre eux disparaissent cependant, de sorte qu'à l'âge de la puberté, chaque ovaire ne contient plus qu'environ 30 000 ovules. Comme un seul ovule mûrit chaque mois depuis la puberté jusqu'à la ménopause (soit environ 300 à 400 ovules au maximum au cours d'une vie), et que seuls une douzaine ou deux ovules seraient nécessaires à la propagation de la race, cela semble une surabondance d'ovules, une somptuosité inutile. Mais la nature *est* généreuse lorsqu'il s'agit de la propagation de l'espèce. Une partie d'un ovaire ou des deux ovaires peut devenir malade, et des milliers d'ovules peuvent devenir impropres à la fécondation ; c'est pourquoi la nature prévoit une réserve supplémentaire. Nous voyons un exemple encore plus frappant de cette extrême prodigalité chez l'homme ; un seul spermatozoïde est nécessaire pour féconder l'ovule, et un seul spermatozoïde peut pénétrer dans l'ovule ; cependant, chaque éjaculation normale de sperme contient entre un quart et un demi-million de spermatozoïdes.

Les follicules de Graaf. Chaque ovule primitif ou primordial[3] est logé dans une petite vésicule ou follicule, généralement appelé *follicule de Graaf*, et il y a autant de follicules de Graaf que d'ovules. (Les follicules de Graaf ont été décrits pour la première fois il y a environ 250 ans - en 1672 - par un médecin de Delft nommé De Graaf, d'où le nom). Jusqu'à la puberté, c'est-à-dire jusqu'au début des règles, les follicules de Graaf et les oocytes ou ovules primitifs sont dans un état plus ou moins dormant. Mais avec l'apparition de la puberté commence une période d'activité intense dans les ovaires. Cette période d'activité se répète régulièrement une fois par mois et constitue le processus d'*ovulation* et de *menstruation*. Ces deux processus sont étroitement liés, mais pas de manière causale. L'ovulation consiste en la maturation et l'extrusion mensuelles d'un ovule mûr ; la menstruation, qui fera l'objet d'un chapitre distinct, consiste en l'écoulement mensuel de sang, mélangé à du mucus, à partir de la paroi interne de l'utérus. Tous les vingt-huit jours, de la puberté à la ménopause, un follicule de Graaf éclate et un ovule est expulsé de l'ovaire. Avant que le follicule n'éclate, il gonfle et s'élargit et atteint la surface de l'ovaire ; tout le follicule est congestionné de sang, mais en un point proche de la surface de l'ovaire, il est pâle et mince, et c'est là que se produit la rupture.

---

[3] L'ovule est en réalité l'œuf complètement mûr, prêt pour la fécondation ; avant la maturité, il ne devrait pas être appelé ovule mais oöcyte ; c'est d'ailleurs ainsi qu'il est désigné dans les traités les plus avancés. Mais ici, l'ovule désigne à la fois l'œuf non mûr et l'œuf mûr.

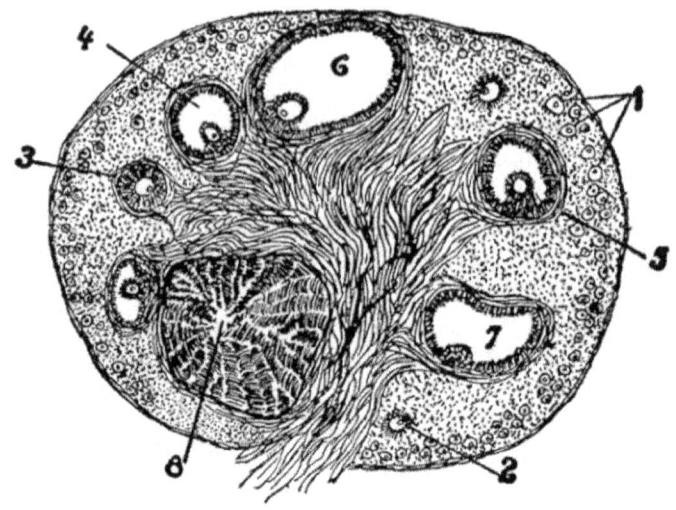

SECTION DE L'OVAIRE.
1. Follicule de Graaf au stade le plus précoce.
2, 3, 4. Follicules à des stades plus avancés.
5, 7. Follicule presque mature.
6. Follicule dont l'ovule s'est échappé.
8. Corps jaune.

Corpora Lutea. Après l'éclatement du follicule de Graaf et l'expulsion de l'ovule, la cavité qui reste ne demeure pas vide et sans fonction ; un autre processus s'y déroule ; il y a croissance de cellules, de couleur jaunâtre, et le follicule se remplit d'un corps jaunâtre qui, en raison de sa couleur, est appelé *corps jaune* (pluriel-corpora lutea ; luteum en latin-jaune, corpus-corps). Ce corps jaune augmente en taille jusqu'à occuper parfois un tiers de l'ovaire. Mais il existe des différences considérables entre le corps jaune d'une femme enceinte et celui d'une femme qui ne l'est pas. Jusqu'à la fin d'un mois environ, les corps jaunes sont identiques, mais après cela, le corps jaune de la femme non enceinte commence à se réduire, à rétrécir, de sorte qu'au bout de deux ou trois mois, il est réduit à une petite cicatrice et, plus tard, on ne le remarque plus du tout. Le corps jaune de la femme enceinte continue à augmenter jusqu'à la fin du deuxième mois, reste à peu près de la même taille jusqu'à la fin du sixième mois, et ce n'est qu'ensuite qu'il commence à diminuer progressivement. Le corps jaune de la femme non enceinte, c'est-à-dire celui qui suit les règles, est appelé faux corps jaune ; le corps jaune qui suit la grossesse est appelé vrai corps jaune. Le corps jaune agit comme une glande et élabore une sécrétion qui a une influence sur la circulation dans l'utérus et sur les règles. Il possède probablement d'autres propriétés que nous ne connaissons pas encore tout à fait. Les corps jaunes de divers animaux sont aujourd'hui préparés sous forme de poudre ou de comprimés et utilisés en médecine dans le traitement de certaines maladies féminines.

SOUS-CHAPITRE B - FONCTION DES AUTRES ORGANES GÉNITAUX

Fonction des trompes de Fallope. Les trompes de Fallope, ou oviductes comme on les appelle parfois, ont pour fonction d'attraper l'ovule lorsqu'il éclate dans l'ovaire et de le conduire de l'ovaire à l'utérus. C'est lorsque l'ovule se trouve dans l'étroite lumière de la trompe que le spermatozoïde qui est remonté de l'utérus le trouve généralement, et c'est dans la trompe, près de son entrée dans l'utérus, que la fécondation a généralement lieu. Après la fécondation, l'ovule descend lentement vers l'utérus, où il se fixe, reste et grandit pendant neuf mois, jusqu'à ce qu'il soit prêt à sortir et à commencer une vie indépendante.

L'utérus est la maison de l'embryon presque du moment de la conception au moment de la naissance. Dans les murs épais et chauds de l'utérus, l'enfant grandit, se développe, mange et respire, jusqu'à ce que tous ses organes et fonctions aient atteint un tel degré de perfection qu'il puisse vivre par lui-même et pour lui-même. On peut dire que c'est là la seule fonction de l'utérus, ou du moins sa seule fonction utile. En effet, l'autre fonction de l'utérus, la menstruation, ne peut être considérée comme une fonction nécessaire ou utile. C'est une fonction normale parce qu'elle se produit régulièrement chez toute femme en bonne santé pendant sa période de procréation, mais toute fonction normale n'est pas une fonction nécessaire ou utile. Tout ce qui est n'est pas bon ou utile.

Fonction du vagin. Le vagin est le canal dans lequel se déroulent les rapports sexuels. Il reçoit l'organe masculin (pénis) pendant l'acte sexuel et sert de réceptacle temporaire au sperme masculin.

Une fois que les spermatozoïdes ont atteint l'utérus, le vagin n'a plus aucune fonction à remplir.

Fonctions de la vulve, du clitoris et du **Mons Veneris.** La vulve et le clitoris n'ont pas de fonctions particulières à remplir, mais c'est en eux, dans le clitoris en particulier, mais aussi dans les petites lèvres, que réside le sentiment de volupté, la sensation de plaisir éprouvée lors de l'acte sexuel. Un autre siège de la volupté chez la femme est situé dans le col de l'utérus.

Le mons veneris n'a pas de fonction physiologique particulière, mais il constitue, tout comme la vulve, un puissant point d'attraction pour le sexe masculin. Bien que l'ensemble du corps féminin soit attirant pour l'homme, et vice versa, certaines zones sont particulièrement attirantes ou excitantes. Ces zones sont appelées *zones érogènes, le* mot érogène signifiant « générateur d'amour ». La vulve et le mons Veneris sont les zones érogènes les plus fortes ; les autres zones érogènes sont les lèvres, les seins, etc.

Fonction des seins. La fonction des seins est d'allaiter les petits avec le lait de la mère jusqu'à ce qu'ils soient capables de se nourrir d'autres aliments. L'autre nom des seins est glande mammaire (en latin, mamma-breast), et tous les animaux qui allaitent leurs petits sont appelés mammifères ou mammalia. Outre leur fonction de sécrétion de lait, les seins constituent une zone érogène importante ; ils sont un point d'attraction fort pour le sexe masculin, de nombreux hommes étant plus attirés par des seins bien développés que par un joli visage. Il y a une bonne raison biologique à cela. Des seins bien développés indiquent que les autres organes sexuels sont bien développés et que la femme fera une épouse et une mère satisfaisante. Compte tenu de l'importance des seins pour attirer un mari et de leur fonction d'allaitement des jeunes enfants, ainsi que de leurs propriétés érogènes, il est tout à fait approprié de les classer parmi les organes reproducteurs.

SOUS-CHAPITRE C - L'ORGASME

Le point culminant de l'acte sexuel s'appelle l'orgasme. C'est le moment où la sensation de plaisir est à son comble, où le corps ressent un frisson, où il y a une contraction spasmodique des organes génitaux et où il y a une sécrétion de liquide par les glandes génitales et les muqueuses. Chez la femme, ce liquide n'est pas un liquide vital comme le sperme chez l'homme ; il s'agit d'un simple mucus, et chez certaines femmes, il est très peu abondant, voire totalement absent. Les femmes adultes qui vivent sans relations sexuelles font parfois des rêves sexuels ou érotiques, c'est-à-dire qu'elles rêvent qu'elles sont en compagnie d'hommes, qu'elles jouent ou qu'elles ont des relations avec eux. Ces rêves sont généralement accompagnés d'un orgasme ou d'une sensation d'orgasme et d'un écoulement de mucus, comme lors d'un rapport sexuel. Un tel écoulement de mucus pendant le sommeil est appelé émission ou pollution.

Dans la sexualité masculine, les pollutions jouent un rôle important (voir « Sex Knowledge for men » de l'auteur), car le sperme est un fluide vital, et s'il est perdu trop fréquemment, le système est mis à rude épreuve. Chez les garçons et les hommes, les pollutions ou pertes nocturnes peuvent se produire plusieurs fois par semaine, voire tous les soirs, ou plusieurs fois par nuit. Lorsqu'elles sont si fréquentes, l'homme peut devenir une épave. Il n'en va pas de même pour les femmes. Premièrement, les pollutions ou les rêves nocturnes sont beaucoup plus rares chez les femmes que chez les hommes ; deuxièmement, comme nous venons de le mentionner, le liquide sécrété par la femme pendant les rapports sexuels ou pendant un rêve érotique n'est pas de nature vitale, comme l'est le sperme chez l'homme ; c'est du mucus, et la sécrétion d'un liquide muqueux, même si elle est quelque peu excessive, ne constitue pas un épuisement du système. C'est pourquoi les femmes supportent beaucoup mieux que les hommes les relations sexuelles fréquemment répétées et les émissions ou pollutions.

SOUS-CHAPITRE D - LES PERSONNAGES DE SEXE SECONDAIRE

Les organes sexuels constituent les caractères sexuels primaires. Ce sont eux qui distinguent principalement un sexe d'un autre. Mais il existe de nombreux autres caractères sexuels ou différences sexuelles qui, bien que moins importants, servent à différencier les sexes, tout en constituant des points d'attraction entre un sexe et l'autre. Par exemple, la barbe et la moustache sont une caractéristique masculine distincte et constituent l'un des caractères sexuels secondaires masculins. Les caractères sexuels secondaires sont très nombreux ; on pourrait dire que chacune des milliards de cellules du corps porte l'empreinte du sexe auquel elle appartient.

Tout d'abord, le squelette. L'ensemble du squelette féminin diffère du squelette masculin ; tous les os sont plus petits et plus graciles ; le bassin, comme nous l'avons vu précédemment, est moins profond et plus large. Ensuite, les muscles sont plus petits et plus arrondis. Tout le contour du corps est arrondi et non plus anguleux comme chez l'homme. La peau est plus fine, plus douce, plus délicate. Les cheveux sur la tête sont plus longs et de texture plus fine, tandis que sur le corps, les cheveux sont également plus fins et moins abondants. La voix est plus fine, plus agréable et plus aiguë (soprano). Les seins sont bien développés et remplissent une fonction importante, alors qu'ils sont rudimentaires chez l'homme. La respiration est également différente : la femme respire principalement avec la partie supérieure de la poitrine, l'homme avec la partie inférieure. Le cerveau est plus petit et ses circonvolutions un peu moins complexes chez la femme.

La femme diffère considérablement de l'homme, non seulement sur le plan physique, comme nous l'avons vu, mais aussi sur le plan mental et affectif. Mais nous n'entrerons pas dans cette phase du sujet, si ce n'est pour remarquer qu'il est insensé de parler de la supériorité ou de l'infériorité d'un sexe par rapport à l'autre. A certains égards, l'homme est très supérieur à la femme, à d'autres, il lui est inférieur ; dans l'ensemble, les sexes s'équilibrent assez bien, et bien que les sexes ne soient pas et ne seront jamais exactement semblables, nous n'avons pas le droit de parler de l'infériorité d'un sexe par rapport à l'autre. Nous reconnaissons que les sexes sont différents, mais ils se complètent, et l'affirmation du réactionnaire et de celui qui hait les femmes selon laquelle la femme est une créature inférieure est tout aussi insensée que l'affirmation de certaines féministes ultra-militantes selon laquelle la femme est supérieure et l'homme inférieur.

CHAPITRE IV

L'INSTINCT SEXUEL

Universalité de l'instinct sexuel - Nous ne sommes pas responsables de nos pensées et de nos sentiments.

L'instinct sexuel, qui traverse la nature du plus petit animal au plus grand, est l'impulsion, l'envie ou le désir inné qu'un sexe a pour l'autre : le mâle pour la femelle et la femelle pour le mâle. Cet instinct, ce désir pour le sexe opposé, qui naît en nous et qui se manifeste très tôt, n'a rien de honteux. Il n'y a rien de honteux, rien de pécheur en lui. C'est un instinct normal, naturel, sain, implanté en nous par la nature pour diverses raisons, et absolument indispensable à la perpétuation de la race. S'il fallait avoir honte de quelque chose, ce serait de l'absence de cet instinct sexuel, car sans lui, la race s'éteindrait rapidement.

Ne pas être responsable de ses pensées et de ses sentiments. Il est nécessaire d'insister sur ce point, car de nombreuses filles et femmes, dont l'esprit a été perverti par une soi-disant morale vicieuse, s'inquiètent jusqu'à la maladie, broient du noir et deviennent hypocondriaques parce qu'elles pensent avoir commis un grave péché en éprouvant un désir pour des relations sexuelles ou pour l'étreinte d'un certain homme. En somme, il est nécessaire de faire comprendre à la jeune fille en pleine croissance, lorsque l'occasion se présente, qu'une pensée ou un sentiment ne peut jamais être un péché. Une action peut l'être, mais pas une pensée ou un sentiment. Pourquoi ? Parce que nous ne sommes pas responsables de nos pensées et de nos sentiments ; ils ne sont pas sous notre contrôle. Mais cela ne veut pas dire que lorsqu'ils surgissent, nous devons leur donner libre cours. Nous devons essayer de les combattre et de les chasser, mais il n'y a pas lieu d'en avoir honte, car nous ne sommes pas responsables de leur origine.

Responsable de ses actes. Nos actions sont sous notre contrôle, du moins dans une certaine mesure, et si nous faisons un acte mauvais ou préjudiciable, nous avons commis un péché et sommes moralement responsables. Le désir de l'acte sexuel n'est pas plus un péché que le désir de nourriture lorsque l'on a faim. Mais l'accomplissement de l'acte peut, dans certaines circonstances, être aussi pécheur que la consommation de nourriture que l'homme affamé a obtenue en volant un autre être humain, tout aussi pauvre que lui.

Je ne vous prêche pas. Mais je ne suis pas un extrémiste ni un hypocrite. Je ne prône ni l'ascétisme ni la licence. L'un est aussi mauvais, ou presque, que l'autre.

Ce que j'essaie de faire, c'est d'inculquer dans vos esprits, si possible, une vision saine et équilibrée de tout ce qui touche à la sexualité.

Je crois en effet que des conceptions erronées et perverties de la physiologie et de l'hygiène de l'acte sexuel, ainsi que de la morale sexuelle, c'est-à-dire de la relation correcte entre les sexes, sont responsables d'une misère indicible, d'une souffrance incalculable. Les deux sexes souffrent, mais le sexe féminin souffre davantage. La femme paie toujours plus. Cela est dû à ses handicaps naturels (menstruation, grossesse, allaitement), à son refoulement séculaire, au fait qu'elle doit être recherchée sans jamais l'être, et à sa dépendance économique.

Pour ces raisons, l'éducation sexuelle est une question doublement importante pour la femme, comme nous l'avons souligné dans le premier chapitre. Mais les handicaps de la femme nous imposent un autre devoir : *parce qu'*elle porte le fardeau le plus lourd, *parce qu'*elle paie toujours plus cher que l'homme, il incombe à l'homme de la traiter avec des égards particuliers, avec une gentillesse et une galanterie authentiques.

CHAPITRE V

Puberté

Changements physiques à la puberté - Changements physiques des organes génitaux et du reste du corps - Changements psychiques - Puberté et adolescence - Nubilité.

La puberté est la période la plus merveilleuse et la plus significative de la vie d'une fille. Si elle est importante dans la vie et le développement d'un garçon, elle l'est encore plus dans ceux d'une fille. C'est souvent à cette période que sont jetées les bases de la vie future de la jeune fille.

Le mot puberté signifie maturité. C'est la période à laquelle la fille et le garçon atteignent la maturité sexuelle ; en d'autres termes, la période à laquelle les glandes sexuelles du garçon commencent à produire des spermatozoïdes, et les glandes sexuelles de la fille commencent à mûrir et à expulser des œufs ou des ovules ; chez la fille, la puberté est marquée par un phénomène supplémentaire, qui n'a pas d'analogue chez le garçon, à savoir les menstruations.

Changements physiques. Le mot puberté est dérivé du mot *puber qui*, en latin, signifie mûr, mûr. Mais le mot puber est lui-même dérivé du mot *pubes*, qui signifie en latin « poils fins » ou « duvet ». En effet, à cette période de maturité, tous les mammifères (c'est-à-dire les animaux qui ont des seins et qui allaitent leurs petits) commencent à développer une pilosité. Vous savez que tout notre corps, à l'exception de la paume des mains et de la plante des pieds, est recouvert d'innombrables follicules pileux et que, dès notre naissance, tout notre corps, à l'exception de ce qui est nommé, est recouvert de poils fins. Les poils sont peut-être trop fins pour être vus, mais ils sont là et, avec une loupe, on peut les voir sans problème. Mais à la puberté, les poils augmentent en épaisseur et en quantité, et deviennent abondants à des endroits où ils étaient à peine visibles auparavant - la lèvre supérieure et le visage chez les garçons, les aisselles et la partie inférieure de l'abdomen chez les garçons et les filles.

Ainsi, le premier signe physique apparent de la puberté chez une fille est l'apparition progressive de poils sous les aisselles, sur le mons Veneris et les grandes lèvres. Mais tous les organes génitaux connaissent un développement rapide : la vulve, le vagin, l'utérus et les ovaires grossissent, et les ovaires, qui jusqu'alors n'élaboraient qu'une sécrétion interne, commencent à fabriquer des ovules ; en d'autres termes, le processus mensuel de l'ovulation est lancé. Synchroniquement avec le processus d'ovulation, commence la fonction mensuelle de la menstruation. Les seins augmentent également de volume, prennent leur forme caractéristique, développent leur substance glandulaire et deviennent capables de sécréter du lait à l'intention d'une éventuelle progéniture. Pendant cette période de développement, ils sont souvent très sensibles au toucher ou douloureux sans qu'on les touche.

Mais les organes génitaux ne sont pas les seuls à connaître une croissance et un développement : tout le corps participe à ce processus. C'est à cette période que la croissance en taille est la plus rapide ; la plus grande croissance a lieu au niveau des membres, des jambes et des bras. Le bassin s'élargit et la poitrine ou le thorax s'élargit également. Les muscles s'élargissent et s'arrondissent et donnent finalement à la jeune fille une belle forme féminine.

Changements psychiques. Mais les changements ne sont pas seulement physiques ; les changements qui se produisent dans la sphère psychique de la jeune fille pendant les années de la puberté sont également très importants. C'est la période du développement des émotions ; elle déborde d'émotions ; elle devient sensible ; dans ses relations avec les garçons et les hommes, elle devient consciente d'elle-même. Le désir sexuel distinct ne fait heureusement pas son apparition chez la fille à cette période, comme c'est le cas chez le garçon, mais elle est remplie de désirs vagues, indéfinis et indéfinissables. C'est la période des « béguins » où la jeune fille est susceptible d'offrir son trop-plein d'émotions à une amie. Ces béguins n'ont rien de répréhensible, ils agissent comme une soupape de sécurité et ne sont que rarement susceptibles d'entraîner un développement anormal. C'est aussi la période de la rêverie et de la romance ; la jeune fille aime lire des histoires d'amour et des romans dans lesquels elle s'identifie à l'héroïne. En effet, la littérature exerce une forte influence sur les jeunes dans la période la plus plastique de leur vie. Il est donc important que les personnes plus âgées veillent à ce que les jeunes dont elles ont la charge passent leur temps à lire des livres aux idéaux nobles et à la valeur artistique élevée.

Les filles de tempérament très sensible ou dit « nerveux », surtout s'il y a de la « nervosité » dans la famille, doivent faire l'objet d'une attention particulière. En effet, c'est au cours de la puberté et de l'adolescence que les traits névrotiques sont susceptibles de se développer et de s'accentuer. C'est aussi la période où les mauvaises habitudes sexuelles (masturbation) sont susceptibles de se développer, et la mère prudente consacrera une attention particulière à ses filles dans leurs années de puberté, et les protégera autant que possible contre les chocs physiques et émotionnels.

L'âge de la puberté chez les filles est considéré par de nombreux auteurs comme synonyme ou synchrone avec l'apparition des règles qui, dans ce pays, survient dans la majorité des cas entre treize et quatorze ans. L'année de développement progressif avant l'apparition des règles est appelée par certains l'année pré-pubertaire, et la première année après l'apparition des règles est l'année post-pubertaire. La période qui s'étend de la puberté à la pleine maturité sexuelle est appelée adolescence, et ce terme s'applique généralement à la période comprise entre treize et dix-huit ans. En effet, à dix-huit ans, le garçon et la fille ont atteint leur pleine maturité. Mentalement, nous acquérons des choses tout au long de notre vie, et même physiquement, le corps s'élargit pendant quelques années après dix-huit ans. Mais sur le plan sexuel, les garçons et les filles sont pleinement mûrs à dix-huit ans, même si, pour devenir parents, il est préférable, pour diverses raisons, d'attendre l'âge de vingt ou vingt-cinq ans.

Nubilité. La nubilité est l'âge ou l'état auquel un garçon ou une fille est « apte » au mariage. Il s'agit d'un terme vague et insatisfaisant. Entre treize et quinze ans, les garçons et les filles sont physiquement « aptes » au mariage, c'est-à-dire qu'à cet âge, un garçon est capable d'engendrer des enfants et une fille d'en avoir. Mais cela ne signifie pas qu'il serait souhaitable qu'ils se marient à un âge aussi précoce. En effet, leur corps et leur esprit ne sont pas encore complètement développés et les enfants nés de parents aussi jeunes risquent d'être des êtres faibles, aussi bien mentalement que physiquement. Les filles devraient se marier au plus tôt à dix-huit ans et les garçons à vingt ans, mais les parents devraient avoir entre vingt et vingt-deux ans pour la mère et entre vingt-trois et vingt-cinq ans pour le père.

CHAPITRE VI

MENSTRUATION

Définition des menstruations - Origine du sang menstruel - Âge des menstruations - Âge de la fin des menstruations - Durée - Quantité - Régularité et irrégularité.

La première fonction à laquelle la jeune fille sera confrontée, qui lui fera comprendre qu'elle est une créature de sexe, qu'elle est résolument différente du garçon, est la *menstruation*. C'est cette fonction que nous allons maintenant étudier.

Qu'est-ce que la menstruation ? Les menstruations sont des écoulements mensuels de sang. Le mot est dérivé du mot latin mensis, qui signifie un mois, et les menstruations sont aussi souvent appelées les *règles*. Elles sont également appelées « cataménies » ou « écoulement cataménial » (du grec kata-by, « un mois »). D'autres termes sont : les périodes, les cours, les mois, les tournants, les changements mensuels, la maladie mensuelle, la maladie, les fleurs, être malade, être régulier. « Ne rien voir » est une expression courante pour désigner le fait d'avoir manqué les règles. Cet écoulement de sang revient dans la plupart des cas avec une régularité remarquable une fois par mois ; non pas un mois civil, mais un mois lunaire, c'est-à-dire une fois tous les vingt-huit jours. Et comme il y a treize mois lunaires par an, une femme a ses règles non pas douze mais treize fois par an.

D'où vient le sang menstruel ? Le sang menstruel provient de l'intérieur de l'utérus. Chaque mois, pendant les quelques jours qui précèdent les règles, la paroi interne de l'utérus (ce que nous appelons la muqueuse ou l'endomètre) se congestionne et ses vaisseaux sanguins se distendent. Si la femme a des rapports sexuels et qu'une grossesse survient, ce sang supplémentaire est utilisé pour nourrir et développer le nouvel enfant ; mais s'il n'y a pas de grossesse, ce sang supplémentaire s'échappe des vaisseaux sanguins (certains vaisseaux sanguins se rompent) et est évacué de l'utérus dans le vagin, et de là vers l'extérieur, où il est recueilli sur du coton, des serviettes hygiéniques ou d'autres tampons.

À quel âge les règles apparaissent-elles ? Dans ce pays, l'âge habituel des premières règles est de treize ou quatorze ans ; chez certains, elles peuvent survenir dès douze ans, chez d'autres à quinze, seize ou même dix-sept ans. L'apparition des règles avant douze ans ou après dix-sept ans est, dans notre pays, une rare exception. Mais dans les climats froids du nord, l'âge de dix-huit ans n'est pas rare, et dans les climats chauds du sud, les menstruations commencent souvent à l'âge de dix ou onze ans. Les changements de climat ou de pays ont souvent une influence sur les menstruations. Dans les premières années de sa pratique médicale, l'auteur a eu de nombreuses jeunes filles finlandaises comme patientes. Il était très fréquent qu'elles cessent d'avoir leurs règles au cours des premiers mois, voire de la première année de leur séjour dans ce pays.

À quel âge les règles cessent-elles ? L'âge auquel les règles cessent s'appelle la *ménopause* ou le *climatère*. Elle survient généralement à l'âge de quarante-huit ou cinquante ans. Dans certains cas, elle n'intervient pas avant l'âge de 52 ans, dans d'autres, elle intervient dès 45 ou 44 ans. En général, on peut dire que la période de menstruation de la femme, pendant laquelle elle peut avoir des enfants, dure environ trente-cinq ans. Et si aucune retenue n'est faite, si aucune précaution n'est prise contre la conception, une femme peut avoir vingt ou trente enfants pendant sa période de procréation.

Combien de jours une femme a-t-elle ses règles ? Le nombre habituel de jours est de trois à cinq ; dans certains cas, les règles ne durent que deux jours, dans d'autres, jusqu'à sept jours. En règle générale, c'est au cours des deux premiers jours que la quantité de sang évacuée est la plus importante.

La quantité de sang. Il est difficile d'estimer la quantité exacte de sang évacuée par une femme pendant ses règles, mais elle est de l'ordre d'un gramme et demi à trois grammes. Chez certaines femmes, cette quantité peut atteindre quatre ou cinq onces et, dans des cas exceptionnels, jusqu'à huit onces. Lorsqu'elle dépasse cette quantité, il s'agit d'un état anormal qui nécessite un traitement.

L'affirmation habituelle selon laquelle une femme ayant des règles normales ne devrait pas avoir à utiliser plus de trois serviettes au cours d'une période de vingt-quatre heures est correcte.

La régularité périodique avec laquelle les menstruations reviennent chez de nombreuses femmes est remarquable. Je connais une femme qui n'a jamais manqué ses règles en vingt ans ; au cours de ces vingt années, les règles ont commencé tous les quatre vendredis, presque toujours à la même heure. J'en connais une autre qui a ses règles tous les quatre mercredis, vers sept heures du matin. Elle n'a pas eu de règles pendant ses deux grossesses, puis elles ont été irrégulières pendant un certain temps, avant de revenir au mercredi. D'autres femmes ont leurs règles un certain jour du mois, par exemple le premier ou le cinquième, quel que soit le nombre de jours du mois (ces cas sont toutefois exceptionnels). Chez certaines femmes, les règles sont irrégulières : toutes les trois semaines, toutes les cinq ou six semaines, toutes les six ou sept semaines, etc. Certaines femmes ne savent jamais quand elles peuvent attendre leurs règles, tant elles sont irrégulières.

CHAPITRE VII

Anomalies de la menstruation

Troubles de la menstruation-Ménorragies-Métrorragies-Aménorrhée-Menstruations vicieuses-Dysménorrhée d'origine organique et nerveuse.

Chez de nombreuses jeunes filles et femmes, la menstruation est un processus physiologique parfaitement normal. Elles n'en éprouvent aucune gêne. Elles ne souffrent pas de douleurs, de maux de tête, d'irritabilité, elles n'ont aucun avertissement de leur apparition, jusqu'à ce qu'elles sentent le sang suinter ou s'écouler. Malheureusement, ce n'est le cas que d'un petit pourcentage de femmes. La majorité des femmes présentent des symptômes désagréables. Certaines ont mal à la tête pendant un jour ou deux, d'autres se plaignent d'une sensation de pesanteur, d'autres sont irritables, déprimées ou querelleuses ; certaines n'ont pas d'appétit, pas d'ambition, pas de désir de travail ou de compagnie, tandis que certaines filles ont des douleurs et des crampes si fortes qu'elles sont obligées de s'aliter pendant un jour ou deux et de faire appel à l'aide médicale.

Lorsque les règles sont très abondantes, ressemblant plus à une hémorragie qu'à des règles normales, on parle de *ménorragie* ; si l'hémorragie utérine se produit en dehors des périodes menstruelles régulières, on parle de *métrorragie*. Lorsque les menstruations sont absentes ou si peu abondantes que l'on remarque à peine la présence de sang, on parle d'*aménorrhée*. Dans quelques rares cas, les règles, au lieu de provenir normalement de l'utérus, proviennent d'une autre partie du corps, par exemple du nez. Certaines femmes ont une hémorragie nasale tous les mois. Chez d'autres, un écoulement sanguin peut provenir des seins. On parle alors de menstruation *par procuration*. Ces cas sont toutefois rares et ne sont que des curiosités.

La dysménorrhée. J'ai déjà mentionné que, chez certaines filles et femmes, les règles s'accompagnent de douleurs et de crampes. Cette affection, qui touche des millions de femmes et dont les hommes sont totalement exempts, est appelée *dysménorrhée*. La dysménorrhée signifie que les règles sont douloureuses et difficiles. Une légère douleur ou au moins une sensation de gêne est présente dans la plupart des cas de menstruation. Mais dans de nombreux cas, la douleur est si forte, si *atroce*, que la personne qui en souffre, fille ou femme, est incapable de travailler et doit s'aliter pendant un jour ou deux. Dans certains cas, la douleur est si intense qu'elle nécessite l'utilisation de morphine, et comme il est très mauvais de devoir administrer de la morphine toutes les trois ou quatre semaines, tous les efforts doivent être faits pour trouver la cause du problème et l'éliminer. Il est cependant erroné de penser que tous les cas de dysménorrhée, ou même la plupart, sont dus à un problème local, c'est-à-dire à une inflammation des ovaires ou à un déplacement de l'utérus. De nombreux cas de dysménorrhée sont d'origine *nerveuse* ; la cause réside dans le système nerveux central et non dans les organes génitaux eux-mêmes. Il est donc déconseillé d'entreprendre un traitement local, à moins qu'un médecin compétent n'ait procédé à un examen approfondi et n'ait décidé qu'un traitement local était souhaitable.

En ce qui concerne le pourcentage de dysménorrhée, un examen statistique récent portant sur 4 000 femmes a montré que plus de la moitié d'entre elles, soit 52 %, souffraient de dysménorrhée à un degré ou à un autre.

CHAPITRE VIII

L'HYGIÈNE DES RÈGLES

Manque de propreté pendant la période menstruelle - Croyances superstitieuses - Hygiène de la menstruation.

L'hygiène des règles se résume en deux mots : propreté et repos. Le bon sens suggère ces deux mesures et, en ce qui concerne le repos, de nombreuses femmes se reposent ou se ménagent lorsqu'elles sont souffrantes. Certaines y sont contraintes car, si elles ne le font pas, leur dysménorrhée s'aggrave et la quantité de sang qu'elles perdent augmente considérablement. On ne peut pas en dire autant de la propreté. En raison sans doute des superstitions qui nous sont parvenues du fond des âges, les menstruations sont encore considérées comme un « *noli-me-tangere* », et les femmes ont peur de se baigner, de se doucher ou même de se laver pendant les périodes de menstruation. Et s'il y a une période où une femme a besoin d'une douche vaginale, c'est bien pendant les règles. Toute leucorrhée dont une femme peut souffrir s'aggrave au moment des règles ; le sang menstruel de certaines femmes a une odeur prononcée, et si aucune douche hygiénique n'est prise pendant quatre ou cinq jours, une partie du sang se décompose et acquiert une odeur résolument nauséabonde, que l'on peut remarquer à une certaine distance et à laquelle certains hommes et certaines femmes sont très sensibles. Certaines femmes ne font jamais de douche vaginale. Certaines la considèrent comme un luxe inutile et superflu, tandis que d'autres, puritaines orthodoxes, la considèrent comme une procédure impie (oubliant que la propreté est proche de la piété) qui ne convient qu'aux femmes de caractère gai et douteux. Si ces femmes orthodoxes savaient ce qui est bon pour elles - et pour leur santé - elles prendraient une douche vaginale au moins pendant les règles, et à aucun autre moment.

La propreté. Lorsque la jeune fille atteint l'âge de douze ou treize ans, la mère doit lui expliquer le phénomène de la menstruation et la probabilité qu'elle apparaisse dans un court laps de temps. Bien entendu, il faut lui dire qu'il n'y a rien de honteux à cela et que, lorsque les règles apparaissent, elle doit immédiatement le dire à sa mère, qui lui indiquera ce qu'il faut faire. Il faut lui montrer comment utiliser les serviettes hygiéniques. Les chiffons ne doivent pas être utilisés s'ils n'ont pas été lavés récemment et s'ils ne sont pas enveloppés et protégés de la poussière. Les chiffons non nettoyés peuvent entraîner une infection. Je ne doute pas que de nombreux cas de leucorrhée trouvent leur origine dans des chiffons non lavés. Chaque matin et chaque soir, la jeune fille doit se laver les organes génitaux externes à l'eau tiède ou avec du savon ordinaire et de l'eau. La douche vaginale peut consister en deux litres d'eau dans laquelle a été dissoute une cuillerée à café de sel de table ou une cuillerée à soupe de borax ou d'acide borique. Les produits tels que l'alun, le permanganate de potassium, l'acide carbolique, l'acide lactique ou la teinture d'iode ne doivent être utilisés qu'en cas de leucorrhée et, en général, uniquement sur les conseils d'un médecin. Les bains sont autorisés, mais il est prudent de n'utiliser qu'un bain tiède. Il est préférable d'éviter les bains froids, les douches froides, ainsi que les bains de mer et de rivière pendant la période de menstruation, au moins pendant les deux premiers jours. Il ne s'agit pas d'une règle absolue ; je connais des femmes qui se baignent et nagent dans l'océan pendant leurs règles sans se blesser, mais il s'agit de femmes exceptionnellement robustes ; les conseils donnés dans les livres s'adressent à la personne moyenne, et il est toujours préférable de prendre des précautions.

Le repos. Le repos est tout aussi important pendant les règles que la propreté, si ce n'est plus. Comme nous l'avons déjà mentionné, certaines femmes se sentent aussi bien pendant leurs règles qu'à d'autres moments et n'ont pas besoin d'une hygiène particulière. Mais il s'agit d'une minorité. La plupart des jeunes filles et des femmes se sentent un peu moins bien pendant cette période, et il est très important qu'elles se ménagent, en particulier pendant les deux premiers jours. Il est scandaleux que de nombreuses jeunes filles et femmes délicates et faibles doivent rester debout toute la journée ou travailler sur une machine alors qu'elles devraient être chez elles, au lit ou allongées sur un canapé.

L'utérus est congestionné pendant la période, il est plus grand et plus lourd que la normale, et c'est alors que sont souvent jetées les bases d'une future maladie utérine, la fameuse « maladie de l'utérus » ou

« maladie féminine ». Il n'est pas nécessaire d'abandonner complètement le travail, mais il faut certainement le réduire et se reposer le plus possible. Pour les filles délicates et sensibles, il est toujours préférable de ne pas aller à l'école le premier et le deuxième jour. En ce qui concerne la moyenne et non l'exception, il est préférable de renoncer à la danse, à la bicyclette, à l'équitation, à l'aviron et aux autres exercices athlétiques pendant les menstruations. Les déplacements en voiture, en train ou en calèche s'avèrent parfois néfastes, car ils augmentent considérablement le flux sanguin. Mais il s'agit là d'exceptions à l'autre extrême.

CHAPITRE IX

FÉCONDATION OU FERTILISATION

Fécondation ou fertilisation - Processus de fécondation - Quand l'ovule arrive à maturité - Sort de l'ovule en l'absence de rapports sexuels - Entrée des spermatozoïdes à la suite de rapports sexuels - Les spermatozoïdes à la recherche de l'ovule - Rapidité des mouvements des spermatozoïdes - Absorption des spermatozoïdes par l'ovule - Activité de l'ovule imprégné pour trouver un endroit où se développer - Grossesse dans les trompes de Fallope et ses dangers - Grossesse gémellaire - Passivité de l'ovule à la recherche d'un endroit pour se développer Absorption du spermatozoïde par l'ovule - Activité de l'ovule imprégné pour trouver un endroit où se développer - Grossesse dans les trompes de Fallope et ses dangers - Grossesse gémellaire - La passivité de l'ovule et l'activité du spermatozoïde annoncent les rôles contrastés de l'homme et de la femme tout au long de la vie.

La fécondation et la fertilisation sont des termes importants à retenir. Ils représentent le phénomène le plus important du monde vivant. Sans elle, il n'y aurait ni plantes ni animaux, à l'exception de quelques formes très basses sans importance, et bien sûr pas d'êtres humains.

La fécondation est le processus d'union de la cellule germinale femelle avec la cellule germinale mâle ; en ce qui concerne les animaux, c'est le processus d'union de l'œuf ou de l'ovule de la femelle avec le spermatozoïde du mâle. Lorsque l'union de ces deux cellules est réussie, un nouvel être naît. Le processus de fertilisation ou de fécondation est également connu sous le nom d'imprégnation et de conception. On dit qu'il y a fécondation (surtout lorsqu'il s'agit de plantes), qu'il y a fécondation d'un ovule, qu'il y a fécondation d'une femme et qu'il y a conception d'un enfant. Nous disons que la femme a été fécondée ou a conçu.

Le processus. Le processus de fécondation est brièvement décrit comme suit. Un ovule arrive à maturité, sort de son follicule de Graaf dans l'ovaire et est libéré. Il est attrapé par l'extrémité fimbriée ou en forme de trompette de la trompe de Fallope et, mû par le mouvement ondulatoire des cils[4] de la paroi de la trompe, il commence son voyage vers l'utérus. Si aucun rapport sexuel n'a eu lieu, rien ne se passe. L'ovule se dessèche, ou « meurt », et reste quelque part dans la trompe ou dans l'utérus, ou est évacué de l'utérus avec les menstruations, ou pertes muqueuses. Mais s'il y a eu des rapports sexuels, des milliers et des milliers de cellules germinales mâles ou spermatozoïdes pénètrent dans l'utérus par son ouverture ou orifice externe et commencent à remonter à la recherche de l'ovule. Les spermatozoïdes sont capables de se déplacer de manière autonome et ils voyagent assez vite. On prétend qu'ils peuvent parcourir un centimètre en sept minutes, ce qui est assez rapide si l'on considère qu'un spermatozoïde ne mesure qu'un tiers de centimètre. De nombreux spermatozoïdes, plus faibles que les autres, périssent en chemin, et seuls quelques-uns poursuivent leur voyage à travers l'utérus jusqu'à la trompe. À proximité du petit ovule, qui reste passif, leurs mouvements deviennent de plus en plus rapides, ils semblent attirés par lui comme par un aimant, et finalement un spermatozoïde, un seul, celui qui se trouve être le plus fort ou le plus proche, se précipite sur lui avec sa tête, le perfore et est complètement englouti par lui. Dès que le spermatozoïde a été absorbé par l'ovule, l'ouverture par laquelle il est entré se referme hermétiquement - une coagulation se produit à proximité - de sorte qu'aucun autre spermatozoïde ne peut pénétrer dans l'ovule. En effet, si deux ou plusieurs spermatozoïdes pénétraient dans le même ovule, il en résulterait une monstruosité.

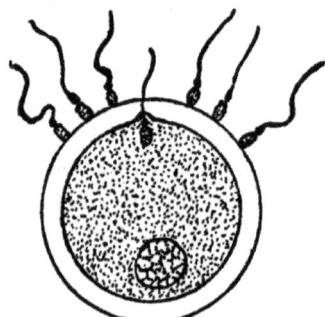

Spermatozoön pénétrant dans l'ovule.

---

[4] Appendices en forme de poils.

Que deviennent tous les autres spermatozoïdes ? Ils périssent. Un seul est nécessaire. Mais dans l'ovule qui a été fécondé et que l'on appelle maintenant embryon, une activité fébrile commence. Tout d'abord, il cherche un lieu de résidence fixe. Si l'ovule se trouvait dans l'utérus lorsque les spermatozoïdes l'ont rencontré et y sont entrés, il y reste. Il s'attache à un endroit de la paroi de l'utérus et y grandit et se développe, jusqu'à ce qu'au bout de neuf mois, il ait atteint sa pleine croissance, que l'utérus s'ouvre et qu'il sorte dans le monde extérieur. Si l'ovule se trouve dans la trompe de Fallope lorsque le spermatozoïde le rencontre, comme c'est généralement le cas, il descend jusqu'à l'utérus et s'y fixe.

Grossesse extra-utérine. La trompe n'est pas un bon endroit pour la croissance et le développement de l'ovule, car elle ne peut pas s'étirer autant que l'utérus et ne peut pas non plus fournir à l'embryon une alimentation aussi bonne que l'utérus. Il arrive cependant que l'ovule fécondé reste dans la trompe et s'y développe ; on parle alors de grossesse *extra-utérine* (hors de l'utérus) ou *tubaire*. *La* grossesse extra-utérine est également appelée grossesse extra-utérine ou gestation extra-utérine. Si elle n'est pas diagnostiquée à temps et opérée, la femme peut être en grand danger, car après quelques semaines ou quelques mois, la trompe se rompt généralement.

À partir du moment où le spermatozoïde a pénétré dans l'ovule, un processus de *division* ou de *segmentation* commence. L'ovule, constitué d'une seule cellule, se divise en deux, les deux en quatre, les quatre en huit, les huit en seize, celles-ci en trente-deux, celles-là en soixante-quatre, 128, 256, 512, 1 024, jusqu'à ce qu'on ne puisse plus les compter. Cette masse de cellules de mûrier s'organise en deux couches, avec une cavité entre les deux. C'est à partir de ces couches de cellules que se développent progressivement tous les organes et tissus, jusqu'à l'obtention d'un enfant entièrement formé et parfait. Si deux ovules sont fécondés en même temps par deux spermatozoïdes, il en résulte des jumeaux.[5]

---

[5] Chaque ovule possède une vésicule germinale ; occasionnellement, un ovule peut contenir deux vésicules germinales ; la fécondation d'un tel ovule peut donner lieu à une grossesse gémellaire.

Il convient de préciser que dès que l'ovule est fécondé, c'est-à-dire uni par un spermatozoïde, il est appelé techniquement zygote ; il est également appelé embryon, et ce nom lui est appliqué jusqu'à l'âge de cinq ou six semaines. Certains utilisent le terme embryon jusqu'à deux ou trois mois. Ensuite, jusqu'à la naissance, il est appelé fœtus.

L'étude du développement de l'embryon et de la formation des différents organes à partir d'une cellule unique, l'ovule, vitalisée ou fécondée par une autre cellule unique, le spermatozoïde, est la plus merveilleuse et la plus fascinante de toutes les études. Mais cela relève du domaine de l'embryologie, qui est une science à part entière.

Ce que nous voyons dans le processus de fécondation est une préfiguration de l'homme et de la femme de demain. L'ovule n'a pas de mouvement propre, il est entraîné par les mouvements ondulatoires des cellules de la paroi de la trompe de Fallope et, tout au long de l'acte, il reste passif. Le spermatozoïde, en revanche, est en état d'activité continue depuis le moment où il a été éjaculé par l'homme jusqu'à ce qu'il ait atteint son but - l'ovule. Et comme les spermatozoïdes portent en eux toute l'empreinte de l'homme et les ovules de la femme, ils nous prédisent le destin du futur garçon et de la future fille. Tout au long de la vie, la femme joue un rôle passif et l'homme un rôle actif. Et dans le choix d'un partenaire, l'homme sera toujours le facteur actif ou le poursuivant. C'est ce que semble nous dire la biologie. Il reste à voir si l'éducation - au sens le plus large du terme - entraînera un changement radical dans les relations entre l'homme et la femme. Un changement plaçant l'homme et la femme sur un pied d'*égalité* serait souhaitable ; mais la question de savoir si les différences biologiques, dont les racines remontent à l'antiquité la plus lointaine, peuvent être effacées, est une question dont la réponse se situe dans un avenir lointain. Comme l'ont si bien dit Geddes et Thomson : Les différences [entre les sexes] peuvent être exagérées ou atténuées, mais pour les effacer, il faudrait recommencer toute l'évolution sur de nouvelles bases. Ce qui a été décidé parmi les protozoaires préhistoriques ne peut être annulé par une loi du Parlement.

CHAPITRE X

GROSSESSE

Période de grossesse chez la femme humaine - Processus physiologique de la grossesse - Croissance de l'embryon à partir du moment de la conception - La femme enceinte nourrit deux personnes - Ses organes excréteurs doivent travailler pour deux personnes.

À partir du moment où l'ovule a été fécondé par le spermatozoïde, on dit que la femme est *enceinte*. Ce terme a été très fréquemment utilisé et l'est encore par les prudes, qui semblent considérer le mot enceinte comme vulgaire et déshonorant). La grossesse, ou période de gestation, dure depuis le moment de la conception jusqu'au moment où le fœtus ou l'enfant est expulsé de l'utérus. La période de grossesse varie considérablement d'un animal à l'autre,[6] , mais chez la femme humaine, elle dure neuf mois calendaires ou dix mois lunaires, soit de 274 à 280 jours environ. Nous comptons généralement 280 jours à partir du *premier* jour de la *dernière* menstruation. Une femme enceinte souhaite généralement connaître le jour de l'accouchement prévu - à cette fin, un tableau est annexé à ce chapitre. Si vous connaissez le premier jour de votre dernière menstruation, vous verrez d'un coup d'œil quand l'accouchement est prévu. Il peut y avoir une différence de quelques jours - soit avant, soit après la date prévue - mais pour des raisons pratiques et approximatives, les tableaux sont très utiles.

Une méthode simple consiste à compter trois mois en arrière et à ajouter sept jours. Par exemple, la dernière menstruation d'une femme a eu lieu le 4 avril ; en comptant trois mois en arrière, on obtient le 4 janvier ; en ajoutant sept jours, on obtient le 11 janvier, date probable de l'accouchement. Le premier jour de la dernière menstruation était le 30 décembre ; en comptant trois mois en arrière, on obtient le 30 septembre ; en ajoutant sept jours, on obtient

---

[6] Par exemple, chez les lapins, un mois, chez les chiens, deux mois, chez les moutons, cinq mois, chez les vaches, neuf mois, chez les chevaux, onze mois.

le 6 octobre, date probable de l'accouchement. La présence d'un mois court comme février peut être ignorée, car le calcul n'est pas absolument, mais seulement approximativement correct.

La période au cours de laquelle les mouvements de l'enfant commencent à être ressentis par la mère est appelée « Quickening ». Il se produit généralement au milieu de la grossesse, entre la 16e et la 18e semaine.

La grossesse est un processus physiologique normal ; mais tout processus physiologique actif est susceptible d'être accompagné de perturbations, et il n'y a certainement aucun processus dans le corps animal dans lequel une plus grande activité, de plus grands changements, se produisent que pendant le processus de la grossesse. Il suffit de voir ce qui se passe en neuf mois. L'utérus, d'abord de la taille d'une petite poire, atteint une taille supérieure à celle de la tête d'un grand homme ; il ne se contente pas de s'étirer, comme certains le pensent, mais il grandit énormément, les parois musculaires d'un utérus enceinte étant plusieurs fois plus épaisses que celles d'un utérus non enceinte. Elles doivent l'être, sinon elles n'auraient pas la force d'expulser l'enfant, le moment venu. Il faut savoir que l'enfant ne sort pas tout seul ; ce sont les puissantes contractions musculaires de l'utérus qui le poussent vers l'extérieur. Si l'utérus refusait de travailler, si ses parois étaient trop minces ou trop faibles, l'enfant ne pourrait pas sortir, mais devrait être extrait à l'aide de forceps. Des changements encore plus importants que dans l'utérus se produisent dans l'enfant lui-même. Au moment de la conception, il a la taille d'une *tête d'épingle* ; au moment de la naissance, il pèse de sept à dix livres ; au moment de la conception, il est une masse minuscule et indifférenciée de protoplasme, une simple cellule fécondée ; au moment de la naissance, il est constitué de millions et de millions de cellules, qui se sont différenciées en de nombreux organes fonctionnant harmonieusement et en différents tissus, tels que le cerveau et le tissu nerveux, le tissu musculaire, le tissu conjonctif, l'os, le cartilage, etc. Un processus vraiment merveilleux. Entre-temps, cet enfant, qui est biologiquement un parasite (même si ce n'est pas un nom agréable pour l'appeler ainsi), tire sa subsistance du sang de la mère, et la mère doit nourrir deux personnes. En outre, ses organes d'excrétion, ses reins, doivent travailler pour deux, car son système doit également se débarrasser des excrétions de l'enfant. Il n'est donc pas étonnant que la femme enceinte, en particulier dans le cadre d'un mode de vie artificiel malsain, soit sujette à de nombreux troubles et perturbations.

DR. TABLEAU D'ELY POUR LE CALCUL DE LA DATE D'INTERNEMENT

EXPLICATION - En indiquant la date de la menstruation sur la première ligne, la figure ci-dessous indique la date à laquelle l'accouchement peut être prévu, *c'est-à-dire* que si la date de la menstruation est le 1er juin, l'accouchement peut être prévu le 8 mars, ou un jour plus tôt si c'est une année bissextile.

January OCTOBER	1 8	2 9	3 10	4 11	5 12	6 13	7 14	8 15	9 16	10 17	11 18	12 19	13 20	14 21	15 22	16 23	17 24	18 25	19 26	20 27	21 28	22 29	23 30	24 31	25 1	26 2	27 3	28 4	29 5	30 6	31 7	NOV.
February NOVEMBER	1 8	2 9	3 10	4 11	5 12	6 13	7 14	8 15	9 16	10 17	11 18	12 19	13 20	14 21	15 22	16 23	17 24	18 25	19 26	20 27	21 28	22 29	23 30	24 1	25 2	26 3	27 4	28 5				DEC.
March DECEMBER	1 6	2 7	3 8	4 9	5 10	6 11	7 12	8 13	9 14	10 15	11 16	12 17	13 18	14 19	15 20	16 21	17 22	18 23	19 24	20 25	21 26	22 27	23 28	24 29	25 30	26 31	27 1	28 2	29 3	30 4	31 5	JAN.
April JANUARY	1 6	2 7	3 8	4 9	5 10	6 11	7 12	8 13	9 14	10 15	11 16	12 17	13 18	14 19	15 20	16 21	17 22	18 23	19 24	20 25	21 26	22 27	23 28	24 29	25 30	26 31	27 1	28 2	29 3	30 4		FEB.
May FEBRUARY	1 5	2 6	3 7	4 8	5 9	6 10	7 11	8 12	9 13	10 14	11 15	12 16	13 17	14 18	15 19	16 20	17 21	18 22	19 23	20 24	21 25	22 26	23 27	24 28	25 1	26 2	27 3	28 4	29 5	30 6	31 7	MAR.
June MARCH	1 8	2 9	3 10	4 11	5 12	6 13	7 14	8 15	9 16	10 17	11 18	12 19	13 20	14 21	15 22	16 23	17 24	18 25	19 26	20 27	21 28	22 29	23 30	24 31	25 1	26 2	27 3	28 4	29 5	30 6		APRIL
July APRIL	1 7	2 8	3 9	4 10	5 11	6 12	7 13	8 14	9 15	10 16	11 17	12 18	13 19	14 20	15 21	16 22	17 23	18 24	19 25	20 26	21 27	22 28	23 29	24 30	25 1	26 2	27 3	28 4	29 5	30 6	31 7	MAY
August MAY	1 8	2 9	3 10	4 11	5 12	6 13	7 14	8 15	9 16	10 17	11 18	12 19	13 20	14 21	15 22	16 23	17 24	18 25	19 26	20 27	21 28	22 29	23 30	24 31	25 1	26 2	27 3	28 4	29 5	30 6	31 7	JUNE
September JUNE	1 8	2 9	3 10	4 11	5 12	6 13	7 14	8 15	9 16	10 17	11 18	12 19	13 20	14 21	15 22	16 23	17 24	18 25	19 26	20 27	21 28	22 29	23 30	24 1	25 2	26 3	27 4	28 5	29 6	30 7	31 8	JULY
October JULY	1 8	2 9	3 10	4 11	5 12	6 13	7 14	8 15	9 16	10 17	11 18	12 19	13 20	14 21	15 22	16 23	17 24	18 25	19 26	20 27	21 28	22 29	23 30	24 31	25 1	26 2	27 3	28 4	29 5	30 6	31 7	AUG.
November AUGUST	1 8	2 9	3 10	4 11	5 12	6 13	7 14	8 15	9 16	10 17	11 18	12 19	13 20	14 21	15 22	16 23	17 24	18 25	19 26	20 27	21 28	22 29	23 30	24 31	25 1	26 2	27 3	28 4	29 5	30 6		SEPT.
December SEPTEMBER	1 7	2 8	3 9	4 10	5 11	6 12	7 13	8 14	9 15	10 16	11 17	12 18	13 19	14 20	15 21	16 22	17 23	18 24	19 25	20 26	21 27	22 28	23 29	24 30	25 1	26 2	27 3	28 4	29 5	30 6	31 7	OCT.

CHAPITRE XI

Les troubles de la grossesse

Le bon déroulement de la grossesse chez certaines femmes - La grossesse et la parturition peuvent devenir des processus normaux grâce à l'éducation à une véritable hygiène - Le mal du matin et son traitement - Nécessité d'un avis médical en cas de vomissements pernicieux - Anorexie - Boulimie - Aversion pour certains aliments - Besoins particuliers - Tendance à la constipation aggravée par la grossesse - Mesures diététiques en cas de constipation - Injections rectales en cas de constipation - Laxatifs - Cause de l'envie fréquente d'uriner pendant les deux ou trois premiers et les derniers mois de la grossesse - Traitement de l'envie fréquente d'uriner - Cause de la constipation dans la constipation - Injections rectales dans la constipation - Laxatifs - Cause de l'envie fréquente d'uriner pendant les deux ou trois premiers et les derniers mois de la grossesse - Traitement de l'envie fréquente d'uriner - Cause des ulcères pendant la grossesse et leur traitement - Cause des démangeaisons des organes génitaux externes pendant la grossesse et leur traitement - Cause des varices et leur traitement - Taches sur le foie.

Nous avons vu que chez certaines femmes, les menstruations se déroulent parfaitement, sans aucun symptôme désagréable. Il en va de même pour la grossesse. Il est remarquable de constater à quel point l'ensemble du parcours est lisse et facile chez certaines femmes. De nombreuses femmes savent qu'elles sont enceintes uniquement parce qu'elles n'ont pas de règles mensuelles ; même au cours des derniers mois, elles ne ressentent aucune gêne, s'adonnant à leur travail et à leurs plaisirs comme d'habitude ; et même l'accouchement n'est pour elles qu'une broutille. Malheureusement, le nombre de ces femmes n'est pas très élevé et, en raison de notre mode de vie confiné, contre nature et souvent épuisant, il diminue de plus en plus. Il ne fait aucun doute que la femme civilisée et raffinée a plus de mal à vivre la grossesse et l'accouchement que sa sœur primitive. Nous espérons avec confiance qu'il n'en sera pas ainsi dans l'avenir ; nous attendons le moment où une véritable hygiène fera partie intégrante de l'éducation et de la vie de chaque jeune fille, et alors la grossesse et la parturition pourront devenir des processus encore plus faciles qu'ils ne le sont dans les races primitives. Mais ce temps n'est pas encore venu et, en attendant, nos jeunes femmes ont beaucoup de choses à vivre.

Les nausées matinales. L'un des troubles les plus courants de la grossesse est ce que l'on appelle les nausées matinales. Il s'agit d'une sensation de nausée et de vomissement qui survient peu après le lever. Les nausées matinales apparaissent pour la première fois au cours de la troisième, quatrième ou cinquième semaine de grossesse et durent généralement jusqu'à la fin du troisième ou quatrième mois. Chez certaines femmes, cependant, les nausées matinales apparaissent quelques jours après la fécondation et ces femmes diagnostiquent leur état sans équivoque par la sensation de légère nausée qu'elles ressentent en se levant. En règle générale, les médicaments sont peu utiles pour traiter les nausées matinales. La « maladie » peut être soulagée mais pas guérie. La patiente doit rester au lit plus tard que d'habitude, prendre son petit-déjeuner au lit et ne pas se lever avant une demi-heure. Si la patiente est anémique, une bonne préparation à base de fer peut s'avérer utile.

Vomissements pernicieux. Les vomissements de la grossesse deviennent parfois si graves et si incontrôlables qu'on leur a donné le nom de vomissements pernicieux. La patiente est incapable de retenir la moindre nourriture, pas même les liquides, vomit presque sans cesse et peut devenir très épuisée. Les vomissements peuvent contenir du sang. Dans ce cas, un médecin compétent doit être consulté car, dans certains cas, la vie du patient peut être en danger et un avortement doit être pratiqué.

Appétit capricieux. L'appétit capricieux est très fréquent pendant la grossesse. Ce caprice peut s'exprimer de quatre manières différentes : (1) La patiente peut perdre presque complètement l'appétit, ne prenant que très peu de nourriture, et ce avec effort. Cette perte d'appétit est appelée anorexie. (2) La patiente peut développer un énorme appétit - ce que nous appelons la boulimie - en mangeant plusieurs fois plus que d'habitude. (3) Elle peut développer une aversion pour certains aliments. Ainsi, de nombreuses femmes développent une aversion pour la viande, la simple vue ou la simple évocation de la viande provoquant chez elles une sensation de nausée. (4) Elle peut manifester un besoin impérieux pour les aliments les plus particuliers et pour des aliments qui n'en sont pas. L'envie de cornichons ou de choux aigres est bien connue, mais certaines femmes mangent de la craie, du sable et des choses encore plus étranges (pour la craie, il peut y avoir une raison : le système a besoin d'une quantité supplémentaire de chaux et la craie est du carbonate de chaux).

Constipation. La constipation est très fréquente chez les femmes non enceintes, mais chez les femmes enceintes, elle est beaucoup plus fréquente et beaucoup plus aggravée. Il faut se prémunir contre la constipation, mais les mesures prises doivent être légères. Si l'on peut soulager la constipation par des mesures diététiques, c'est encore mieux. Les mesures diététiques devraient consister à manger beaucoup de fruits - pruneaux, pommes, figues, dattes, etc. Les produits constipants, tels que le fromage ou le café, doivent être éliminés. Lorsque les mesures diététiques ne suffisent pas, le patient doit prendre un lavement - une injection rectale - deux ou trois fois par semaine. Le lavement doit être composé d'environ 8 onces (une demi-pinte) d'eau froide ou tiède contenant une pincée de sel, et doit être retenu pendant environ dix minutes. Au lieu de l'eau, nous pouvons conseiller un lavement occasionnel de deux à quatre drames de glycérine. Au lieu d'un lavement à la glycérine, on peut également utiliser un suppositoire à la glycérine. Les meilleurs sont : une bonne huile minérale - une ou deux cuillères à soupe au coucher, ou un extrait fluide de cascara sagrada, une demi-cuillère à une cuillère à café au coucher. Il est très important, quel que soit le médicament utilisé, de *ne pas* utiliser la même chose pendant longtemps. Si le même médicament ou la même mesure est utilisé sans changement, les intestins s'y habituent et cessent de répondre, et nous devons utiliser des doses de plus en plus importantes. Pour lutter contre la constipation, il faut donc changer constamment d'armes : une nuit, on utilise de l'huile minérale, la nuit suivante de la cascara sagrada, la troisième nuit un lavement, la quatrième nuit une injection ou un suppositoire de glycérine, la cinquième nuit peut-être rien du tout, la sixième nuit une pilule de masse bleue, la septième matinée une poudre de Seidlitz, puis un repos d'un jour ou deux, et enfin une répétition des mêmes mesures. Mais n'oubliez jamais : essayez d'abord de vous débrouiller sans aucun médicament. Dans de nombreux cas, la constipation peut être soulagée par un changement de régime alimentaire. Et lorsque cela est impossible, il faut utiliser des laxatifs doux et les utiliser de manière interchangeable.

Les maux de dents ne sont pas rares pendant la grossesse, et une femme enceinte devrait avoir des dents en parfait état.

Difficultés à uriner. Les femmes enceintes souffrent souvent de la fréquence et de l'urgence des mictions. Certaines doivent uriner toutes les quelques minutes alors qu'elles sont debout. Cela est dû au fait que, pendant les deux ou trois premiers mois de la grossesse, l'utérus n'est pas seulement élargi, mais aussi *antéversé*, c'est-à-dire *tourné vers l'avant* et *exerçant une pression sur la* vessie. Lorsque la femme est allongée, la pression sur la vessie est soulagée et elle n'a pas besoin d'uriner fréquemment. Cette pression ne dure que les deux ou trois premiers mois, car ensuite, l'utérus en croissance se soulève du bassin et remonte dans la cavité abdominale ; il n'est plus antéversé et la pression sur la vessie est soulagée. Au cours des derniers mois de la grossesse, les mictions sont à nouveau fréquentes, car l'utérus lourd s'enfonce à nouveau dans la cavité pelvienne et exerce une pression sur la vessie. Le traitement de ces mictions fréquentes consiste à porter une ceinture abdominale ou un corset bien ajusté, qui soulève l'utérus et empêche la pression sur la vessie. Parfois, un pessaire empêchant l'antéversion est efficace. Dans tous les cas, il est utile de s'allonger et de se reposer. En résumé, ne pas se lever est le remède le plus efficace pour traiter les mictions fréquentes chez les femmes enceintes.

Hémorroïdes (Piles). En raison de la pression de l'utérus sur le rectum, mais aussi de la constipation si fréquente pendant la grossesse, les hémorroïdes ou les calculs sont assez fréquents chez les femmes enceintes. Le traitement des hémorroïdes consiste à supprimer la cause : port d'une ceinture abdominale bien ajustée et soulagement de la constipation. L'injection dans le rectum d'environ une demi-pinte d'eau froide trois fois par jour est très utile. Pour les démangeaisons intolérables parfois présentes dans les hémorroïdes, la pommade suivante sera très appréciée : menthol, 5 grains ; calomel, 10 grains ; subnitrate de bismuth, 30 grains ; résorcine, 10 grains ; huile de cade, 15 grains ; crème froide, une once. Les pieux (hémorroïdes) doivent être bien nettoyés avec de l'eau chaude, et cette pommade doit être bien étalée ; un peu est poussé dans le rectum, et un morceau de coton est placé sur l'anus. Les vêtements sont ainsi protégés contre les salissures et le médicament reste en place plus longtemps. Au lieu de la pommade, on peut utiliser un suppositoire à base de beurre de cacao. Un suppositoire de la composition suivante est bon : noix de muscade en poudre, 3 grains ; huile de cade, 3 gouttes ; résorcine, 1 grain ; subnitrate de bismuth, 5 grains ; beurre de cacao, 20 grains. Un tel suppositoire doit être inséré trois fois par jour. La pommade et le suppositoire mentionnés ci-dessus, s'ils sont utilisés en conjonction avec une bonne régulation des intestins, non seulement soulageront mais guériront la plupart des cas d'hémorroïdes causées par la grossesse.

Démangeaisons de la vulve. Pruritus Vulvæ. Les démangeaisons des organes génitaux externes pendant la grossesse ne sont pas rares. Cela peut être dû au fait que la vulve est généralement congestionnée et gonflée pendant la grossesse ou à l'augmentation des pertes leucorrhéiques. Les démangeaisons sont parfois très intenses et si la patiente se gratte avec ses ongles et produit des saignements, elle peut provoquer une infection des parties concernées. La patiente doit être mise en garde contre le fait de se gratter ; elle doit essayer des mesures simples pour soulager les démangeaisons. Une petite serviette ou une compresse de gaze essorée à l'eau bouillante et appliquée sur la vulve plusieurs fois par jour, suivie d'une application libre de stéarate de zinc en poudre, est souvent efficace. Si ce n'est pas le cas, on peut essayer la pommade suivante : acide carbolique, 10 grains ; menthol, 5 grains ; résorcine, 15 grains ; oxyde de zinc, 1 dram ; vaseline blanche, 1 once. Dans les cas très graves, la vulve doit être peinte avec une solution de nitrate d'argent, 25 grains pour une once d'eau distillée.

Les varices. Chez la plupart des femmes enceintes, les veines des jambes s'élargissent quelque peu. Cela est dû à la pression de l'utérus, qui perturbe la circulation. Si les veines deviennent très saillantes, gonflées et tortueuses, on parle de varices. Cette affection doit être évitée, car elle persiste souvent, et dans une certaine mesure, de manière permanente, même après la fin de la grossesse. La meilleure mesure de précaution consiste à porter une ceinture abdominale bien ajustée ou un corset de maternité, qui soutient l'utérus et ne lui permet pas de descendre trop bas dans le bassin. Si des varices ont pu se développer, la femme doit porter des bas en caoutchouc bien ajustés ou, au moins, se faire bander les jambes avec des bandages élastiques tissés. Le bandage doit être appliqué par une personne compétente, de manière uniforme et pas trop serrée. La constipation a également un effet néfaste sur l'aggravation des varices ; il convient donc de veiller à la santé des intestins. Dans certains cas graves, toutes les mesures sont peu utiles si le patient ne reste pas en même temps au lit ou sur un divan pendant quelques jours, avec les jambes surélevées.

Le gonflement des pieds doit être immédiatement pris en charge. Il peut s'agir d'un problème insignifiant dû uniquement à la pression de l'utérus ; il peut aussi s'agir d'un trouble rénal. Le médecin déterminera la véritable cause et prescrira le traitement approprié.

Taches hépatiques. Chloasma. Dans certains cas, des taches brunâtres irrégulières se développent sur la peau autour des seins, sur les côtés ou sur le visage. Ces taches sont connues sous le nom de taches de foie ou, en langage médical, de *chloasma*. Il n'y a rien à faire, mais elles disparaissent généralement après la grossesse. Quelques taches ici et là peuvent subsister de façon permanente.

CHAPITRE XII

QUAND FAIRE APPEL À UN MÉDECIN ?

Nécessité pour la femme enceinte de se placer immédiatement sous les soins d'un médecin et de rester sous ses soins pendant toute la période.

Les troubles et perturbations décrits ci-dessus sont, à l'exception des vomissements pernicieux, de nature mineure. Ils sont gênants, peuvent causer une gêne et une souffrance considérables, mais ne mettent pas en danger la vie de la femme ou de l'enfant. Cependant, il arrive parfois, mais heureusement pas très souvent, que les reins soient touchés, et dans ce cas, le traitement par un médecin est absolument nécessaire. En fait, la chose correcte et sûre à faire pour une femme est de consulter un médecin dès qu'elle sait qu'elle est enceinte et de lui demander de s'occuper d'elle pendant toute la durée de la grossesse. Certaines femmes consultent un médecin au cours du huitième ou du neuvième mois, ce qui est tout à fait erroné, car il peut alors être trop tard pour remédier à certains troubles qui, s'ils avaient été pris en charge dès le début, auraient pu être facilement guéris, alors que de nombreux troubles peuvent être totalement évités entre les mains d'un médecin compétent. Je dois donc répéter que chaque femme devrait consulter un médecin dès le début de sa grossesse, ou au moins au cours du troisième ou du quatrième mois, et certainement pas plus tard que le cinquième mois. Il examinera l'urine tous les mois et s'assurera que les reins sont en bon état, il s'assurera que l'enfant est dans une position normale et il préviendra une foule d'autres maux.

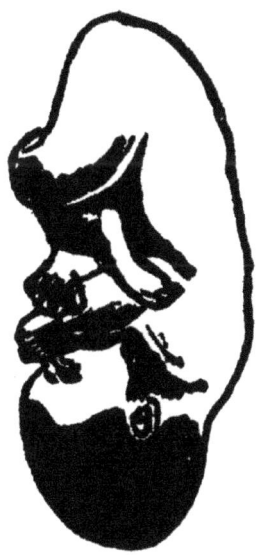

Position de l'enfant dans le ventre de sa mère.

Il ne s'agit pas d'un traité spécial sur la gestion de la grossesse, et les moindres détails n'ont donc pas leur place. D'ailleurs, c'est le médecin qui s'occupera des détails. Toutefois, quelques conseils concernant le régime alimentaire et l'hygiène générale s'avéreront utiles.

Si tout est satisfaisant, s'il n'y a pas de vomissements graves, de troubles rénaux, etc., le régime mixte habituel peut être poursuivi. Les seules modifications que j'apporterais sont les suivantes : Boire beaucoup d'eau chaude pendant toute la durée de la grossesse : un ou deux verres le matin, deux ou trois verres l'après-midi, la même chose le soir. On peut boire de six à douze verres. Buvez également beaucoup de lait, de babeurre et de lait fermenté. Beaucoup de fruits et de légumes. Viande seulement une fois par jour. En cas de tendance à la constipation, du pain de blé entier, du pain de seigle, du pain de son ou du pain de son avec de la crème.

En ce qui concerne l'exercice, il faut éviter les deux extrêmes. Certaines femmes pensent que dès qu'elles sont enceintes, elles ne doivent plus bouger un seul muscle ; elles doivent être mises dans une boîte en verre et y rester jusqu'au jour de l'accouchement. D'autres femmes, au contraire, de type ultramoderne, s'adonnent à des exercices physiques intenses et font de longues promenades fatigantes jusqu'au dernier jour. Les deux extrêmes sont néfastes. La bonne méthode consiste à faire de l'exercice modéré et des promenades courtes et non fatigantes.

Le bain peut être maintenu jusqu'au jour de l'accouchement. Mais les bains chauds, en particulier pendant les deux ou trois derniers mois, sont préférables aux bains froids.

CHAPITRE XIII

LA TAILLE DU FŒTUS

Mesures et poids approximativement corrects du fœtus à la fin de chaque mois de grossesse.

Les hommes et les femmes sont toujours intéressés par la taille du fœtus et son développement au cours des différents mois de la grossesse. Il n'est pas possible de donner des mesures absolument exactes, mais les mesures approximatives suivantes sont correctes :

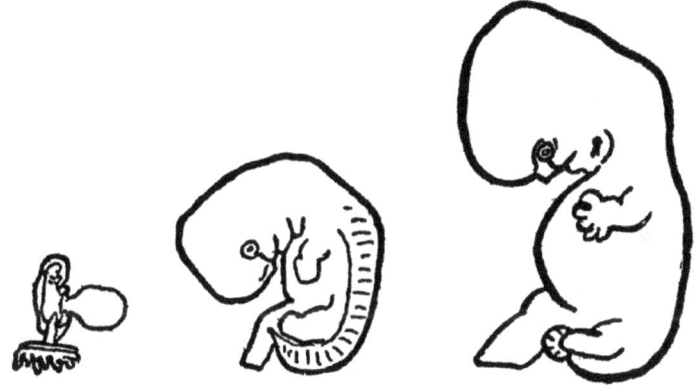

1. *Embryon âgé d'une à deux semaines.*
2. *Embryon âgé d'environ quatre semaines.*
3. *Embryon âgé d'environ six semaines.*

A la fin du premier mois (lunaire), elle a la taille d'une noisette. Il pèse environ 15 grains.

À la fin du deuxième mois, il a la taille d'un petit œuf de poule. Les organes internes sont partiellement formés, il commence à prendre une forme humaine, mais le sexe ne peut pas encore être différencié. Jusqu'à la cinquième ou sixième semaine, son aspect ne diffère pas beaucoup de celui des embryons d'autres animaux.

À la fin du troisième mois, il a la taille d'un gros œuf d'oie ; il mesure de deux à trois pouces et demi de long. Il pèse environ un gramme.

À la fin du quatrième mois, le fœtus mesure entre six et sept pouces de long et pèse environ cinq onces.

À la fin du cinquième mois, le fœtus mesure entre 7 et 11 pouces de long et pèse entre 8 et 10 onces.

À la fin du sixième mois, il mesure de 11 à 13 pouces de long et pèse de 1,5 à 2 livres. S'il naît, il est capable de vivre quelques minutes, et l'on rapporte que des enfants de six mois ont été incubés.

À la fin du septième mois, le fœtus mesure de 13 à 15 ou 16 pouces et pèse environ 3 livres. Il est capable de mener une vie indépendante, mais doit être élevé avec beaucoup de soin, généralement dans une couveuse.

A la fin du huitième mois, la longueur est de 15 à 17 pouces et le poids de 3 à 5 livres.

À la fin du neuvième mois, la longueur du fœtus est de seize à dix-sept pouces et demi, et son poids de cinq à sept livres.

À la fin du dixième mois lunaire (à la naissance), la longueur de l'enfant est de dix-sept à dix-neuf pouces et son poids de six à douze livres ; la moyenne est de sept livres et quart, mais il y a des enfants nés à terme qui pèsent moins de six livres et plus de douze livres ; mais ce sont des exceptions.

CHAPITRE XIV

LE PLACENTA ET LE CORDON OMBILICAL

Comment se développe la post-naissance - Le sac d'eau - Le cordon ombilical - Le nombril - Le fœtus est nourri par absorption - Le fœtus respire grâce au placenta - Il n'y a pas de connexion nerveuse entre la mère et l'enfant.

La partie de l'utérus sur laquelle l'ovule se fixe est stimulée à une activité intense, à la croissance. De nombreux vaisseaux sanguins commencent à se développer et cette partie de la membrane qui tapisse l'utérus, avec ses nombreux vaisseaux sanguins, constitue le placenta ou, comme on l'appelle communément, le placenta *postnatal*, parce qu'il sort *après* la *naissance de* l'enfant. À partir du placenta, une membrane est également réfléchie sur l'ovule, afin de lui donner une protection supplémentaire. Cette membrane forme un sac complet sur le fœtus ; ce sac se remplit de liquide, de sorte que le fœtus flotte librement dans un sac d'eau ; ce sac n'éclate que lors de l'accouchement. Le fœtus n'est pas attaché à proximité du placenta, mais il est pour ainsi dire suspendu à celui-ci par un *cordon*, appelé *cordon ombilical*. Lorsque l'enfant naît, le cordon ombilical est coupé et la cicatrice ou la dépression dans l'abdomen à l'endroit où le cordon ombilical était attaché constitue le nombril ou l'ombilic (dans le langage argotique, le bouton ou le nombril). Le cordon ombilical est constitué de deux artères et d'une veine noyées dans une substance gélatineuse et enveloppées d'une membrane. C'est par le cordon ombilical que le sang du placenta est amené au fœtus et évacué de celui-ci. Le sang du fœtus et le sang de la mère ne se mélangent pas ; les vaisseaux sanguins sont séparés par de fines parois, et c'est à travers ces fines parois que le sang du fœtus reçoit du sang de la mère les ingrédients dont il a besoin. En d'autres termes, il est nourri par la mère par *absorption* ou *osmose*. Le sang du placenta fournit également de l'oxygène au sang fœtal, de sorte que le fœtus respire à l'aide du placenta et non de ses propres poumons.

Il est bon de rappeler qu'il n'y a absolument aucune connexion nerveuse entre la mère et l'enfant. Il n'y a aucun nerf dans le cordon ombilical, de sorte que les systèmes nerveux du fœtus et de la mère sont entièrement distincts et séparés. Cela explique pourquoi certaines impressions nerveuses et certains chocs reçus par la mère ne sont pas facilement transmis à l'enfant. Ce n'est que par des changements dans le sang de la mère que le fœtus peut être influencé. Comme nous le verrons dans un chapitre ultérieur, nous sommes sceptiques quant aux « impressions maternelles ».

CHAPITRE XV

LACTATION OU ALLAITEMENT

Il n'y a pas de substitut parfait au lait maternel - Quand l'allaitement est préjudiciable à la mère et à l'enfant - Lait modifié - Aliments artificiels - Attention essentielle dans le choix de la nourrice - La succion de l'enfant profite à la mère - Affection réciproque renforcée par l'allaitement - Sentiments sexuels pendant l'allaitement - Alcooliques sont préjudiciables-l'attention portée à l'état des mamelons pendant la grossesse est essentielle-traitement des mamelons enfoncés-traitement des mamelons sensibles-traitement des mamelons fissurés-comment arrêter la sécrétion de lait lorsque c'est nécessaire-menstruations pendant l'allaitement-grossesse chez la femme qui allaite.

Chaque mère devrait allaiter son enfant, si elle le peut. Il n'existe pas de substitut parfait au lait maternel. Il n'y a qu'une seule excuse pour qu'une mère n'allaite pas : c'est lorsqu'elle n'a pas de lait, ou lorsque la qualité du lait est si mauvaise que l'enfant ne s'en nourrit pas, ou lorsque la mère est épuisée, qu'elle est menacée ou atteinte de tuberculose, etc. Dans ces cas, l'allaitement serait préjudiciable à la fois à la mère et à l'enfant.

Lorsque la mère ne peut pas allaiter l'enfant, celui-ci doit être élevé artificiellement avec du lait de vache modifié. Des formules de lait modifié ont été élaborées pour chaque mois de la vie de l'enfant, et si les formules sont soigneusement suivies, et si le biberon et les tétines sont correctement stérilisés, l'enfant ne devrait pas avoir de problèmes, mais devrait s'épanouir et grandir comme avec le lait d'une bonne mère. Si l'enfant est malade ou délicat et ne se développe pas avec du lait de vache modifié ou avec d'autres aliments artificiels, tels que le lait malté Horlick ou les aliments Nestlé, il peut être nécessaire de faire appel à une nourrice. Mais avant d'engager une nourrice, il faut s'assurer qu'elle est en bonne santé, que l'âge de son enfant est approximativement le même que celui de l'enfant qu'elle va allaiter, et surtout qu'elle n'est pas atteinte de syphilis. Un, deux ou plusieurs tests de Wassermann doivent être effectués pour trancher définitivement la question.

Les mères doivent garder à l'esprit que l'allaitement de l'enfant est bénéfique non seulement pour l'enfant, mais aussi pour la mère. L'allaitement favorise l'*involution de* l'utérus : l'utérus d'une mère qui allaite revient plus rapidement et plus parfaitement à son état normal d'avant la grossesse que l'utérus de la mère qui ne peut pas ou ne veut pas allaiter son enfant.

On affirme que l'affection réciproque entre la mère et l'enfant est plus grande dans les cas où l'enfant a tété le sein de sa mère. C'est tout à fait vraisemblable. On affirme également que la mère qui allaite transmet à son enfant certains traits que la mère qui n'allaite pas ne peut pas transmettre. Il s'agit là d'une simple hypothèse sans aucune preuve scientifique.

D'autre part, l'affirmation selon laquelle de nombreuses femmes éprouvent des sensations sexuelles très agréables pendant l'allaitement semble bien fondée.

Il va de soi que la mère qui allaite son enfant doit se nourrir suffisamment. Mais le conseil souvent donné aux mères qui allaitent de boire de la bière, de l'ale ou du vin est mauvais. La question est de savoir si une mère qui consomme des quantités considérables de boissons alcoolisées ne risque pas de transmettre le goût de l'alcool à ses enfants. Non, il faut laisser les alcooliques tranquilles, mais il faut consommer en abondance du lait, des oeufs, de la viande, des fruits et des légumes.

Préparation des mamelons. Pour que le nourrisson puisse téter correctement, les mamelons du sein doivent être en bon état. Si les mamelons sont enfoncés, déprimés, c'est une torture pour l'enfant de téter. Il dépense inutilement beaucoup d'énergie, s'épuise et n'obtient que très peu de lait ; si les mamelons sont tendres ou fissurés, l'allaitement est une torture pour la mère.

Il est donc nécessaire de s'occuper des mamelons en temps voulu - commencer au cinquième ou sixième mois n'est pas trop tôt. Si les mamelons sont suffisamment proéminents, il n'y a pas grand-chose à faire pour eux, si ce n'est de les laver de temps en temps avec une petite solution d'acide borique (une cuillerée à café d'acide borique dans un verre d'eau) et de les enduire de temps en temps d'un peu de pétrolatum, nature ou boraté. Mais si les mamelons sont enfoncés au point d'être sous la surface du sein, ou s'ils ne dépassent que légèrement la surface du sein, ils doivent être traités. Une traction douce doit être exercée sur eux avec les doigts trois ou quatre fois par jour. Il n'y a que quelques cas où une manipulation persistante ne développera pas le mamelon et ne le fera pas ressortir de façon proéminente.

Si le mamelon est sensible, il doit être lavé deux ou trois fois par jour avec un mélange d'alcool et d'eau ; un volume d'alcool pour trois volumes d'eau suffit. Après avoir lavé le mamelon avec cet alcool dilué, il faut le sécher et l'enduire d'un peu de pétrolatum ou de vaseline. En procédant ainsi deux ou trois fois par jour pendant le dernier mois ou les deux derniers mois de la grossesse, on obtient généralement un mamelon en bonne santé.

Traitement des mamelons fissurés. Si le soin du mamelon a été négligé et qu'il présente des fissures ou des crevasses telles que l'allaitement de l'enfant cause une douleur intense à la mère, l'allaitement devrait se faire à l'aide d'une téterelle et, entre les tétées, le mamelon devrait être frotté avec la préparation suivante, qui est excellente et que je recommande pleinement : iodure de thymol, ½ dram ; huile d'olive, ½ once. Cette préparation doit être appliquée toutes les heures sur le mamelon et recouverte d'un peu de coton ; avant chaque allaitement, cependant, elle doit être bien lavée avec de l'eau tiède ou une solution d'acide borique tiède. Lorsque les mamelons sont crevassés, les lèvres du nourrisson doivent également être soigneusement essuyées avec une solution d'acide borique avant la tétée. En effet, la bouche du bébé contient des bactéries qui, bien qu'inoffensives en elles-mêmes, peuvent, si elles pénètrent dans les crevasses du mamelon, provoquer une inflammation du sein ou « mastite » et causer un abcès. Si les crevasses sont atrocement douloureuses, comme c'est parfois le cas, il est nécessaire de laisser un sein au repos pendant vingt-quatre heures et de faire téter l'enfant par l'autre jusqu'à ce que les crevasses soient partiellement cicatrisées.

Quand il est nécessaire d'assécher les seins. En cas de décès de l'enfant, ou si la mère, pour une autre raison, se trouve dans l'impossibilité d'allaiter, comme dans les cas où il n'y a absolument pas de mamelon, mais une profonde dépression au lieu de la proéminence du mamelon, il devient nécessaire d'arrêter la sécrétion du lait, ou comme on dit dans le langage courant, « d'assécher les seins ». Autrefois, il n'y a pas si longtemps, et la pratique est encore assez courante pour attirer l'attention et la condamner, on bandait étroitement les seins ou on les pompait toutes les quelques heures. La première méthode est source de douleurs et d'ennuis inutiles, tandis que la seconde, le pompage, fait exactement l'inverse de ce qu'elle est censée faire. Au lieu d'assécher les seins, elle maintient la sécrétion. La meilleure chose à faire dans un tel cas est de laisser les seins tranquilles, de ne pas les pomper, mais de les soutenir doucement avec un bandage et, au bout de trois ou quatre jours, la sécrétion de lait disparaîtra progressivement. Il y a une certaine gêne les premières vingt-quatre ou quarante-huit heures, mais si on laisse les seins tranquilles, la gêne est moindre que si on les manipule, qu'on les bande ou qu'on les pompe.

Menstruation ou grossesse pendant l'allaitement. De nombreuses femmes n'ont pas de règles et ne tombent pas enceintes pendant qu'elles allaitent. Certaines femmes ne conçoivent pas, quelle que soit la durée de l'allaitement - un an, deux ans ou plus. Certaines femmes profitent de ce fait et, pour éviter d'avoir un autre enfant, continuent d'allaiter aussi longtemps que possible. En Égypte et dans d'autres pays orientaux où les moyens de prévention de la conception sont inconnus, il n'est pas rare de voir un enfant de trois ou quatre ans interrompre son travail ou ses jeux et courir pour téter le sein de sa mère. Mais toutes les femmes n'ont pas cette chance. Certaines femmes (environ 50 %) ont leurs premières règles au sixième mois d'allaitement, tandis que d'autres tombent enceintes avant même d'avoir eu leurs premières règles. Il n'arrive que trop souvent qu'une femme considérant l'allaitement comme sa sauvegarde oublie de prendre des précautions et se retrouve, à son grand désarroi, en état de grossesse.

Lorsqu'une femme qui allaite découvre qu'elle est enceinte, elle doit immédiatement cesser d'allaiter. Le lait risque d'être de mauvaise qualité, mais même si ce n'est pas le cas, c'est trop pour une femme de nourrir un enfant dans l'utérus et un autre au sein.

CHAPITRE XVI

Avortement et fausse couche

Définition du mot « avortement » - Définition du mot « fausse couche » - Avortement spontané - Avortement provoqué - Avortement thérapeutique - Avortement criminel - Avortement manqué - Avortement habituel - La syphilis comme cause de l'avortement et de la fausse couche - Dangers de l'avortement - L'avortement, un mal.

Le mot « avortement », utilisé de manière assez vague, signifie l'expulsion prématurée du fœtus ; l'expulsion du fœtus de l'utérus avant qu'il ne soit viable, c'est-à-dire avant qu'il ne soit capable de vivre de manière autonome. Dans un sens plus strict, le mot avortement s'applique à l'expulsion du fœtus jusqu'à la fin de la 16e semaine ; à l'expulsion du fœtus entre la 16e et la 28e semaine, on parle de fausse couche ; et lorsque l'expulsion du fœtus a lieu après la 28e semaine, mais avant le terme, on utilise le terme d'accouchement prématuré. Les laïcs n'aiment pas le terme d'avortement, car ils ont l'impression que ce terme signifie toujours un avortement criminel ; ils préfèrent donc utiliser le terme de fausse couche (« raté »), quel que soit le moment où l'expulsion du fœtus a lieu.

Lorsqu'un avortement (ou une fausse couche) se produit de lui-même, sans aucune aide extérieure, on parle d'*avortement spontané*. Lorsqu'il est provoqué par des moyens artificiels, que ce soit par la femme elle-même ou par quelqu'un d'autre, on parle d'avortement *provoqué*. Lorsqu'un avortement est provoqué dans le but de sauver la vie de la femme, on parle d'avortement *thérapeutique*. Mais lorsqu'un avortement est provoqué simplement pour sauver la réputation d'une mère célibataire, ou parce que la mère mariée est trop pauvre ou trop faible pour avoir d'autres enfants, ou qu'elle est réticente à en avoir (ou à en avoir d'autres) pour toute autre raison, il s'agit d'un avortement *criminel* ou *illégal* qui, s'il est découvert, expose la mère et la personne qui a provoqué l'avortement à des sanctions sévères.

Lorsque le fœtus meurt pour une raison quelconque dans l'utérus de sa mère, il est généralement expulsé dans les heures ou les jours qui suivent. Parfois, ce n'est pas le cas, et le fœtus mort reste dans l'utérus pendant plusieurs semaines, voire plusieurs mois ou même plusieurs années ; on parle alors d'avortement *manqué*. Certaines femmes souffrent de ce que l'on pourrait appeler l'habitude de l'avortement ; elles ne peuvent pratiquement jamais porter un enfant à terme, mais le perdent au cours du même mois ou même de la même semaine de gestation lors de chaque grossesse ; nous appelons cela l'avortement habituel. Cet avortement habituel peut être indépendant d'une maladie, comme par exemple la syphilis. Les termes « avortement *menacé* », « *imminent* » et « *inévitable* » ne nécessitent pas d'explications supplémentaires.

Les causes de l'avortement. En dehors de l'habitude d'avorter, qui peut être due en partie à l'hérédité ou à une maladie de la muqueuse utérine, la principale cause d'avortement et de fausse couche est la syphilis. Lorsqu'une femme a fait deux, trois, quatre ou plus de fausses couches d'affilée, nous supposons généralement que la cause est la syphilis, et dans la plupart des cas, cette supposition est correcte.

Lorsqu'un avortement est pratiqué par un médecin expérimenté, dans le respect de la plus grande propreté (asepsie et antisepsie), l'avortement ne présente que peu ou pas de danger ; mais lorsqu'il est pratiqué sans précaution, par des médecins et des sages-femmes incompétents et non consciencieux, l'opération présente un grand danger pour la santé de la patiente, voire pour sa vie. Et l'avortement est une grande cause de mort prématurée et d'invalidité chronique chez les femmes. Et tant que les gens resteront ignorants des moyens appropriés pour réguler leur progéniture, l'avortement prospérera.

Bien que je reconnaisse qu'il existe des cas où l'avortement est parfaitement justifiable d'un point de vue moral, par exemple en cas de viol ou lorsque la mère n'est pas mariée, l'avortement doit néanmoins être reconnu comme un mal, un mal nécessaire de temps en temps, mais un mal tout de même. Il ne doit jamais être entrepris à la légère, ni être considéré dans un esprit frivole ; et il est du devoir de tous les hommes et femmes sérieux et humanitaires de faire tout ce qui est en leur pouvoir pour supprimer les conditions qui rendent l'avortement nécessaire et inévitable.

CHAPITRE XVII

Soins prénataux

Signification du terme - Informations trompeuses fournies par des quasi-scientifiques - Idées exagérées concernant les soins prénatals - Lien nerveux entre la mère et l'enfant - Cas observés par l'auteur - Effets sur la progéniture - Conseils aux femmes enceintes - Plasme germinatif de l'alcoolique chronique - Un verre de vin et les spermatozoïdes - Fausses déclarations - Cas de violence et d'accidents pendant la grossesse.

Par soins prénataux, nous entendons les soins prodigués pendant la grossesse avant la naissance de l'enfant. Utilisé dans un sens plus large, ce terme inclut les soins que les deux parents devraient se prodiguer avant même la conception de l'enfant.

Bien entendu, le père et la mère doivent être dans la meilleure condition physique et mentale possible au moment de la conception et même avant, et la mère doit prendre le plus grand soin d'elle-même - elle doit être en bonne santé et aussi calme que possible pendant toute la période de gestation. En effet, la santé et l'état général de la mère ont une influence sur l'enfant.

Et pourtant, je me sens poussé à dire quelque chose qui risque de rencontrer une violente opposition dans certains milieux. Le problème, c'est qu'il y a trop de scientifiques à la noix parmi nous. Ils diffusent des informations trompeuses et le grand public est trop enclin à prendre toute déclaration portant un sceau quasi scientifique pour quelque chose d'absolu, de positif, qui n'admet aucune exception.

J'ai vu tant de malheurs causés par un enseignement erroné des soins prénataux et par des idées stupides et exagérées sur le sujet, que je considère qu'il est de mon devoir de dire quelque chose pour contrecarrer ces notions erronées. Je considère que ma mission spéciale est de détruire l'erreur, le mysticisme et la superstition. Et l'enseignement des soins prénataux tel qu'il est dispensé par certains relève malheureusement de ces trois éléments.

Bien sûr, je le répète, la mère doit s'efforcer d'être dans les meilleures conditions possibles pendant qu'elle porte l'enfant. Néanmoins, il est stupide de penser que si la mère n'est pas tout à fait bien, ou si elle est préoccupée par quelque chose, ou si elle a un accès de colère, cela va invariablement se répercuter sur l'enfant. L'enfant, comme nous le savons, n'a aucune connexion nerveuse avec la mère, et ce ne sont que les chocs très violents ou prolongés qui sont susceptibles d'avoir une influence néfaste.

Je connais des enfants qui ont été portés par leur mère dans la colère et l'angoisse, du jour de la conception au jour de l'accouchement. Et pourtant, ils sont nés parfaitement normaux. Je connais un enfant dont la mère a subi les tortures les plus infernales de la jalousie pendant toute la durée de la grossesse, et qui est né en parfaite santé, parfaitement normal, et qui est aujourd'hui un splendide spécimen d'homme. Je connais des enfants dont les mères ont subi de graves crises de pneumonie, de fièvre typhoïde, etc. et qui sont nés en parfaite santé et parfaitement normaux. Je connais des enfants dont les mères ont essayé par tous les moyens de les faire avorter, ont pris toutes sortes de médicaments internes jusqu'à ce qu'elles soient mortellement malades, et pourtant ils sont nés parfaitement sains et normaux. Je connais des enfants dont les mères ont essayé de les avorter par des moyens mécaniques, qui sont allés chez des avorteurs qui ont fait une ou plusieurs tentatives pour provoquer l'avortement - je connais même des cas où les mères ont saigné à la suite de telles tentatives - et pourtant, les enfants sont nés en parfaite santé, se sont développés normalement physiquement et mentalement.

Bien sûr, ce ne sont pas des choses que je conseillerais aux femmes de faire ou de subir. Je ne conseillerais pas aux femmes enceintes de s'inquiéter, d'être malades, de prendre des médicaments toxiques ou d'essayer d'avorter, mais j'évoque simplement ces points pour souligner à mes lectrices qu'elles ne doivent pas prendre la nécessité des soins prénataux dans un sens trop absolu et ne pas s'inquiéter inutilement si les conditions de leur grossesse ne sont pas celles que l'on pourrait souhaiter. L'enfant ne sera pas nécessairement affecté. L'état des plasmes germinatifs, c'est-à-dire l'état de l'ovule et des spermatozoïdes au moment de la conception, est plus important que tous les soins ultérieurs au cours de la gestation.

Comme il y a des gens stupides qui ont le don de tout interpréter et de tout comprendre de travers, je tiens à souligner qu'il ne faut pas négliger l'hygiène pendant la grossesse. Tout doit être fait pour mettre la mère dans les meilleures conditions physiques et mentales possibles. Tout ce que je veux dire, c'est qu'il ne faut pas être fou en la matière, qu'il ne faut pas prendre les choses dans l'absolu et qu'il ne faut pas exagérer.

Vous entendrez souvent dire qu'un enfant conçu lorsque le père était dans un état d'exaltation est susceptible d'être épileptique, nerveux, fou, etc. Cette affirmation est également à prendre avec des pincettes. Un alcoolique chronique a un germoplasme défectueux et ses enfants risquent d'être défectueux. Mais un verre de vin lors d'un banquet de mariage ne peut pas affecter les spermatozoïdes déjà formés. Les affirmations selon lesquelles des enfants naissent défectueux ou se développent mal parce que leur père a bu un verre de vin de temps en temps ne méritent pas d'être prises au sérieux ; elles ne méritent aucune considération.

En relation avec ce qui précède, les rapports de quelques cas de *violence* et d'*accidents* pendant la grossesse qui, malgré leur gravité, n'ont pas affecté les enfants, s'avéreront intéressants.

Une petite femme délicate n'a pas ses règles. Elle était sûre de ne pas être en retard de plus de deux semaines. Et voici ce qu'elle fit. Pendant cinq nuits consécutives, elle prit des bains chauds à la moutarde, si chauds qu'à chaque fois elle faillit s'évanouir et en ressortit comme un homard grillé. Aucun effet. Elle a ensuite pris une boîte de pilules qui lui a coûté deux dollars. Aucun effet, si ce n'est la diarrhée. Elle a ensuite pris deux boîtes de gélules qui lui ont donné des maux d'estomac et des nausées terribles. Aucun autre effet. Elle a ensuite mangé la moitié d'un colocynth, ce qui l'a rendue terriblement malade, provoquant une diarrhée sanglante. Elle a dû rester au lit pendant trois ou quatre jours. Elle a ensuite pris des injections vaginales brûlantes contenant de l'ipéca. Cela n'a eu aucun effet, si ce n'est de lui donner une sensation de brûlure qui l'a obligée à utiliser de grandes quantités de crème froide. Elle a ensuite pris du secale cornutum et du radix gossypii. Aucun effet, si ce n'est qu'elle a mal à la tête, qu'elle a mal à l'estomac et qu'elle a complètement perdu l'appétit, si bien qu'en très peu de temps, elle a perdu près de trois kilos. On lui a ensuite dit que de longues marches pourraient être efficaces. Elle a fait des marches de six et sept miles à la fois, rentrant à la maison plus morte que vivante. Aucun effet. Elle a ensuite entendu dire que sauter d'une table était un moyen très efficace. Elle l'a fait une douzaine de fois de suite, jusqu'à ce qu'elle soit complètement épuisée et à bout de souffle. Huit mois et demi plus tard, elle a donné naissance à un garçon en parfaite santé, bien formé et pesant deux kilos.

Le cas suivant a été rapporté par Brillaud-Laujardiere. Un fermier, responsable de la condition d'une servante de sa maison, eut l'idée de monter à cheval avec elle pour la faire avorter, et de la pousser lorsque le cheval courait à grande vitesse. Il répéta l'opération plusieurs fois. La femme a donné naissance à un enfant parfaitement normal et à terme.

Hofmann rapporte qu'un autre agriculteur, dans des circonstances similaires, a brutalement frappé la femme à l'abdomen à plusieurs reprises jusqu'à ce qu'elle perde connaissance. La grossesse s'est néanmoins poursuivie jusqu'à son terme. Dans un autre cas rapporté par Hofmann, une femme a laissé une lourde porte lui tomber dessus, mais la grossesse n'a pas été affectée.

Le docteur Guibout raconte qu'une femme allemande, vivant avec son mari en Californie, enceinte, souhaitait retourner à Munich, sa ville natale, pour accoucher. Le train dans lequel elle traversait le Panama est entré en collision avec un autre train. La menace d'un avortement l'obligea à se reposer. Elle a pris un bateau à vapeur et, après une traversée très difficile, a atteint Portsmouth. De là, elle se rend à Paris. Là, elle tombe dans un escalier de l'hôtel où elle s'est arrêtée. Elle a de nouveau été menacée d'avortement, mais après s'être reposée, elle s'est rétablie et a poursuivi son voyage. Elle est finalement arrivée chez elle et a accouché à terme d'un enfant normal.

Vibert rapporte le cas d'une femme victime d'un accident de train qui l'a gravement blessée, a tué deux de ses enfants, mais n'a pas affecté sa grossesse. Elle a accouché en temps voulu d'un bébé normal.

CHAPITRE XVIII

LA MÉNOPAUSE OU LE CHANGEMENT DE VIE

Moment de la ménopause - Cause de la souffrance pendant la ménopause - Fonction reproductive et fonction sexuelle ne sont pas synonymes - Augmentation de la libido pendant la ménopause - Changement de vie chez l'homme.

Dans le chapitre consacré à la menstruation, j'ai brièvement évoqué la ménopause. Je l'examinerai ici un peu plus en détail.

La ménopause, également appelée climatère et, dans le langage courant, « changement de vie », est la période à laquelle la femme cesse d'avoir ses règles. L'âge moyen auquel cela se produit est d'environ quarante-huit ans. Mais si certaines femmes continuent à avoir leurs règles jusqu'à cinquante, cinquante-deux, voire cinquante-cinq ans, d'autres cessent d'avoir leurs règles à l'âge de quarante-cinq ou même quarante-deux ans. Les limites normales se situent entre quarante-quatre et cinquante-deux ans. Tout ce qui se passe avant ou au-delà est exceptionnel.

De même que le début des règles peut s'installer sans aucun trouble, et que certaines femmes n'ont pas le moindre symptôme désagréable pendant toute la durée de leur vie menstruelle, de même la ménopause survient chez certaines femmes sans aucun trouble, physique ou psychique. Les périodes entre les menstruations deviennent peut-être un peu plus longues, ou un peu plus irrégulières, le flux menstruel devient de plus en plus rare, puis une ou plusieurs menstruations peuvent être complètement supprimées, et la ménopause est définitivement installée. Cependant, de nombreuses femmes, probablement la majorité, souffrent considérablement pendant l'année ou les années de transition de la ménopause. Les symptômes sont à la fois physiques et psychiques, mais ce sont les symptômes psychiques qui prédominent. Il peut y avoir des maux de tête, un appétit capricieux ou une perte totale d'appétit, une perte considérable de chair ou au contraire une prise de graisse très soudaine et rapide, une grande irritabilité, des insomnies, une transpiration abondante ; les bouffées de chaleur dans tout le corps, et en particulier au visage, qui rendent le visage « rougissant » et congestionné, sont particulièrement fréquentes. Le caractère de la femme peut alors changer du tout au tout. De douce et soumise, elle peut devenir pugnace et querelleuse. Une jalousie sans fondement peut être l'un des symptômes désagréables, rendant la femme et le mari très malheureux. Dans certains cas exceptionnels, une véritable névrose ou psychose peut se développer.

La cause de la souffrance pendant la ménopause. Je suis convaincue, et ce depuis de nombreuses années, que beaucoup, sinon la plupart, des symptômes pénibles de la ménopause sont dus, non pas à la ménopause elle-même, mais aux idées erronées sur cette période qui ont prévalu pendant tant de siècles. Nous connaissons l'influence de l'esprit sur le corps et l'effet pernicieux que les idées erronées peuvent exercer sur nos sentiments. L'opinion généralement répandue chez les femmes, comme chez les hommes d'ailleurs, et non seulement chez les laïcs, mais malheureusement aussi dans le corps médical, est que la ménopause marque la fin de la vie sexuelle de la femme. Chaque femme travaille avec l'impression erronée qu'avec l'établissement de la ménopause, avec l'arrêt des menstruations, elle cesse d'être une femme, et comme elle ne devient pas un homme, elle devient une sorte d'être neutre, ni femme ni homme. Et elle a l'idée qu'après la ménopause, elle ne peut plus avoir d'attirance pour son mari ou pour d'autres hommes. Naturellement, une telle idée a un effet très déprimant sur tout être humain. Tout être humain lutte jusqu'au bout pour conserver toutes ses fonctions humaines, en particulier celle qui est considérée comme aussi importante que la fonction sexuelle.

Fonction reproductive et fonction sexuelle ne sont pas synonymes. Il est évident que l'arrêt définitif des menstruations met fin à la fonction de *reproduction de la* femme. Mais la fonction reproductive *n'est pas* synonyme de la fonction sexuelle, je dois insister encore et encore, et naturellement jusqu'à ce que cette idée erronée soit dissipée, beaucoup de misère inutile sera le lot de nos femmes. Si les femmes en général apprennent qu'elles *ne* cessent *pas d'être* des femmes avec l'apparition de la ménopause, si elles apprennent que le désir sexuel chez les femmes persiste bien au-delà de l'arrêt de la ménopause, de nombreuses femmes étant aussi passionnées à soixante ans qu'à trente ans, si elles apprennent que leur attrait ou leur absence d'attrait pour le sexe masculin ne dépend pas de la ménopause, mais de leur état général, si elles apprennent que le désir sexuel ne dépend pas de la ménopause, mais de leur état général, si elles apprennent que le désir sexuel ne dépend pas de la ménopause, mais de leur état général, si elles apprennent que de nombreuses femmes de cinquante et soixante ans sont beaucoup plus attirantes que certaines femmes de la moitié de cet âge, elles ne prendront pas l'arrivée de la ménopause de façon aussi tragique et éviteront ainsi la plus grande partie de leurs souffrances mentales et émotionnelles.

L'atrophie des ovaires, de l'utérus, des organes génitaux externes et des seins ne peut évidemment pas être évitée, mais cette atrophie est un processus lent et progressif et n'est pas en soi la cause des divers symptômes pénibles que nous avons énumérés.

Le traitement de la ménopause, si les symptômes sont le moindrement désagréables ou pénibles, devrait être confié à un médecin compétent. Un petit conseil sain peut s'avérer plus efficace que des litres de médicaments et des tonnes de pilules. En général, la femme devrait essayer de mener une vie aussi calme et paisible que possible. Des bains chauds quotidiens sont bénéfiques, la constipation doit être évitée, les douches vaginales chaudes sont souvent efficaces contre les bouffées de chaleur désagréables et, enfin, le mari doit, pendant cette période critique, redoubler de gentillesse et d'attention à l'égard de sa femme. C'est entre quarante-cinq et cinquante-cinq ans que la femme a le plus besoin de la sympathie et du soutien de son mari.

Augmentation de la libido pendant la ménopause. Il existe un symptôme assez délicat que je ne peux passer sous silence. Certaines femmes, pendant les années où la ménopause se met en place, et pendant quelques années après la ménopause, éprouvent un désir sexuel considérablement accru. Dans certains cas, cette augmentation de la libido est normale, c'est-à-dire qu'aucun autre symptôme pathologique ou condition locale ne peut être découvert. Dans certains cas, l'augmentation de la libido est clairement due à une congestion locale, une congestion des ovaires, de l'utérus, etc. Dans certains cas, je peux en témoigner, il s'agit d'un phénomène psychique ou autosuggestif. Parce que la femme pense, et croit que les autres pensent, qu'elle va bientôt perdre toute sa sexualité, elle se prépare inconsciemment à une passion sexuelle qui peut parfois être de longue durée et peut même conduire à des résultats désastreux.

Que faire dans de tels cas ? Lorsque la libido de la femme est normale ou presque normale, elle doit naturellement être satisfaite normalement. Mais si la libido semble anormalement forte et que les demandes de satisfaction sexuelle sont trop fréquentes, il faut traiter la femme et ne pas se laisser aller à la satisfaction sexuelle, car dans ce cas, en règle générale, la satisfaction sexuelle ne fait que jeter de l'huile sur le feu, et les demandes de la femme peuvent devenir de plus en plus fréquentes, de plus en plus insistantes. Dans des cas exceptionnels, elle peut même atteindre l'intensité de la nymphomanie. Dans de tels cas, l'aide d'un médecin plein de tact est indispensable.

CHANGEMENT DE VIE CHEZ LES HOMMES

Pour les personnes qui ne sont pas familiarisées avec le sujet, il est assez étrange de parler de « changement de vie » chez les hommes.

L'homme, ne possédant pas de fonction menstruelle, ne peut avoir de ménopause, mais les sexologues et les psychologues qui ont étudié le sujet avec soin sont convaincus qu'entre quarante-cinq et cinquante-cinq ans, les hommes subissent également un certain changement que l'on peut qualifier de changement de vie ou de climatère masculin.

Ils deviennent irritables, capricieux, très sensibles aux charmes féminins, susceptibles de tomber amoureux et, chez beaucoup d'entre eux, l'instinct sexuel est fortement accru. Comme chez les femmes, cette augmentation du désir sexuel est parfois due à des causes pathologiques, comme une inflammation de la prostate, mais dans d'autres cas, elle est d'origine psychique.

De même qu'un homme doit être particulièrement gentil et attentionné avec sa femme pendant la ménopause, de même la femme, comprenant que son mari traverse une période critique, redoublera de tact, de patience et de considération.

CHAPITRE XIX

L'HABITUDE DE LA MASTURBATION

Définition de la masturbation - Ses effets préjudiciables chez les filles par rapport aux garçons - Vie conjugale de la fille qui se masturbe - Nécessité de changer l'attitude préjudiciable des parents qui découvrent l'habitude - Traitement de bon sens de l'habitude - Comment prévenir la formation de l'habitude - Conseils des parents aux enfants - Les bains chauds comme facteur de la masturbation - Autres facteurs physiques - Masturbation mentale et ses effets.

La masturbation ou l'abus de soi est un terme appliqué à une mauvaise habitude qui consiste à manipuler et à frotter les organes génitaux. C'est une mauvaise habitude parce qu'elle est susceptible de nuire à la santé et au développement futur de la jeune fille. Plus elle est pratiquée fréquemment, plus elle est préjudiciable. Elle est plus préjudiciable que lorsqu'elle est pratiquée par les garçons, car ses effets sont généralement plus permanents. Les filles qui s'adonnent à la masturbation à outrance non seulement s'affaiblissent, deviennent anémiques et ont un teint terne et boutonneux, mais elles perdent leur désir d'avoir des relations sexuelles normales lorsqu'elles grandissent et sont incapables de tirer le moindre plaisir de l'acte sexuel lorsqu'elles se marient. En fait, de nombreuses filles qui se sont masturbées de manière excessive éprouvent une forte aversion pour l'acte sexuel normal, et leur vie conjugale est malheureuse. Leur mari doit souvent demander le divorce. Heureusement, cette habitude est beaucoup moins répandue chez les filles que chez les garçons. Alors qu'environ quatre-vingt-dix pour cent des garçons - neuf sur dix - se masturbent plus ou moins, seulement dix ou au maximum vingt pour cent des filles sont dépendantes de cette habitude. Mais quel que soit le pourcentage, cette habitude est préjudiciable et si vous tenez à votre santé, à votre beauté, à votre croissance et à votre développement mental, vous ne devez pas vous y adonner. Si vous vous y adonnez déjà, si vous avez l'habitude de manipuler vos organes génitaux, si un mauvais compagnon vous a initié à cette habitude, vous devriez y renoncer. Les mères doivent surveiller leurs enfants, les empêcher de prendre cette habitude et faire tout ce qui est en leur pouvoir pour les en guérir, si la prévention arrive trop tard.

Mais si, comme vous le voyez, je ne nie pas les effets néfastes de la masturbation, il est nécessaire d'affirmer qu'un grand changement s'est produit dans nos opinions sur le sujet, et il est juste que les parents soient informés de ce changement d'opinion au sein de la profession médicale, en particulier parmi ceux qui sont spécialisés en sexologie.

Mauvais comportement des parents. Lorsque les parents font la « terrible » découverte que leur enfant se caresse les parties génitales ou se livre à la masturbation, ils se sentent comme si une grande calamité venait de s'abattre sur eux. Ils ne pourraient pas se sentir plus mal s'ils apprenaient que l'enfant est un voleur ou un pyromane. Imprégnés de l'idée médiévale du « péché » de l'habitude, ainsi que de sa nocivité, ils commencent à gronder l'enfant, à l'effrayer, à lui faire croire qu'il fait quelque chose de terrible, qu'il les a déshonorés et s'est déshonoré lui-même ; et ils essaient de le persuader que, s'il n'arrête pas immédiatement, les conséquences les plus terribles l'attendent. Les résultats de ce mode opératoire sont désastreux, bien plus que la masturbation elle-même.

Souvent, la réprimande et l'exposition de l'enfant se font en présence d'autres personnes. Cela implante chez la pauvre fille un ressentiment maussade qui ne fait que rendre plus difficile la rupture avec l'habitude. Lorsque l'enfant est amené chez le médecin, on peut voir à son comportement, à ses regards abattus, à sa bouderie, à sa tentative de se retenir de pleurer, et à d'autres signes, qu'il considère le médecin exactement de la même manière qu'un jeune criminel considère le juge devant lequel il a été amené pour être jugé.

Il est temps, grand temps, que cette attitude stupide et préjudiciable à l'égard d'une pratique très courante soit radicalement modifiée. Il est temps que les parents et les médecins apprennent que la nocivité de cette habitude a été largement exagérée. Il est temps qu'ils sachent que la grande majorité des garçons et des filles se débarrassent de cette habitude sans en souffrir beaucoup, voire pas du tout. La connaissance de ce fait leur épargnera, ainsi qu'aux enfants, beaucoup d'angoisses et de souffrances inutiles, mais facilitera grandement le traitement de ces derniers, et leur permettra de se débarrasser plus facilement de l'habitude.

Si nous considérons la question avec bon sens, et que nous ne disons pas à l'enfant pris dans cette pratique qu'il a fait quelque chose de honteusement vicieux et criminel, mais que nous lui parlons gentiment et que nous lui disons qu'il fait quelque chose qui peut lui nuire grandement, qui peut interférer avec sa santé mentale et physique future et son développement, alors nous aurons beaucoup plus de succès dans nos efforts pour débarrasser le garçon ou la fille de l'habitude de la masturbation. Comme je l'ai dit ailleurs :

« À mon avis, stigmatiser la masturbation, même la plus modérée, comme un vice, a un effet délétère sur les personnes qui s'y adonnent et rend plus difficile le fait de s'en défaire. Tous les médecins et sexologues qui réfléchissent peuvent vous dire que le fait de présenter l'habitude de la masturbation sous des couleurs trop sombres et de la stigmatiser par des épithètes trop fortes a, en règle générale, l'effet inverse de celui escompté. Les victimes de cette habitude se considèrent comme dégradées, irrémédiablement perdues. Elles perdent leur amour-propre et il leur est, de ce fait, plus difficile de se défaire de l'habitude ».

Nous ferons beaucoup plus avec nos patients jeunes et plus âgés si nous laissons de côté l'aspect moral de la question - si tant est qu'il y ait un aspect moral - et si nous mettons l'accent sur la nocivité physique de l'habitude. Nous ne voulons pas diminuer le respect de soi de nos garçons et de nos filles, nous voulons l'augmenter ; et nous ne pouvons pas le faire si nous leur faisons croire qu'un masturbateur est un criminel vicieux. Inspirez confiance à vos patients, dites-leur que la pratique de la masturbation met en péril leur développement futur, tant physique que mental, leur santé et leur bonheur, et vous les contrôlerez plus facilement.

Je n'essaie pas de minimiser le danger de la masturbation, car si elle est pratiquée dès le plus jeune âge et avec beaucoup d'excès, les résultats *peuvent être* désastreux. Mais, même si je minimisais les conséquences néfastes, ce serait moins un péché que de les exagérer comme cela a été fait pendant tant d'années, par tant de personnes dans la profession et en dehors. Les conséquences néfastes de l'exagération de l'influence de la masturbation ont été si importantes dans le passé que, si le pendule devait maintenant passer à l'autre extrême, je suis sûr que ce ne serait pas du tout une mauvaise chose.

Le *traitement de la* masturbation relève d'un traité médical. Toutefois, il n'est pas inutile de faire quelques remarques sur la manière d'empêcher les enfants d'acquérir l'habitude de la masturbation.

Prévention de la masturbation. La clé de la prévention de cette habitude est de surveiller attentivement l'enfant dès son plus jeune âge. Nous savons qu'il n'est pas rare que des nourrices stupides ou vicieuses, des nourrices et même des gouvernantes induisent, par ignorance ou délibérément, cette habitude chez les enfants dont elles ont la charge. Il faut bien sûr empêcher cela. Même les enfants de neuf, dix ou onze ans ne devraient pas être laissés seuls, mais toujours sous surveillance. Une amitié trop étroite entre garçons ou filles, surtout d'âges différents, doit être considérée avec méfiance.

Un certain nombre de filles ne devraient jamais dormir dans la même chambre sans la surveillance d'une personne plus âgée.

Le fait de dormir à deux dans le même lit, qu'il s'agisse de deux enfants ou d'une personne adulte et d'un enfant, ne doit en aucun cas être autorisé. Je n'admets aucune exception à cette exigence. Peu importe que l'autre personne soit une mère, un père, un frère ou une sœur. En dehors de tout élément *délibéré*, la chose est dangereuse, car très souvent, sans le vouloir, sans le vouloir, la masturbation est initiée par ce contact intime.

L'enfant - garçon ou fille - doit dormir seul, sur un matelas plutôt dur. La couverture doit être légère. Une couverture peut être mise sur les pieds. L'enfant doit toujours dormir les bras étendus sur la couverture, jamais *en dessous*. Si l'on procède ainsi dès l'enfance, il est très facile de s'habituer à cette façon de dormir et de nombreux cas de masturbation seront ainsi évités. Il ne faut pas laisser l'enfant se prélasser au lit : il faut lui apprendre à se lever dès qu'il se réveille le matin. L'éducation générale doit être de nature à fortifier et à endurcir l'enfant, et cela s'applique aussi bien au corps qu'à la volonté. Lorsque les enfants atteignent l'âge de neuf, dix, onze, douze ou treize ans (il faut faire preuve de discernement et de jugement, car certains enfants de neuf ans sont aussi développés que d'autres de treize ans), nous devons leur dire qu'il est mauvais et nuisible de manipuler ses organes génitaux, et nous devons les avertir d'éviter tout compagnon qui voudrait les initier à des manipulations de ces parties ou qui montrerait une inclination à parler des organes sexuels et des questions de sexe.

Les bains chauds ont une influence très néfaste sur les jeunes enfants. Il ne fait aucun doute qu'un bain chaud a un effet stimulant très net sur le désir sexuel des adultes comme des enfants, hommes et femmes ; en fait, plusieurs patients des deux sexes m'ont raconté que leur premier acte masturbatoire avait été commis alors qu'ils étaient dans un bain chaud. Bien entendu, la sensation ayant été agréable, ils ont répété l'expérience.

Tout facteur susceptible de donner naissance à l'habitude doit être éliminé. Ainsi, par exemple, l'eczéma au niveau des organes génitaux, l'urine fortement acide, les vers du siège, etc. doivent être traités jusqu'à guérison. Il va sans dire que tout ce qui a tendance à éveiller prématurément l'instinct sexuel doit être rigoureusement évité.

La masturbation mentale ou psychique. Certaines filles et femmes s'abstiennent de se manipuler avec leurs mains (masturbation manuelle), mais pratiquent ce que nous appelons la masturbation mentale. C'est-à-dire qu'elles concentrent leur esprit sur le sexe opposé, s'imaginent diverses scènes lascives, jusqu'à ce qu'elles se sentent « satisfaites ». Cette méthode est extrêmement nocive et épuisante et risque fort de conduire à la neurasthénie et à la dépression nerveuse. Vous devez vous en défaire, par tous les moyens, si vous le pouvez. Car elle est encore plus nocive que l'habitude.

CHAPITRE XX

Leucorrhée - Les Blancs

Idée fausse sur la signification du terme « leucorrhée » - Plainte fréquente - Cas graves - Raisons de la résistance au traitement - Traitement local approprié de la maladie - Stérilité due à la leucorrhée - Causes de la leucorrhée - Médicaments toniques - Traitement local - Formules pour les douches vaginales.

Leucorrhée signifie littéralement « écoulement blanc » et est appliqué par les laïcs à tout écoulement blanchâtre provenant du vagin. C'est une erreur, car certains écoulements blancs peuvent être de peu d'importance ; d'autres peuvent être graves et ne pas être du tout des leucorrhées.

La leucorrhée est l'un des fléaux de la jeune fille et de la femme modernes. Elle est très fréquente. Il est probable qu'au moins vingt-cinq pour cent (certains disent cinquante ou soixante-quinze pour cent) de toutes les femmes en souffrent à un degré plus ou moins élevé. Dans certains cas, il ne s'agit que d'une gêne qui oblige à changer fréquemment de serviettes, mais dans d'autres cas, il provoque une grande faiblesse, des maux de dos, des érosions, des démangeaisons et des brûlures. Elle est très résistante au traitement, en particulier chez les filles. La raison en est que les pertes, bien qu'elles proviennent du vagin, n'ont *généralement pas leur origine dans le* vagin, mais dans le col de l'utérus, et que les centaines et centaines d'injections que les femmes prennent pour leur leucorrhée n'atteignent que le vagin ; elles ne peuvent pas pénétrer dans l'utérus. Et ce n'est qu'en traitant la cavité du col de l'utérus, ce qui ne peut être fait que par un médecin, à l'aide d'un spéculum, que l'on peut atteindre la racine du problème. Et si l'on constate une érosion ou un ulcère, il est possible de le traiter directement avec l'application nécessaire. C'est pour cette raison que la leucorrhée est beaucoup plus difficile à traiter chez les filles. Par crainte d'une rupture de l'hymen, la jeune fille s'oppose à un examen approfondi et à un traitement local, et la leucorrhée se poursuit jusqu'à ce qu'une inflammation chronique de l'utérus et des trompes de Fallope soit établie. Il ne fait aucun doute que de nombreux cas de stérilité chez les femmes sont dus à une leucorrhée longtemps négligée chez la jeune fille.

Quelle est la cause de la leucorrhée ? La réponse est simple : la cause de la leucorrhée est un catarrhe dans n'importe quelle partie de l'appareil génital féminin. Mais ce n'est pas une vraie réponse. Quelles sont les causes du catarrhe ? Les causes du catarrhe sont multiples : la plus fréquente est le rhume. Le fait de se mouiller les pieds et de se refroidir, en particulier pendant les règles, peut déclencher un catarrhe au niveau du col de l'utérus. Le fait de rester longtemps debout, de soulever et de porter des fardeaux lourds, de danser dans des pièces surchauffées et de sortir peu vêtue dans l'air frais de la nuit, une excitation sexuelle prolongée et non gratifiée, le manque de propreté des organes génitaux externes sont autant de facteurs qui favorisent l'apparition d'un catarrhe au niveau du col de l'utérus et de la leucorrhée qui en résulte. Un état de délabrement général, l'inquiétude, le surmenage, les études trop poussées, le manque d'air frais et un état scrofuleux général favorisent également le développement du catarrhe de l'utérus et de la leucorrhée. On voit donc que le traitement de la leucorrhée, pour être efficace, doit être général et local.

Traitement général. Le traitement général consiste en des mesures générales d'hygiène et de bon sens. La patiente ne doit pas être debout plus qu'elle ne le peut, et elle ne doit pas marcher jusqu'à ce qu'elle soit épuisée ou fatiguée. Il est préférable de faire plusieurs petites promenades plutôt qu'une seule longue. Le corset qu'elle porte, si elle en porte un, doit être du type moderne : non pas un corset qui comprime l'utérus et les autres organes abdominaux, mais un corset qui soutient les parois abdominales et soulève plutôt les organes abdominaux vers le haut. Le laçage ou le boutonnage doit se faire de bas en haut et non de haut en bas. Il va sans dire qu'il ne doit en aucun cas entraver la liberté de la respiration. La constipation, si elle doit être traitée, doit l'être intelligemment, par des mesures douces (voir **Constipation**, dans le chapitre sur la grossesse), et il faut veiller à ce que les intestins se déplacent à des heures régulières. Lorsque la leucorrhée est due ou aggravée par l'anémie et la faiblesse générale, une bonne préparation à base de fer, telle qu'une pilule de cinq grains de Blaud trois fois par jour, ou un tonique à base de fer, de quinine et de strychnine, fera l'affaire.

Un bain froid quotidien ou une éponge froide, suivis d'un frottement sec avec une serviette rugueuse, sont également utiles.

Traitement local. Les mesures locales consistent à badigeonner le vagin et le col de l'utérus avec diverses solutions, à utiliser des tampons, des suppositoires et des douches vaginales. L'application locale sur le vagin et l'utérus ne peut être effectuée de manière satisfaisante que par le médecin ou l'infirmière. L'insertion d'un suppositoire ou d'une douche vaginale peut être facilement effectuée par la patiente elle-même.

Bien qu'il soit toujours préférable et plus sûr de consulter un médecin et que l'automédication soit généralement déconseillée, il arrive qu'un médecin ne soit pas disponible ; dans certaines petites localités, une femme peut, *pour diverses raisons*, s'opposer fermement à un examen et à un traitement gynécologiques ; et certaines femmes peuvent être trop pauvres pour payer le médecin. Dans de telles circonstances, l'autotraitement est justifié et il ne peut y avoir d'objection si les remèdes sont inoffensifs et sûrs de faire du bien, c'est-à-dire d'améliorer l'état, même s'ils n'entraînent pas une guérison complète.

L'un des moyens les plus simples est le tampon d'alun. Vous prenez un morceau de coton absorbant de la taille d'un poing, vous l'étalez, vous y mettez environ une cuillère à soupe d'alun en poudre, vous le pliez, vous nouez une ficelle autour du centre, vous l'insérez dans le vagin jusqu'à la butée et vous le laissez pendant vingt-quatre heures. Ensuite, tirez-le doucement par la ficelle et servez-vous d'un ou deux litres d'eau tiède à la seringue. Un tel tampon peut être inséré tous les deux ou trois jours, et j'ai connu de nombreux cas où ce simple traitement a produit une guérison. Dans certains cas, cependant, les douches vaginales sont plus efficaces et les deux meilleurs produits pour les douches vaginales sont la teinture d'iode et l'acide lactique. Achetez, par exemple, quatre onces de teinture d'iode et utilisez deux cuillères à café dans deux litres d'eau chaude dans un sac de douche vaginale. Cette injection doit être effectuée deux fois par jour, matin et soir. L'acide lactique s'achète par exemple une pinte et s'utilise à raison de deux cuillères à soupe pour deux litres d'eau. L'acide lactique a l'avantage, par rapport à la teinture d'iode, d'être incolore, alors que l'iode est foncé et tache tout ce avec quoi il entre en contact. J'ordonne parfois d'utiliser alternativement la teinture d'iode et l'acide lactique : pour une douche, la teinture d'iode, pour la suivante, l'acide lactique, et ainsi de suite. Lorsque l'état s'améliore, il suffit d'utiliser une cuillerée à café de teinture d'iode et une cuillerée à soupe d'acide lactique pour deux litres d'eau. Ces injections sont très efficaces et ont l'avantage d'être parfaitement inoffensives. Un point sur les injections : elles doivent être faites non pas en position debout ou accroupie (position dans laquelle le liquide sort directement), mais en position couchée, au-dessus d'une douche vaginale. La douche vaginale ne doit se trouver qu'à environ un pied au-dessus du lit, afin que le liquide d'irrigation puisse s'écouler lentement ; après chaque injection faite dans la journée, la patiente doit rester au moins une demi-heure au lit (la nuit, elle reste toute la nuit au lit). L'injection a ainsi plus de chances d'entrer en contact avec toutes les parties du vagin, et une partie entre en contact avec le col de l'utérus, où elle exerce un effet cicatrisant. Éviter l'utilisation de médicaments brevetés.

CHAPITRE XXI

LES MALADIES VÉNÉRIENNES

Dérivation du mot « vénérien » - Trois maladies vénériennes - Contraction innocente de la syphilis par divers objets - Élimination hygiénique des sources courantes d'infection vénérienne - Mesures de prévention après les rapports sexuels.

Le mot « vénérien » signifie lié aux rapports sexuels : excès vénérien - excès dans les rapports sexuels ; maladie vénérienne - maladie contractée lors de rapports sexuels avec une personne infectée. Le mot est dérivé de Vénus (génitif-veneris), la déesse romaine du printemps, des fleurs et de l'amour.

Il existe trois maladies vénériennes : la gonorrhée, la syphilis et le chancre. La gonorrhée est la plus répandue, la syphilis la plus grave. Le chancre est relativement peu important.

Bien que la plupart des maladies vénériennes - probablement quatre-vingt-dix pour cent du total - soient contractées lors de rapports sexuels illicites sur le site ,[7], il convient de garder à l'esprit qu'une partie d'entre elles sont contractées innocemment, soit par un baiser, soit par l'utilisation d'une éponge ou d'une serviette qui a été utilisée par une personne infectée, etc. Alors que le germe de la gonorrhée est généralement transmis directement, le poison syphilitique peut être transmis par l'intermédiaire de divers objets. La syphilis contractée non pas lors d'un rapport sexuel, mais de manière innocente, par un baiser, une serviette, une brosse à dents, un rasoir, etc. est appelée syphilis de l'innocent ou syphilis insontium. Autrefois, les médecins contractaient rarement la syphilis en examinant des femmes syphilitiques avec leurs doigts nus. Depuis que l'on utilise des gants pour les examens, le nombre d'infections a considérablement diminué. Et il ne fait aucun doute qu'au fur et à mesure que les gens se familiariseront avec le danger des infections

---

[7] Illicite - illégal, non autorisé, en dehors du mariage.

vénériennes d'origine non vénérienne, le nombre d'infections innocentes diminuera considérablement. La dangereuse serviette à rouleau et la non moins dangereuse tasse à boire sont progressivement éliminées en tant que facteurs d'infection *non vénérienne* ; et nous pouvons nous attendre avec confiance à ce que, dans une décennie ou deux, le nombre de maladies vénériennes dues à l'infection *vénérienne* soit considérablement réduit dans tous les pays civilisés. L'augmentation générale de la propreté dans toutes les couches de la société et l'utilisation universelle d'antiseptiques après des relations sexuelles suspectes constitueront les principaux facteurs de cette diminution de la maladie vénérienne.

CHAPITRE XXII

L'AMPLEUR DES MALADIES VÉNÉRIENNES

Ancienne interdiction de parler de la maladie vénérienne et de ses conséquences néfastes - Exagérations répréhensibles actuelles de l'ampleur de la maladie vénérienne - Déclarations erronées et ridicules des « réformateurs » - Peur insensée du mariage chez les jeunes filles due à des exagérations insensées - Étude d'une psychologue révélant les conséquences néfastes des déclarations exagérées - Vérité en ce qui concerne le pourcentage d'hommes atteints de la maladie vénérienne.

Le silence d'antan. Il y a quelques années à peine, les femmes respectables, c'est-à-dire toutes les femmes en dehors de celles que l'on appelle « déchues », ignoraient l'existence de la maladie vénérienne. C'était un sujet interdit, honteux, qu'il ne fallait pas mentionner ni même évoquer dans les conversations, dans les livres ou les magazines, dans les conférences ou sur la scène. Lorsque je dis qu'ils ne connaissaient pas l'*existence d'une* maladie vénérienne, que les mots gonorrhée et syphilis leur étaient inconnus, je n'utilise pas ces expressions comme des figures de style, mais dans leur sens littéral. Tous les moyens d'acquérir de telles connaissances leur étant fermés - les laïcs n'ont pas l'habitude aujourd'hui et ils n'achetaient et ne lisaient sûrement pas à l'époque des ouvrages strictement médicaux - où pouvaient-ils obtenir l'information ? En conséquence, lorsqu'une femme avait la malchance de contracter une maladie vénérienne auprès de son mari, elle n'en comprenait pas la nature et n'en soupçonnait pas l'origine. Ce qui était plutôt une bonne chose pour le mari. La paix familiale était mieux assurée.

Exagérations actuelles. Un changement s'est produit à cet égard et, comme c'est souvent le cas lors de changements récents, le pendule est passé à l'autre extrême. Le silence d'autrefois a fait place à des cris sur les toits. Cette dernière expression est d'ailleurs utilisée presque au sens propre. Beaucoup d'hommes et de femmes, profondément émus par le péril vénérien et sincèrement désireux de protéger les garçons et les filles de l'infection vénérienne, se sont laissés aller à des exagérations très répréhensibles. Les exagérations concernant la prévalence de la maladie dans le sexe masculin et ses effets désastreux sur les femmes mariées ont été particulièrement flagrantes. Il y a près d'un demi-siècle, le Dr Noeggerath (un médecin allemand qui exerçait à l'époque à New York) a déclaré que 80 % des hommes étaient atteints de gonorrhée et que 90 % d'entre eux n'étaient pas guéris et infectaient ou risquaient d'infecter leur femme, ce qui s'est avéré être une exagération ridiculement absurde. Si cela avait été vrai, la race serait aujourd'hui sur le point de s'éteindre. Néanmoins, cette affirmation est reprise de livre en livre, comme s'il s'agissait d'une vérité d'évangile, comme s'il s'agissait d'un fait scientifiquement et statistiquement établi au lieu d'une supposition farfelue et sensationnelle. Un médecin new-yorkais estimé, le Dr Prince A. Morrow, a fait un excellent travail de pionnier en attirant l'attention sur les dangers de la maladie vénérienne. Mais, comme c'est le cas pour tant de « réformateurs », il s'est parfois laissé emporter par son zèle et a fait des déclarations qui ont causé et causent encore du chagrin aux personnes avisées. L'affirmation, par exemple, selon laquelle il y a plus de maladies vénériennes chez les épouses innocentes et vertueuses que chez les prostituées est de celles qui font pleurer le véritable enquêteur honnête (à cause de la tendance humaine à l'exagération), ou qui le font éclater de rire. Le ridicule de cette affirmation devient particulièrement évident lorsque l'on se souvient que le même homme a déclaré que toutes les prostituées, sans exception, étaient malades à un moment ou à un autre. Si la maladie vénérienne existe à 100 % chez les prostituées, comment pourrait-elle exister dans une plus large mesure chez les épouses innocentes et vertueuses ? Et pour souligner encore davantage l'absurdité de cette affirmation, je vous dirai que les vénéréologues attentifs et non sensoriels estiment que l'étendue de la maladie vénérienne chez les femmes mariées n'excède pas cinq pour cent !

Oui, le silence des années passées a cédé la place à l'exagération tapageuse d'aujourd'hui. Si, dans l'ensemble, le premier était pire que le second, ce dernier est assez grave, car il rend de nombreuses jeunes filles malheureuses, en semant en elles les germes de la suspicion et du cynisme, tend à les rendre antagonistes à l'égard de l'ensemble du sexe masculin, et leur inocule une peur insensée du mariage. Une étude réalisée par Miriam C. Gould, du département de psychologie et de philosophie de l'Université de Pittsburg (*Social Hygiene*, April, 1916), corrobore nos remarques de manière frappante.

Elle a eu des entretiens confidentiels avec 50 jeunes filles qu'elle connaissait un peu ; parmi ces 50 jeunes filles, 25 étaient étudiantes et 25 ne l'étaient pas. Elle leur a posé un certain nombre de questions, dont l'objectif était de déterminer l'effet psychologique, le cas échéant, que leur connaissance de la prostitution et des maladies vénériennes a eu sur elles. Elle affirme dans ses conclusions que « les histoires révèlent un grand pourcentage de résultats néfastes, tels que des états proches de la neurasthénie, de la mélancolie, du pessimisme et de l'*antagonisme sexuel* (italiques de moi), directement imputables à cette connaissance ». Onze des jeunes filles interrogées ont développé une répulsion prononcée pour les hommes, alors qu'avant leur « connaissance » elles appréciaient la compagnie des hommes. Elles évitent désormais de les fréquenter et six d'entre elles ont déclaré qu'elles avaient totalement perdu confiance dans la pureté morale des hommes. Huit ont déjà refusé de se marier, ou ont l'intention de le faire, parce qu'elles estiment que le risque d'infection est trop élevé. Sans l'existence de ces maladies, elles affirment qu'elles se marieraient volontiers. Tous disent que leur décision les a rendus plus ou moins malheureux ».

Dans le désir louable de garder nos jeunes femmes pures et de les protéger contre les infections, dans l'effort de leur faire exiger une norme morale unique pour les deux sexes, nos réformateurs exagérés les condamnent au célibat à vie, ce qui, dans le cas des femmes, signifie souvent la neurasthénie et l'hypocondrie à vie.

La vérité sur la question. Voici la vérité sur les maladies vénériennes, la vérité telle que je la connais, sans dissimulation d'une part et sans exagération d'autre part. Les chiffres exacts ne peuvent évidemment être obtenus nulle part ; mais les résultats obtenus par des enquêtes impartiales auprès de *différentes* classes de la société, par des rapports d'hôpitaux, par des questionnaires auprès d'étudiants, etc. nous indiquent qu'environ vingt pour cent de la population masculine adulte est victime de la gonorrhée à un moment ou à un autre ; que huit ou dix pour cent ne sont pas entièrement guéris lorsqu'ils se marient ; et que quatre ou cinq pour cent (certains diraient deux pour cent) ne sont pas entièrement guéris lorsqu'ils se marient. (certains diraient deux pour cent) des épouses sont infectées par la gonorrhée. C'est assez terrible et il est impératif de faire preuve de la plus grande prudence, car si vous étiez l'une des victimes de ces deux ou cinq pour cent, vous ne seriez guère consolée de savoir que les quatre-vingt-dix-huit ou quatre-vingt-quinze pour cent restants des épouses ont échappé à la maladie.

Bien entendu, le pourcentage de maladies vénériennes chez les jeunes hommes et, par la suite, chez leurs épouses, varie considérablement en fonction de la couche sociale. Dans les couches « inférieures », on peut trouver cinquante pour cent d'infection, avec un très grand pourcentage de personnes non guéries. Ce n'est pas parce qu'ils sont d'une moralité inférieure à celle des classes supérieures, mais parce que les prostituées bon marché qu'ils sont obligés de fréquenter sont souvent malades et parce qu'ils n'ont pas les moyens de s'offrir un traitement spécialisé, voire aucun traitement du tout. Parmi ces classes, vous trouverez naturellement un pourcentage beaucoup plus élevé d'épouses malades. Mais pour contrebalancer cela, nous devons garder à l'esprit qu'il y a de grandes classes d'hommes chez qui la gonorrhée n'existe qu'à hauteur de cinq ou dix pour cent, et que nous avons de grandes classes d'épouses chez qui les victimes de la gonorrhée ne représentent qu'une fraction d'un pour cent.

Les chiffres ci-dessus, vous le voyez, diffèrent matériellement des affirmations que l'on trouve dans tant de livres sur le sexe, selon lesquelles « 80 pour cent de tous les hommes mariés de New York ont la gonorrhée » et « au moins trois femmes mariées de New York sur cinq ont la gonorrhée ». Chaque fois que vous lisez ou entendez une telle affirmation, souriez - ou méprisez-la, comme toutes les fausses affirmations.

En ce qui concerne la syphilis, le taux de prévalence se situe entre deux et cinq pour cent. Ce pourcentage diffère considérablement des 75, 50 ou 25 pour cent que nous donnent certains conférenciers en matière de sexualité, mais il est déjà assez terrible, sans aucune exagération.

CHAPITRE XXIII

GONORRHÉE

Source de la gonorrhée - Membrane muqueuse des organes génitaux et de l'œil, sièges principaux de la maladie - Symptômes chez les hommes et les femmes - Le vagin est rarement atteint chez les adultes - Personne n'hérite de la gonorrhée - Ophthalmia Neonatorum - Différences dans l'évolution de la maladie chez les hommes et les femmes - La gonorrhée est moins douloureuse chez les femmes - Symptômes non soupçonnés par la femme - Nécessité pour la femme de consulter un médecin - Autotraitement lorsque la femme ne peut pas consulter un médecin - Formules pour les injections.

Le sujet de la gonorrhée et de la syphilis est traité de manière assez complète, d'un point de vue profane, dans l'ouvrage de l'auteur, *Sex Knowledge for Men*. Je n'ai pas l'intention de consacrer beaucoup d'espace à une discussion sur les détails de ces deux maladies ici, parce que le sujet n'est pas d'un intérêt aussi direct pour les femmes. Les filles et les femmes respectables ne se livrent pas à des relations illicites comme le font les hommes et les garçons respectables, et leur risque de contracter une maladie vénérienne est insignifiant par rapport à celui des hommes.

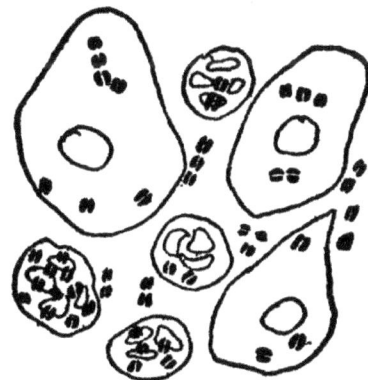

Je n'aborderai donc que quelques points, en particulier dans la mesure où l'évolution des maladies diffère de celle des hommes. Les personnes intéressées peuvent toutefois lire les chapitres consacrés à ce sujet dans l'ouvrage *Sex Knowledge for Men de l'auteur et*, si elles souhaitent obtenir des détails encore plus complets, elles peuvent étudier l'ouvrage *Treatment of Gonorrhea and Its Complications in Men and Women de l'*auteur.

Germes de la gonorrhée.

La gonorrhée est une inflammation causée par un germe appelé gonocoque, découvert par le Dr A. Neisser, de Breslau, en Allemagne, en 1879. Toute muqueuse peut être le siège de la gonorrhée, mais elle s'attaque de préférence à la muqueuse des organes génitaux et à celle d'un autre organe, l'œil. Ses principaux symptômes sont l'inflammation, la douleur, la brûlure et l'écoulement. Chez l'homme, elle s'attaque à l'urètre ; chez la femme, elle s'attaque au col de l'utérus, à l'urètre et à la vulve. Le vagin est rarement attaqué chez la femme adulte, car la muqueuse du vagin adulte est plutôt résistante et n'offre pas un bon terrain pour le développement du germe gonocoque. Les écoulements d'une femme atteinte de gonorrhée proviennent principalement ou exclusivement du col de l'utérus. Cependant, chez les petites filles, dont la muqueuse vaginale est sensible, la gonorrhée du vagin et de la vulve est fréquente. (Voir le chapitre **Vulvovaginite chez les petites filles.**) La gonorrhée est une maladie locale. Bien que dans certains cas, après que la maladie ait duré un certain temps, un certain poison soit généré par les germes et circule dans le sang, et bien que les germes puissent occasionnellement atteindre des organes éloignés, dans 98 % des cas, la gonorrhée est une maladie locale qui, si elle est prise à temps, est guérie sans laisser de traces sur l'organisme général.

La gonorrhée n'est pas héréditaire. La gonorrhée n'est pas une maladie héréditaire. Personne n'*hérite* jamais *de la* gonorrhée. Un enfant peut naître avec une inflammation gonococcique des yeux (ophtalmie néonatale), mais cette inflammation n'est pas héréditaire ; elle ne peut être contractée que si la mère souffre de gonorrhée pendant la naissance de l'enfant : une partie du pus présent dans le canal de naissance de la mère pénètre dans les yeux de l'enfant lors de son passage dans l'utérus et le vagin. Il ne s'agit pas d'hérédité, mais d'une simple infection, qui peut être évitée en gardant le canal de naissance de la mère propre grâce à des douches antiseptiques avant l'accouchement. En bref, je répète que la gonorrhée est essentiellement une maladie locale et non constitutionnelle, et qu'elle n'est pas héréditaire. C'est sur ces deux points qu'elle diffère de la syphilis, qui est la plus constitutionnelle et la plus héréditaire de toutes les maladies.

Évolution de la gonorrhée chez les hommes et les femmes. La gonorrhée évolue de manière totalement différente chez les femmes et chez les hommes. Lorsqu'un homme est atteint de gonorrhée, il le sait immédiatement, tout d'abord parce que l'écoulement lui indique qu'il a un problème, car un homme n'a pas l'habitude d'avoir un écoulement de l'urètre s'il n'a pas un problème. Deuxièmement, l'urine devient immédiatement brûlante et douloureuse. Chez la femme, l'urètre est un canal distinct du vagin et, très souvent, l'urètre n'est pas affecté par la gonorrhée. L'infection commence généralement au niveau du col de l'utérus et la maladie peut durer très longtemps avant que la femme ne s'en aperçoive. En général, la gonorrhée est une maladie moins douloureuse chez la femme, et c'est une mauvaise chose, car elle néglige ainsi le traitement et perd un temps précieux, ce qui permet à la maladie de se développer. Même lorsque l'urètre est atteint chez la femme, les symptômes ne sont pas aussi graves que l'inflammation de l'urètre chez l'homme. Si la femme ressent des douleurs, elle n'y prête souvent pas attention, car elle est habituée aux douleurs ; comme nous l'avons vu précédemment, cinquante pour cent des femmes souffrent plus ou moins de dysménorrhée. Beaucoup d'entre elles ont des pertes leucorrhéiques plus ou moins importantes, et par conséquent, si les douleurs ou les pertes augmentent, elles n'y prêtent guère attention. En fait, une femme peut souffrir d'une gonorrhée chronique pendant des mois ou des années sans se rendre compte qu'elle a un problème. Il est important d'apprendre aux femmes à consulter un médecin dès qu'elles remarquent une augmentation de l'écoulement ou un changement de couleur, en particulier s'il devient verdâtre, ou si l'odeur devient désagréable, ou s'il y a des frottements, des brûlures ou des irritations autour des organes génitaux, et en particulier s'il y a une augmentation de la fréquence ou de l'urgence des mictions, ou s'il y a une sensation de brûlure, de brûlure ou de coupure pendant l'acte d'uriner. Il en va de même lorsque l'acte sexuel devient douloureux. Si les femmes consultaient un médecin dès qu'elles remarquent l'un des symptômes mentionnés ci-dessus, elles s'épargneraient des mois et des années de souffrances et de dépenses, car la maladie serait souvent prise en charge alors qu'elle est encore limitée au col de l'utérus, et non, comme c'est souvent le cas aujourd'hui, après que l'inflammation s'est étendue à l'utérus et aux trompes de Fallope.

L'autotraitement. Je ne crois pas à l'autotraitement parce qu'il est généralement insatisfaisant et peut même souvent devenir dangereux, et je conseille résolument à toute femme qui pense avoir contracté la gonorrhée de s'adresser immédiatement à un médecin compétent. Mais il n'est pas rare qu'une femme soit dans une situation telle qu'elle ne puisse pas consulter un médecin. Entretemps, la gonorrhée risque de se propager de plus en plus. Dans ce cas, il est conseillé à la femme d'utiliser une injection jusqu'à ce qu'elle puisse consulter un médecin. L'injection que je vais conseiller peut en soi produire une guérison ; et, si elle ne produit pas une guérison complète, elle améliore en tout cas l'état, empêche l'extension de la maladie, facilite le traitement ultérieur et, en outre, est parfaitement inoffensive. La meilleure injection à utiliser en cas de gonorrhée est la teinture d'iode ; la proportion est de deux cuillères à café pour un ou deux litres d'eau. Si le cas est très grave, cette injection peut être prise deux fois par jour. Si le cas n'est pas très grave, une injection par jour suffit. Après avoir utilisé la teinture d'iode pendant cinq jours à une semaine, il est bon de passer à l'acide lactique. Achetez une pinte d'acide lactique dans une droguerie et utilisez une cuillère à soupe pour un litre d'eau. Il est préférable d'utiliser de l'eau chaude, à environ 100 degrés, mais lorsque cela n'est pas possible, l'eau peut être tiède. L'injection d'acide lactique est utilisée pendant trois jours, puis l'injection d'iode est reprise, puis à nouveau l'acide lactique, et ainsi de suite. Je connais de nombreux cas qui ont été guéris par ce seul traitement. Et je dois mentionner que ces injections sont généralement aussi très efficaces dans la leucorrhée, comme indiqué dans le chapitre sur la leucorrhée.

CHAPITRE XXIV

VULVOVAGINITE CHEZ LES PETITES FILLES

Causes anciennes de la vulvovaginite chez les petites filles - Décharge - Symptôme principal - Conséquences néfastes de la vulvovaginite - Résultats psychiques du traitement - Effets sur le retard de la maturité sexuelle - La vulvovaginite est une cause de stérilité permanente - Mesures de prévention de la maladie - Sièges de toilette et vulvovaginite.

Chez les petites filles, la muqueuse, ou revêtement de la vulve et du vagin, est très tendre et donc très facilement sujette à l'infection. Une infection de la vulve et du vagin due au gonocoque ou à un autre germe est très fréquente chez les petites filles. Du moins, elle l'était autrefois, en particulier chez les enfants pauvres, dans les institutions et les hôpitaux. Le caractère infectieux très dangereux de la vulvovaginite n'était pas connu et l'infection était donc facilement transmise par les serviettes, le linge, les sièges de toilette, les bassins, les embouts de seringues, les thermomètres, les mains des infirmières et de bien d'autres manières. Aujourd'hui, on fait très attention et, dans la plupart des hôpitaux, aucun enfant n'est admis dans les services généraux s'il n'a pas été déterminé qu'il n'est pas atteint de vulvovaginite.

En général, la vulvovaginite de l'enfant est une infection bénigne. L'enfant peut l'avoir pendant plusieurs semaines ou mois sans s'en rendre compte, sans rien dire, le diagnostic étant souvent fait par la mère qui commence à remarquer des écoulements crémeux sur le linge ou les sous-vêtements de la fillette. Et c'est là le principal symptôme chez les petites filles ainsi atteintes : les écoulements. Ces pertes peuvent être très abondantes et couvrir la vulve, le vagin et le col de l'utérus.

Dans les cas graves, il y a également une infection de l'urètre, et l'enfant peut se plaindre de brûlures à la miction, de démangeaisons et de douleurs autour de la vulve et de l'anus, ainsi que de légères douleurs dans l'abdomen. La température peut s'élever modérément, jusqu'à 101 degrés F., et dans certains cas, l'enfant peut se plaindre d'une infection de l'urètre. Dans certains cas, la crise est suffisamment aiguë pour provoquer un refroidissement et de la fièvre. Une légère inflammation des articulations peut apparaître dans les premières semaines de l'infection, bien qu'elle survienne généralement plus tard.

Les séquelles de la vulvovaginite. Si, comme nous l'avons dit, la vulvovaginite est une infection relativement bénigne du point de vue de ses symptômes, elle a néanmoins un effet très néfaste sur l'enfant qui a la malchance d'en être victime. Tout d'abord, il s'agit d'une maladie extrêmement longue et persistante. Il faut généralement des mois, voire des années, avant d'obtenir une guérison complète. Deuxièmement, les rechutes sont assez fréquentes. Troisièmement, le traitement est désagréable pour l'enfant et parfois douloureux. Quatrièmement, il a un effet désastreux sur le *moral de* l'enfant ; la plupart des parents, même s'ils aiment l'enfant avec beaucoup d'affection, le regardent d'un mauvais œil ; et le traitement vaginal continu a, d'une manière ou d'une autre, un effet humiliant sur l'enfant, qui commence à se considérer comme un paria, comme quelque chose de différent des autres enfants. Cinquièmement, l'éducation de l'enfant est très souvent gravement et durablement perturbée, car il doit souvent être retiré de l'école, qu'elle soit publique ou privée, et les cours particuliers ne sont bien sûr possibles que pour un petit nombre. Sixièmement, et c'est un point qui n'est pas suffisamment apprécié par la profession et les laïcs, mais qui est néanmoins important : la vulvovaginite chez l'enfant a malheureusement un effet désastreux en ce qu'elle *accélère la maturité sexuelle de l'enfant.* Que cela soit dû à la congestion des organes produite par l'inflammation, ou aux examens au spéculum, peintures, douches, applications, tampons, suppositoires, etc., il n'en reste pas moins que les filles qui souffrent de vulvovaginite dans l'enfance deviennent sexuellement matures beaucoup plus tôt que les filles normales de la même classe, strate et climat, et leur demande de satisfaction sexuelle est beaucoup plus insistante. Septièmement, une vulvovaginite légère peut être la cause d'une *stérilité* permanente.

On voit donc que la vulvovaginite est une calamité et qu'il faut tout faire pour éviter que les enfants de sexe féminin ne la contractent. *Tous les* enfants doivent *toujours* dormir seuls. En aucun cas un enfant ne doit dormir avec quelqu'un d'autre, que ce soit une sœur, une mère, une amie, une gouvernante ou une servante. Les gens doivent être très prudents lorsqu'ils envoient leurs enfants passer une nuit ou deux chez des amis. Les amis peuvent être très bien, mais un ami des amis ou un parent des amis peut ne pas l'être. J'ai connu plusieurs cas où l'origine de la vulvovaginite pouvait être attribuée à des petites filles qui avaient passé une semaine chez des amis dont un pensionnaire ou un parent était infecté par la gonorrhée. Il va de soi que les enfants doivent être tenus à l'écart des adultes ou d'autres enfants dont on sait qu'ils sont infectés par la gonorrhée et qu'ils ne doivent pas jouer avec eux. Les organes génitaux de l'enfant doivent être fréquemment inspectés par la mère et une propreté scrupuleuse doit être maintenue par des bains fréquents, des épongeages avec des solutions chaudes et des poudrages. Les sièges des toilettes à l'école doivent faire l'objet d'une attention particulière. Le siège en bois est une menace parce qu'il abrite souvent du pus gonorrhéique provenant des organes génitaux féminins ou masculins, alors que le seul siège approprié est un siège en forme de U, c'est-à-dire un siège dont l'avant est entièrement ouvert, comme la lettre U.

CHAPITRE XXV

Syphilis

Syphilis due à un germe - Syphilis, maladie constitutionnelle - Lésion primaire - Période d'incubation - Roséole - Stade primaire - Stade secondaire - Plaques muqueuses - Stade tertiaire - Gumma - Nature héréditaire de la syphilis - Évolution plus douce chez les femmes que chez les hommes - Symptômes immédiats de la syphilis - Nécessité d'un examen par le médecin - Ataxie locomotrice - Ramollissement du cerveau - Chancres.

La syphilis est une maladie causée par un germe appelé spirochète, dont le nom complet est spirocheta pallida, un germe pâle en forme de spirale. Bien que la maladie ravage l'Europe et l'Amérique depuis des siècles, son germe n'a été découvert que depuis quelques années, en 1905, et, comme pour le gonocoque, par un scientifique allemand, Fritz Schaudinn. La syphilis est une maladie constitutionnelle. Dix jours à trois semaines après avoir contracté la syphilis, une personne développe une plaie (à l'endroit où les germes ont pénétré). Cette plaie est appelée *chancre* ou *lésion primaire*. Mais lorsque cette lésion apparaît, les spirochètes et le poison qu'ils élaborent circulent déjà dans le sang, dans tout le système. La maladie est déjà systémique, ou constitutionnelle, et le chancre est l'expression locale d'une maladie constitutionnelle. L'ablation du chancre ne guérira pas la maladie, car, comme nous l'avons dit, les germes sont déjà présents dans le système. Le temps qui s'écoule entre la contraction de la maladie (le rapport infectieux) et l'apparition du chancre s'appelle la *période d'incubation*. La période entre l'apparition du chancre et l'apparition de l'éruption cutanée sur le corps (l'éruption ressemble à celle de la rougeole et est appelée roséole, ce qui signifie éruption cutanée de couleur rose) est appelée *phase primaire*. Il dure environ six semaines. L'apparition de l'éruption cutanée marque le début de la phase *secondaire*. Cette phase se caractérise par toutes sortes d'*éruptions*, légères ou graves, par des petites taches blanches (appelées taches muqueuses) dans la gorge, la bouche, les amygdales, le vagin, par la chute des cheveux, etc. La durée de cette phase secondaire dépend en grande partie du type de traitement que reçoit le patient. Mal traitée, ou pas traitée du tout, elle peut durer deux ou trois ans, voire plus. S'il est correctement traité, il peut être interrompu immédiatement, en quelques jours, de sorte que le patient ne puisse plus jamais avoir d'éruption de sa vie. Le troisième *stade*, ou *stade tertiaire*, se caractérise par des *ulcérations* dans diverses parties du corps et par des *tuméfactions* ou des tumeurs. Le nom d'une tuméfaction ou d'une tumeur syphilitique est gumma (pluriel : gummata). Le stade tertiaire est le plus terrible et il était autrefois la terreur des patients syphilitiques. Mais aujourd'hui, grâce à nos méthodes de traitement modernes, les patients, s'ils sont correctement traités, *n'atteignent jamais le stade tertiaire*. Nous avons vu de nombreux patients qui considéraient la syphilis comme une maladie insignifiante, parce que tout ce qu'ils connaissaient de leur maladie était le chancre et la première éruption, c'est-à-dire la roséole, et peut-être une légère chute des cheveux. Ils se sont alors soumis à un traitement énergique, l'*activité de* la maladie a été stoppée et ils n'ont plus jamais eu de symptôme par la suite, bien qu'un test de Wassermann ait montré que la maladie n'était pas entièrement éradiquée. Elle a simplement été freinée, ce qui est la deuxième meilleure chose à faire.

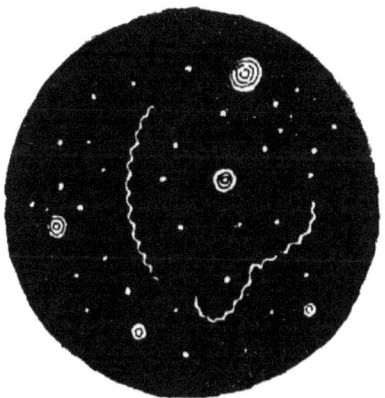

Spirocheta Pallida, ou Treponema Pallidum, le germe de la syphilis vu au microscope.

Comme nous l'avons déjà dit, la syphilis est la plus héréditaire de toutes les maladies. Heureusement, si la maladie est encore très active chez les parents, en particulier chez la mère, l'enfant est généralement avorté. Certaines mères syphilitiques font une demi-douzaine de fausses couches successives. Lorsque la maladie a été « atténuée », soit par le traitement, soit par elle-même - de nombreuses maladies perdent leur virulence avec le temps - l'enfant peut être porté à terme. Il peut alors naître mort, ou naître fortement syphilitique et mourir en quelques jours ou semaines, ou naître sans aucun signe de syphilis et être apparemment en bonne santé, puis développer la maladie à l'âge de dix, douze, quatorze ans ou plus tard, ou encore naître en bonne santé et rester en bonne santé. Mais aucune femme atteinte de syphilis, ou dont le mari est atteint de syphilis, ne doit *oser* concevoir ou donner naissance à un enfant sans l'autorisation d'un médecin compétent. Je pense ce que je dis. Il ne s'agit pas d'une question personnelle. Une femme a le droit d'épouser un mari syphilitique si elle le souhaite et de courir le risque de contracter la syphilis. Son corps lui appartient, et si elle le fait les yeux ouverts, c'est son affaire. Mais une femme n'a pas le droit de mettre au monde des enfants syphilitiques ou contaminés par la syphilis. Ici, la société a le droit d'intervenir.

La syphilis évolue plus doucement chez les femmes que chez les hommes. Mais cette évolution plus douce n'est pas une bénédiction sans mélange ; elle peut être considérée comme un malheur, car, comme la gonorrhée chez les femmes, la syphilis est souvent présente pendant des mois et des années, jusqu'à ce qu'elle ait fait de telles incursions qu'elle n'est plus guère accessible au traitement. Chez de nombreuses femmes, la maladie évolue de façon si bénigne, en ce qui concerne les symptômes, qu'elles sont sûres de n'avoir jamais rien eu de grave et qu'elles sont parfaitement sincères lorsqu'elles nient avoir jamais eu une quelconque infection. Souvent, ce n'est que lorsqu'ils se plaignent de symptômes obscurs, pour lesquels nous ne trouvons aucune explication, et qu'ils font ensuite un test de Wassermann, que nous découvrons le véritable problème. Les organes internes sont alors parfois si profondément touchés qu'il est difficile de faire quoi que ce soit. On voit donc que le caractère bénin de l'évolution de la maladie, s'il est une bonne chose en soi, est néfaste en ce sens qu'il empêche un traitement opportun. Il est donc important que chaque fois qu'une femme soupçonne d'une manière ou d'une autre qu'elle pourrait être atteinte de la maladie, elle se fasse examiner ; et si elle a des raisons de soupçonner que son mari ou partenaire est atteint de la maladie, elle devrait le persuader de se faire examiner.

L'ataxie locomotrice, une des plus terribles séquelles de la syphilis, est beaucoup plus rare chez les femmes que chez les hommes. Il en est de même de la parésie générale, appelée aussi paralysie générale des aliénés ou ramollissement du cerveau.

CHANCROÏDES

Il existe une autre maladie mineure qui fait partie des maladies vénériennes : les chancres. Les chancres sont de petits ulcères sur les organes génitaux ; ils sont purement locaux et n'affectent pas le système. Ils sont dus en grande partie à la malpropreté et ne se rencontrent que dans les classes pauvres des prostituées et donc dans les classes pauvres des hommes. On les voit de temps en temps dans les dispensaires publics, mais dans la pratique privée, elles sont maintenant assez rares. Autrefois, ils étaient assez fréquents, ce qui montre que le niveau général de propreté s'est considérablement élevé dans toutes les classes de la population. Quoi qu'il en soit, les chancres sont peu importants par rapport à la syphilis et à la gonorrhée, et lorsque l'on parle de péril vénérien, ce sont ces deux maladies que l'on a à l'esprit.

CHAPITRE XXVI

LA CURABILITÉ DES MALADIES VÉNÉRIENNES

La gonorrhée peut être pratiquement guérie dans tous les cas chez l'homme - une infection gonorrhéique étendue chez la femme est difficile à guérir - une guérison positive de la syphilis est impossible à garantir.

De même que les affirmations habituelles concernant l'étendue des maladies vénériennes se sont révélées fausses ou très exagérées, les affirmations concernant la guérison ou plutôt l'incurabilité des maladies vénériennes ont besoin d'être soigneusement révisées. Le tableau généralement brossé du caractère désespéré de la gonorrhée et de la syphilis est trop sombre, trop noir et, contrairement aux affirmations des profanes et des médecins non spécialisés dans le traitement des maladies vénériennes, je tiens à affirmer que tous les cas de gonorrhée chez l'homme, sans exception, s'ils sont correctement traités, peuvent être parfaitement guéris, dans la mesure où des *objectifs pratiques sont en jeu*. J'ajoute cette dernière phrase parce que la guérison peut ne pas être parfaite au sens scientifique du terme, c'est-à-dire que l'homme peut ne pas être ramené à l'état dans lequel il se trouvait avant de contracter la maladie. Mais, à toutes fins utiles, en ce qui concerne l'homme lui-même, sa femme et ses futurs enfants, tous les cas peuvent être guéris, sans aucun doute. Et je dis cela en m'appuyant sur une expérience professionnelle variée qui s'étend sur près d'un quart de siècle.

En ce qui concerne la gonorrhée chez les femmes, cela dépend en grande partie de la virulence de la maladie et de la rapidité avec laquelle le traitement est institué. Si la gonorrhée se limite au col de l'utérus, à la vulve et à l'urètre, un traitement rapide permet généralement d'obtenir une guérison dans un délai relativement court. Mais si l'inflammation gonorrhéique s'est étendue au corps de l'utérus ou, pire encore, aux trompes, le traitement peut devenir très fastidieux et certains cas ne peuvent être guéris sans une opération.

Il en va différemment pour la syphilis. Depuis l'introduction par Ehrlich des diverses préparations à base d'arsenic, nous avons beaucoup plus de succès dans le traitement de la syphilis, et nous pouvons positivement rendre chaque cas non infectieux pour le partenaire. Mais pour ce qui est de garantir une guérison positive, c'est-à-dire de garantir que le patient ne connaîtra jamais de poussée ou de rechute de sa maladie à l'avenir, et que les enfants seront parfaitement exempts de toute tare, nous ne pouvons rien faire de plus aujourd'hui qu'avant l'introduction du traitement moderne de la syphilis. La décision de permettre ou non à un patient syphilitique de se marier dépend donc en grande partie du désir du mari, de la femme ou des deux d'avoir des enfants. Si tel est le cas, nous devons souvent refuser notre autorisation ; mais si l'homme et la femme sont d'accord pour se marier et se passer d'enfants, nous accorderons l'autorisation de se marier dans la grande majorité des cas. Le sujet des maladies vénériennes et du mariage sera abordé plus en détail dans des chapitres distincts.

La maladie vénérienne, je le répète, est suffisamment terrible en elle-même, sans exagération, sans la représenter sous des couleurs trop noires. Et il est nécessaire que les gens n'en aient pas une idée trop noire. Il faut qu'ils sachent qu'il y a des milliers et des dizaines de milliers de patients qui ont souffert de la gonorrhée ou de la syphilis et qui ont été parfaitement guéris, qui se sont mariés, dont les épouses sont restées en parfaite santé, et qui ont donné naissance à des enfants parfaitement sains et non contaminés.

CHAPITRE XXVII

Prophylaxie vénérienne

Nécessité des douches avant et après un rapport suspect-Formules pour les douches-Précautions contre les sources d'infection non vénériennes-Syphilis transmise par les instruments du dentiste-Manucures et syphilis-Baisers promiscuits, source d'infection syphilitique.

Dans son livre *Sex Knowledge for Men*, l'auteur a traité de manière très approfondie la question de la prévention des maladies vénériennes. Les hommes ont besoin de ces connaissances. Étant donné que *les* hommes se livrent à des relations illicites, nous devons leur apprendre à se prémunir contre les infections vénériennes. Nous devons le faire non seulement pour leur propre bien, mais aussi pour celui de leurs femmes et de leurs enfants. En effet, une infection chez l'homme peut entraîner une infection chez sa femme et ses enfants. Mais comme les lectrices de ce livre ne sont pas susceptibles d'avoir des relations sexuelles avec des étrangers, une discussion détaillée sur ce sujet serait déplacée.

Je dirai simplement que si la femme soupçonne que son mari est contagieux, elle doit s'abstenir d'avoir des relations avec lui jusqu'à ce qu'elle soit sûre qu'il est sain et sauf. Mais si, pour une raison quelconque, elle se laisse aller à des rapports sexuels, elle doit utiliser une douche antiseptique *avant* et *après les* rapports. Lorsqu'il n'est pas pratique d'utiliser une douche vaginale à la fois avant et après, une douche vaginale après devra suffire, mais il est beaucoup plus sûr d'utiliser la douche vaginale à la fois avant et après. Lorsque vous utilisez une douche vaginale, il reste toujours un peu de solution dans le vagin, ce qui détruit totalement ou partiellement les germes infectieux. Dissoudre un comprimé de bichlorure (d'un poids d'environ 7½ grains) dans deux litres d'eau (chaude, tiède ou froide). Utilisez une petite quantité avant les rapports sexuels - environ une pinte ou une demi-pinte - et utilisez le reste après les rapports sexuels. Au lieu du bichlorure, vous pouvez utiliser une cuillerée à soupe d'acide carbolique, deux comprimés de chinosol, une cuillerée à soupe de lysol ou deux cuillerées à soupe d'acide borique.

La douche vaginale peut être remplacée par une gelée antiseptique contenue dans un tube en fer blanc pliable muni d'un long embout.

Mais outre les sources d'infection vénériennes, la femme doit se prémunir contre les sources non vénériennes. Si vous pouvez l'éviter, n'utilisez jamais les toilettes publiques. Si vous êtes obligée de les utiliser, protégez-vous en mettant du papier sur le siège.

N'utilisez pas de gobelet public. Si vous devez en utiliser un, n'approchez pas vos lèvres du bord. On peut apprendre à boire sans toucher le bord du verre ou de la tasse avec les lèvres.

N'utilisez en aucun cas une serviette publique. La serviette à rouleau est une menace pour la santé et devrait être interdite dans tout le pays.

Si vous devez dormir à l'hôtel ou dans un lit inconnu, assurez-vous que le linge est propre et frais. Ne dormez jamais sur des draps qui ont été utilisés par un étranger.

N'utilisez jamais de brosse ou de peigne public.

Assurez-vous que votre dentiste est un homme prudent, à la pointe de la technologie, et qu'il stérilise soigneusement ses instruments. De nombreux cas de syphilis ont été transmis par l'instrument d'un dentiste. Un syphilitique qui se rend chez un dentiste pour se faire soigner cache généralement sa maladie, et si le dentiste n'a pas l'habitude de stériliser ses instruments après chaque patient, il peut en résulter un désastre.

Assurez-vous que votre manucure n'est pas syphilitique, ou du moins que ses mains sont saines, propres et exemptes de toute éruption.

Enfin, il ne faut pas s'adonner à des baisers de promiscuité. Cette injonction est particulièrement importante pour les jeunes filles. Il s'agit d'un véritable danger et l'on sait que des milliers de cas de syphilis ont été contractés directement lors d'un baiser. Les personnes atteintes de syphilis présentent souvent de petites plaies blanches (plaques muqueuses) sur les lèvres, la langue et l'intérieur des joues. Ces lésions sont très infectieuses et la maladie se transmet facilement par le baiser. Les jeux de baisers ont été responsables dans plus d'un cas de la propagation de la syphilis à de nombreuses personnes. Je traite actuellement une jeune fille de dix-neuf ans qui a contracté la syphilis pendant ses vacances d'été après avoir embrassé un homme une fois. Évitez les baisers libertins ! C'est une mauvaise pratique pour plusieurs raisons.

CHAPITRE XXVIII

ALCOOL, SEXE ET MALADIES VÉNÉRIENNES

Indulgence alcoolique et maladie vénérienne - Dîner au champagne et syphilis - Pourcentage de cas d'infection vénérienne due à l'alcool - Stimulation artificielle de l'instinct sexuel chez l'homme et la femme - Indulgence sexuelle inconsidérée due à l'alcool - L'alcool comme aide à la séduction.

Le fait que Bacchus, le dieu du vin, soit le meilleur allié de Vénus, la déesse de l'amour, en utilisant l'amour dans son sens physique, comme les Français utilisent le mot *amour*, était bien connu des anciens Grecs et Romains, comme il est bien connu aujourd'hui de tous les tenanciers de saloon et de toutes les maisons mal famées. Et toutes les mesures visant à lutter contre les maladies vénériennes et à empêcher les jeunes filles de faire un faux pas n'auront qu'un succès partiel si nous ne menons pas en même temps une campagne d'éducation énergique contre l'abus d'alcool. À quoi sert-il aux jeunes hommes de connaître le danger vénérien et d'être familiarisés avec l'utilisation des prophylaxies vénériennes, lorsque, sous l'influence de l'alcool, leur esprit est embrouillé, qu'ils oublient tout et font des choses qu'ils ne feraient jamais à l'état de sobriété ? À quoi servent les avertissements à une jeune fille qui, sous l'influence d'un dîner copieux et d'une bouteille de champagne auxquels elle n'est pas habituée, voit sa passion s'éveiller à un degré qu'elle n'a jamais connu auparavant, sa volonté est paralysée et elle cède, bien qu'au fond de sa conscience, quelque chose lui dise qu'elle ne devrait pas le faire ? Elle cède, tombe enceinte, souffre de l'agonie la plus profonde pendant plusieurs mois et a une blessure qui ne guérira probablement jamais jusqu'à la fin de sa vie ? À quoi lui ont servi toutes les conférences, tous les livres et toutes les injonctions maternelles ?

Ou encore ce cas. Voici un jeune avocat de vingt-huit ans, fiancé à une jolie fille, et qui a tout à espérer. Il a toujours été très modéré et circonspect dans son indulgence sexuelle et, bien qu'il choisisse soigneusement ses partenaires, il n'a jamais manqué d'utiliser un prophylactique vénérien après les rapports sexuels. L'enjeu était trop important pour lui et il ne voulait prendre aucun risque, même s'il y en avait un sur mille. Pendant une année de fiançailles, il s'est abstenu de tout rapport sexuel, même si cela lui a coûté beaucoup d'efforts. Il devait se marier très prochainement. Mais la malchance lui fit accepter une invitation à un dîner de célibataires, où le champagne et les histoires salaces coulaient à flot, trop à flot. Il est parti vers minuit et, comme la nuit était belle, il a décidé de rentrer à pied. Il rencontra une sirène qui l'invita à l'accompagner. En d'autres circonstances, il l'aurait renvoyée chez elle, ou du moins il serait entré dans une pharmacie pour se procurer un prophylactique. Mais, excité par le vin, les histoires salaces et l'année d'abstinence, il s'est laissé entraîner comme un mouton, comme une évidence, sans essayer de raisonner ou d'objecter quoi que ce soit. Il se souvient parfaitement de ses sentiments et de son état d'esprit. Il n'était pas ivre, seulement exalté, mais tout cela lui semblait si normal, si naturel, si attendu, si naturel, qu'il ne pouvait pas penser à agir autrement qu'en acceptant son invitation. Il resta deux ou trois heures et n'utilisa aucun produit prophylactique. Résultat : trois semaines plus tard, il présentait une lésion syphilitique primaire typique. Le lecteur peut imaginer ce qu'il a ressenti et ce que tout cela signifiait pour lui. Ce cas est loin d'être isolé ou exceptionnel.

Dans ma propre pratique, je pourrais citer un certain nombre de cas d'infection vénérienne dans lesquels l'alcool a été le facteur direct et principal. Personne ne peut dire combien de cas de ce genre se produisent au cours d'une année, mais tous les sexologues enquêteurs peuvent témoigner qu'ils représentent un pourcentage considérable de la morbidité vénérienne totale. Forel affirme que 76 % de toutes les infections vénériennes ont lieu sous l'influence de l'alcool ; Notthaft est plus modéré, plus nuancé dans ses statistiques et ses affirmations sont de 30 %. Une analyse de 1000 cas d'infection vénérienne, qui vient d'être publiée par le Dr Hugo Hecht (*Venerische Infektion und Alkohol, Z.B.G.*, Vol. XVI, No. 11) donne plus de 40 pour cent. Et le plus triste, c'est que parmi les infectés se trouvaient 75 hommes mariés (l'auteur pense qu'il y en avait plus, mais seuls 75 ont avoué être mariés), et parmi eux, 45, soit 60 pour cent, étaient sous l'influence de l'alcool lorsqu'ils ont contracté leur maladie vénérienne (extra-matrimoniale, bien sûr).

La consommation d'alcool contribue directement et indirectement à la propagation des maladies vénériennes. Tout d'abord, elle augmente énormément le nombre de rapports sexuels. Je ne fais certainement pas partie de ceux qui croient que l'instinct sexuel n'est qu'un appétit vicieux, comme l'appétit pour l'alcool ou les drogues, qui peut être facilement et complètement supprimé par l'exercice de la volonté. Je crois que l'instinct sexuel ne peut être supprimé que dans des limites raisonnables ; si l'on tente de dépasser ces limites, on risque d'aboutir à des résultats désastreux. Mais je crois aussi que l'instinct sexuel peut être stimulé artificiellement au-delà des besoins naturels, et parmi les stimulants artificiels de l'instinct sexuel, l'alcool occupe la première place. Il ne faut pas oublier que l'alcool produit un effet encore plus fort sur les femmes, en excitant la passion sexuelle, que sur les hommes. Les femmes sont plus facilement perturbées par les stimulants et les narcotiques, et c'est la raison pour laquelle il est plus dangereux pour les femmes de boire que pour les hommes.

C'est donc le premier point à considérer : L'homme et la femme qui, s'ils étaient sobres, s'abstiendraient facilement, leur libido étant stimulée et leur volonté paralysée par l'alcool, se livrent inutilement, avec le risque d'infection vénérienne pour l'homme et le double risque d'infection vénérienne et de grossesse pour la femme. Deuxième chef d'accusation : L'homme qui, à l'état sobre, ferait preuve de prudence et de discernement, perd bientôt son jugement sous l'influence de l'alcool et voit un ange et une Hélène de Troie dans la pire et la plus impudente des prostituées, avec pour résultat que les risques d'infection vénérienne sont grandement accrus. Troisièmement : Là où, dans des circonstances normales, l'homme resterait de quelques minutes à une demi-heure, sous l'influence de l'alcool, il reste plusieurs heures, voire toute la nuit, ce qui multiplie par cent les risques d'infection. Quatrièmement : L'alcool augmente la congestion des organes génitaux de l'homme et de la femme et les rend beaucoup plus *sensibles aux* infections. Tous les autres facteurs étant égaux, une relation qui, dans la plus stricte sobriété, restera sans conséquences néfastes, peut, lorsque l'un des partenaires ou les deux sont sous l'influence de l'alcool, être suivie d'une infection. Cinquièmement : L'homme qui a l'habitude d'utiliser des prophylaxies vénériennes sous l'influence de l'alcool devient à la fois négligent et imprudent ; il méprise les mesures préventives et le résultat est une maladie vénérienne.

Il est impossible de donner des statistiques et des chiffres exacts ou même approximatifs. Mais il ne fait aucun doute dans mon esprit, dans l'esprit de tout enquêteur attentif, que si les boissons alcoolisées pouvaient être éliminées, le nombre de cas d'infection vénérienne diminuerait d'environ la moitié. Et ce qui est vrai pour les maladies vénériennes l'est aussi pour la séduction des jeunes filles. L'alcool est l'arme la plus efficace dont dispose le Don Juan raffiné ou le proxénète vulgaire.

On ne peut espérer un succès complet dans l'élimination des maladies vénériennes et de la séduction si l'on n'élimine pas aussi l'alcoolisme. Car Bacchus est l'allié non seulement de Vénus Aphrodite, mais aussi de Vénus vulgaire.

CHAPITRE XXIX

Mariage et gonorrhée

Décision du médecin concernant le mariage de patients infectés par la gonorrhée ou la syphilis - Possibilité de délivrer un certificat attestant l'absence de maladie transmissible - Examen prénuptial en tant que coutume universelle - Quand un homme atteint de gonorrhée peut être autorisé à se marier - Quand une femme atteinte de gonorrhée peut être autorisée à se marier - Antisepsie avant le coït - Question de la stérilité de l'homme atteint de gonorrhée facilement résolue - Impossibilité de déterminer si la femme est fertile ou non.

Pour un homme ou une femme ayant souffert de la gonorrhée ou de la syphilis, se marier sans avoir obtenu l'avis d'un médecin compétent est une grande responsabilité. Et une grande responsabilité repose sur les épaules du médecin qui est appelé à donner un tel avis. En effet, une mauvaise décision - une mauvaise décision dans un sens ou dans l'autre - c'est-à-dire la permission de se marier alors qu'elle n'aurait pas dû être accordée ou le refus de donner la permission alors qu'elle aurait dû être accordée - peut être responsable de beaucoup de malheurs futurs et de beaucoup de maladies : maladies de la mère et de la progéniture. Elle peut même être responsable de la mort.

Il n'est pas facile d'obtenir une opinion positive. Il faut un examen approfondi et minutieux par un médecin expérimenté, parfaitement familiarisé avec tous les tests modernes, pour dire si un homme qui a souffert d'une maladie vénérienne peut entrer dans les liens du mariage en toute sécurité. Parfois, un examen n'est pas suffisant et plusieurs examens peuvent être nécessaires ; mais on peut se fier à l'opinion d'un médecin consciencieux et expérimenté et, si tous les hommes et toutes les femmes qui ont souffert autrefois d'une maladie vénérienne recherchaient une telle opinion et s'en inspiraient, il n'y aurait pas de cas d'infection conjugale, il n'y aurait pas d'enfants atteints d'ophtalmie gonococcique, il n'y aurait pas de cas de syphilis héréditaire.

Je crois fermement qu'un jour viendra où toutes les maladies vénériennes auront disparu de la surface de la terre. Mais, en attendant, il serait dans l'intérêt de la race et de la postérité que les gens soient obligés de présenter un certificat d'absence de maladie vénérienne transmissible comme condition préalable à l'obtention d'une licence de mariage. La coutume est souvent plus efficace que la loi et, si l'examen prénuptial devenait une coutume universelle (et il y a des indications dans ce sens), aucune loi ne serait nécessaire.

Quand un homme ayant souffert de la gonorrhée peut-il se marier ? Pour qu'un homme ayant souffert de la gonorrhée soit déclaré guéri et puisse se marier, les conditions suivantes doivent être réunies :

1. Il ne doit pas y avoir d'écoulement.

2. L'urine doit être parfaitement claire et exempte de lambeaux.

3. Les sécrétions de la prostate, obtenues par massage prostatique, et des vésicules séminales, obtenues par « traite » ou « stripping » des vésicules, doivent être exemptes de pus et de gonocoques. Pour s'en assurer, il est préférable de répéter cet examen à trois moments différents.

4. Il ne doit y avoir ni rétrécissement ni plaques dans l'urètre.

5. Le test de fixation du complément, qui est un test sanguin pour la gonorrhée similaire au test sanguin de Wassermann pour la syphilis, doit être négatif.

En ce qui concerne les conditions 1 et 2, il arrive parfois que le patient ait un écoulement minime ou quelques lambeaux dans l'urine, et je lui permets quand même de se marier ; mais je ne le fais qu'après avoir examiné à plusieurs reprises l'écoulement et les lambeaux et avoir constaté qu'ils sont de nature catarrhale et absolument exempts de gonocoques ou d'autres germes.

Il arrive qu'un patient vienne me voir pour un examen quelques jours avant la date prévue pour le mariage. Je l'examine et constate qu'il n'est pas en état de se marier, et lui conseille donc de retarder le mariage. Parfois, il suit ce conseil, mais dans certains cas, il ne peut pas le faire. Il prétend que le mariage a été organisé, que les cartes d'invitation ont été envoyées et que retarder le mariage entraînerait des ennuis sans fin et peut-être même un scandale. Dans de tels cas, je n'assume bien sûr aucune responsabilité ; cependant, je conseille à l'homme d'utiliser un suppositoire antiseptique ou une autre méthode qui protégera la mariée de l'infection pour le moment, pendant que lui, le mari, a l'occasion de suivre un traitement jusqu'à la guérison. Parmi les nombreux cas où j'ai conseillé cette méthode, je ne connais aucun cas d'infection.

Quand une femme ayant souffert de la gonorrhée peut-elle se marier ? Dans le cas d'une femme, la décision peut être plus difficile à prendre que dans le cas d'un homme. Bien sûr, l'urine doit être claire et l'urètre normal, mais nous ne pouvons pas insister sur le fait qu'il ne doit pas y avoir d'écoulement. En effet, pratiquement toutes les femmes ont de légers écoulements, même si ce n'est pas tout le temps, du moins immédiatement avant et après les règles. Bien entendu, les pertes doivent être exemptes de gonocoques et de pus. Les tests de fixation du complément doivent également être négatifs. Mais même dans ce cas, on ne peut pas être absolument sûr, car les gonocoques peuvent être cachés dans l'utérus ou dans les trompes de Fallope.

Ici, il faut s'en remettre en grande partie à l'histoire qui nous est donnée. Si la femme, au cours de la gonorrhée, a eu une salpingite, c'est-à-dire une inflammation des trompes de Fallope, nous ne pouvons jamais dire avec certitude qu'elle est guérie ; tout ce que nous pouvons dire, au mieux, c'est : vraisemblablement guérie. En outre, si elle ne ressent aucune douleur dans les annexes utérines, que ce soit spontanément ou à l'examen, et si plusieurs examens effectués dans le jour ou les deux jours suivant la menstruation sont négatifs, alors nous pouvons supposer qu'elle est guérie. Il est cependant important que cet examen soit effectué le dernier jour des règles ou le premier ou le deuxième jour suivant, car dans de nombreux cas, aucun pus ni gonocoque n'apparaît pendant la période intermenstruelle, mais ils apparaissent ces jours-là, car si les gonocoques sont cachés en hauteur, ils sont susceptibles de descendre avec le sang menstruel et les parties de la muqueuse qui sont éliminées pendant les règles.

Dans le meilleur des cas, il s'agit d'un problème délicat, de sorte que chaque fois qu'il y a eu le moindre soupçon que la femme puisse héberger des gonocoques, j'ai toujours conseillé (comme j'ai l'habitude de le faire, par prudence) et orienté la femme vers l'utilisation soit d'un suppositoire antiseptique, soit d'une douche vaginale antiseptique avant le coït. Grâce à ces précautions, je n'ai jamais eu d'accident.

La question de la stérilité probable. Jusqu'à présent, j'ai considéré le problème du mariage du point de vue de l'infectiosité. Mais nous savons qu'en plus de l'effet sur l'individu, la gonorrhée a également une influence considérable sur la race ; en d'autres termes, elle est susceptible de rendre les sujets - hommes et femmes - stériles. Or, un candidat au mariage peut, et c'est souvent le cas, vouloir savoir si, en plus d'être non infecté, il est capable d'engendrer ou d'avoir des enfants.

Dans le cas de l'homme, le problème est heureusement très simple. Nous pouvons facilement obtenir un échantillon du sperme de l'homme et déterminer, à l'aide du microscope, s'il contient ou non des spermatozoïdes. S'il contient un nombre normal de spermatozoïdes vifs et rapides, l'homme est fertile, qu'il ait eu ou non une épididymite. Si le sperme ne contient pas de spermatozoïdes, ou seulement quelques spermatozoïdes déformés ou paresseux, l'homme est stérile.

Dans le cas d'une femme, il est *absolument* impossible de déterminer si la gonorrhée l'a rendue stérile ou non, car il n'existe aucun moyen d'exprimer un ovule à partir de l'ovaire. La femme peut ne pas avoir eu de douleur ou d'inflammation dans les trompes de Fallope, et pourtant l'inflammation peut avoir été suffisante pour fermer les orifices des trompes. D'autre part, elle peut avoir souffert d'une salpingite sévère des *deux côtés et être encore fertile*. Il n'existe pas non plus de moyen de savoir si les ovaires ont été impliqués dans le processus au point de devenir incapables de produire des ovules sains, ou même des ovules tout court. En bref, il n'y a absolument aucun moyen de savoir si une femme est stérile ou fertile - nous ne pouvons que faire des suppositions. Et nos suppositions à cet égard risquent d'être aussi souvent fausses que justes. Seule l'expérience permet de trancher la question. Si le futur mari est prêt à prendre le risque, c'est très bien.

Bien qu'il y ait autant de jeunes filles que de jeunes hommes qui se marient, dans la pratique, nous devrons toujours examiner un nombre incomparablement plus élevé de candidats masculins que de candidates féminines. Cela est dû non seulement au fait qu'un nombre incomparablement plus élevé d'hommes souffrent de maladies vénériennes, mais aussi au fait que très peu de femmes avoueront à leurs fiancés qu'elles ont eu des relations antematrimoniales et - ce qui est encore pire - qu'elles ont été infectées par une maladie vénérienne. Cela est dû, bien sûr, à notre morale à deux vitesses, qui considère comme un délit insignifiant ou nul chez l'homme ce qu'elle condamne comme un crime odieux chez la femme. J'ai connu des centaines d'hommes qui ont avoué librement à leurs fiancés qu'ils avaient eu la gonorrhée, mais je n'ai connu que deux filles qui ont avoué ce fait à leur futur mari. Elles se sont pourtant mariées et ont vécu heureuses avec leur mari jusqu'à la fin de leurs jours.

CHAPITRE XXX

MARIAGE ET SYPHILIS

Règles pour permettre à un patient syphilitique de se marier - Règles plus sévères dans les cas où des enfants sont désirés - Lorsque les deux partenaires sont syphilitiques - Danger de parésie chez certains patients syphilitiques - Un cas dans la pratique de l'auteur.

Le problème du syphilitique diffère de celui du patient exgonorrhéique. Lorsqu'un patient gonorrhéique est guéri, en ce qui concerne l'infectiosité, et qu'il n'est pas stérile, il n'y a pas d'appréhension quant à la descendance. La gonorrhée n'est pas héréditaire et l'enfant d'un patient gonorrhéique ne diffère pas de l'enfant d'une personne non gonorrhéique. Dans le cas de la syphilis, c'est différent. Le patient peut être en sécurité en ce qui concerne l'infection de son partenaire, mais il peut y avoir un danger pour la descendance.

Les règles permettant à un homme ou à une femme ayant eu la syphilis de se marier sont donc différentes de celles appliquées au patient atteint de gonorrhée. Ces règles sont les suivantes :

1. Je voudrais que la règle invariable soit qu'aucun syphilitique ne se marie ou ne soit autorisé à se marier avant que *cinq* ans ne se soient écoulés depuis le jour de l'infection. Mais ce délai n'est pas suffisant ; d'autres conditions doivent être remplies avant que l'on puisse autoriser un syphilitique à se marier.

2. L'homme ou la femme doit avoir reçu un traitement systématique approfondi pendant au moins trois ans, soit de façon constante, soit de façon intermittente, selon l'appréciation du médecin.

3. Pendant au moins un an avant le mariage envisagé, la personne doit avoir été absolument indemne de toute manifestation de syphilis, c'est-à-dire de toute éruption cutanée, de toute plaque muqueuse, de tout gonflement des os, de toute ulcération, etc.

4. Quatre tests de Wassermann, effectués à des intervalles de trois mois et alors *que le patient ne recevait aucun traitement spécifique*, doivent être absolument négatifs.

Si ces quatre conditions sont pleinement remplies, le patient peut être autorisé à se marier.

Il est toutefois important de préciser qu'en autorisant ou en refusant le mariage à des personnes syphilitiques, nous sommes guidés dans une large mesure par le fait qu'elles *s'attendent ou non à avoir des enfants dans un avenir proche*.

Dans le cas d'un couple désireux d'avoir des enfants peu après leur mariage, les conditions de notre autorisation doivent être plus sévères que lorsque le couple est désireux ou désireux d'utiliser des mesures contraceptives pendant les premières années de leur vie conjugale. En effet, si un homme est exempt de toute lésion cutanée et de toute plaque muqueuse, sa femme est à l'abri de toute infection tant qu'*elle n'est pas enceinte*. Mais si elle tombe enceinte, elle peut être infectée par le fœtus et, bien sûr, l'enfant est également susceptible d'être syphilitique. C'est pourquoi les exigences sont beaucoup plus strictes pour les syphilitiques qui espèrent devenir parents que pour ceux qui n'espèrent pas le devenir.

Si l'homme et la femme sont ou ont été syphilitiques, la permission de se marier peut être accordée sans hésitation, car le danger d'infection est absent, mais la permission d'avoir des enfants doit être refusée *absolument* et *sans équivoque*. Quel que soit le temps écoulé depuis la période d'infection, quel que soit le traitement, quels que soient les tests de Wassermann, le danger pour l'enfant est trop grand si les deux parents portent en eux la tare syphilitique. Un enfant sain *peut* naître de deux parents syphilitiques ayant suivi un traitement énergique, mais nous n'avons pas le droit de prendre ce risque. En tout cas, je n'ai jamais voulu et ne voudrai jamais prendre une telle responsabilité.

Le danger de l'ataxie locomotrice ou de la parésie. Il y a encore un point à considérer dans le traitement d'un malade syphilitique. Chez les malades qui n'ont pas reçu de traitement énergique dès le début de la maladie, comme chez ceux dont le traitement n'a été que désultatif et irrégulier, on ne peut jamais garantir, malgré l'absence de symptômes extérieurs, malgré une réaction de Wassermann négative, que des troubles ne se développeront pas plus tard dans la vie.

Que faire dans de tels cas et surtout que faire si, après un examen général du patient, nous avons l'impression que, tout en étant à l'abri du danger d'infection, l'homme n'est pas un bon risque ? Dans ces circonstances, nous devons refuser toute responsabilité personnelle et laisser la responsabilité à la future épouse.

Voici un exemple concret. Il y a environ cinq ans, un homme est venu me voir pour un examen, accompagné de sa fiancée. Il avait contracté la syphilis dix ans auparavant, avait reçu un traitement irrégulier par voie orale, par intermittence. Pendant cinq ans, il n'a présenté aucun symptôme. Il *se considérait comme* guéri, mais il voulait savoir, et sa fiancée voulait savoir, s'il était vraiment guéri. Il n'y avait aucun symptôme et le test de Wassermann était négatif. Néanmoins, je ne pouvais pas lui donner un certificat de bonne santé. J'ai remarqué ce qui m'a semblé être une lenteur de pensée et la moindre hésitation dans son discours.

J'ai dit à la jeune fille (l'homme avait trente-cinq ans, elle trente-deux) que je ne pouvais pas prendre de décision définitive à ce sujet, que tout pouvait bien se passer et que cela pouvait aussi ne pas se passer, mais qu'en ce qui concerne la question des enfants, elle devait prendre une décision définitive, une fois pour toutes, à savoir qu'elle ne devait pas avoir d'enfants. Elle était pleinement satisfaite de ce point de vue ; elle a déclaré qu'elle n'aimait pas les enfants, qu'elle n'avait pas l'intention d'en avoir et qu'elle savait comment s'occuper d'elle-même. Tout ce qu'elle voulait savoir, c'est si elle risquait d'être infectée. Je lui ai répondu que non, mais qu'à mon avis, son mari risquait de développer une parésie générale ou une ataxie locomotrice.

La jeune fille avait été enseignante pendant une douzaine d'années, et elle avait tellement mal au cœur à cause de son travail, elle était tellement impatiente d'avoir un foyer à elle, qu'elle décida de prendre le risque. Ils se sont mariés. Le mariage est resté sans enfant. L'homme a développé une parésie générale (ramollissement du cerveau) trois ans plus tard et est décédé environ un an après. La femme, aujourd'hui veuve, si j'ai bien compris, ne regrette pas d'avoir pris cette décision. Cela montre à quel point nos conditions socio-économiques et notre code moral sont responsables.

CHAPITRE XXXI

QUI PEUT ET QUI NE PEUT PAS SE MARIER

Le médecin est souvent consulté sur l'opportunité du mariage - La *maladie* vénérienne est la *question* la plus fréquente - La tuberculose - L'appétit sexuel des tuberculeux - L'effet de la grossesse - Les connaissances contraceptives de l'épouse tuberculeuse - Les *maladies* cardiaques - Un obstacle *sérieux au mariage* cancer - *crainte* d'une transmission héréditaire - *goitre* exophtalmique - *plus* fréquent chez les femmes - goitre simple - exceptions à la règle - obésité - antécédents *familiaux* - obésité et corpulence ne sont pas synonymes - artériosclérose - danger de l'acte sexuel - goutte d'eau - réalité de l'obésité et de l'appétit sexuel. dans l'acte sexuel - Goutte - Causes *réelles* de la goutte - Oreillons - Glandes *parotides* et organes sexuels - Oreillons et stérilité - Ophorite due aux oreillons - *Hémophilie* - Les fils hémophiles peuvent se marier - Les filles hémophiles ne peuvent pas se marier - Anémie - Chlorose - Épilepsie - Hystérie - Symptômes de l'hystérie - Mariage d'une femme hémophile - Hémoglobine. de l'hystérie - Mariage des *femmes* hystériques - Alcoolisme - Effets sur la progéniture - Alcooliques et *impuissance* - Crédulité - Effets néfastes sur la progéniture - Stérilisation des crédules uniquement à titre préventif - Insanité - Insanité fonctionnelle - Insanité organique - Insanité fonctionnelle Insanité organique-Insanité héréditaire-Transmissibilité de l'insanité-Crainte résultant de l'insanité-Environnement versus hérédité dans l'insanité-Névrose-Neurasthénie-Psychasthénie-Neuropathie-Psychopathie-Affections nerveuses et génie-Impuissance sexuelle et génie Impuissance et génie - *Toxicomanie* - Causes *externes* - *Mariages* consanguins - *Quand* les mariages consanguins sont conseillés - La progéniture des mariages consanguins - Homosexualité - Les homosexuels ignorent souvent leur condition - Répression sexuelle et homosexualité - Sadisme et divorce - La maladie d'Alzheimer - La maladie d'Alzheimer - La maladie d'Alzheimer - La maladie d'Alzheimer - La maladie d'Alzheimer - La maladie d'Alzheimer - La maladie d'Alzheimer - La maladie d'Alzheimer - La maladie d'Alzheimer. Homosexualité-Sadisme et divorce-Masochisme-Impotence sexuelle et mariage-Effet sur l'épouse-Frigidité-Relations conjugales et femme frigide-Libido excessive et mariage-Exigences excessives à l'égard de l'épouse-Satyriasis-L'épouse excessivement libidineuse Épouse - Nymphomanie - Traitement - Hareps - Myopie - Astigmatisme - Calvitie prématurée - Criminalité - Criminalité résultant de l'environnement - Criminalité légale et morale - Criminalité ancestrale et mariage - Règles de l'hérédité - Paupérisme - Différence entre le Paupérisme et la Pauvreté.

Autrefois, personne ne pensait à demander au médecin l'autorisation de se marier. On ne le consultait pas du tout. Les parents se renseignaient sur la situation sociale du jeune homme, sa capacité à gagner sa vie, ses habitudes peut-être, s'il buvait ou non, mais demander l'avis éclairé du médecin - pourquoi, comme on l'a dit, personne n'y pensait. Et que de chagrins et de malheurs, que de tragédies le médecin aurait pu éviter, s'il avait été sollicité à temps ! Heureusement, au cours des dernières années, un grand changement s'est produit à cet égard. Il est désormais très courant que des personnes intelligentes, laïques ou non, imprégnées d'un sentiment de responsabilité pour le bien-être de leur future progéniture présumée et motivées, peut-être aussi, par une certaine crainte de l'infection, consultent un médecin sur l'opportunité du mariage, en lui laissant le soin de prendre la décision et en s'y tenant.

En fait, comme c'est souvent le cas, le pendule risque aujourd'hui d'osciller vers l'autre extrême ; car un peu de connaissance est une chose dangereuse, et la tendance du profane est d'exagérer les choses et de les prendre dans l'absolu plutôt que dans le relatif. C'est ainsi que de nombreux laïcs insistent aujourd'hui sur un examen approfondi de leur propre personne et de celle de leur futur partenaire, alors qu'il n'y a rien de grave chez l'un ou chez l'autre. Il s'agit toutefois d'un mal mineur, et il vaut mieux être trop prudent que pas assez.

On me consulte fréquemment sur l'opportunité ou la non-opportunité d'un certain mariage. Il m'a donc paru souhaitable d'examiner dans un chapitre distinct les différents facteurs, physiques et mentaux, personnels et ancestraux, susceptibles d'exercer une influence sur le partenaire conjugal et sur la progéniture attendue, et d'indiquer aussi brièvement que possible et dans la mesure où l'état actuel de nos connaissances le permet quels facteurs peuvent être considérés comme eugéniques, c'est-à-dire favorables à la progéniture, et dysgéniques, c'est-à-dire défavorables à la progéniture.

Les questions relatives à l'opportunité du mariage que le profane et le médecin ont le plus souvent à traiter sont celles qui concernent les maladies vénériennes. En raison de l'importance du sujet, ces questions ont été traitées en détail sous les titres « Gonorrhée et mariage » et « Syphilis et mariage ». Les autres facteurs affectant le mariage, soit dans le sens eugénique, soit dans le sens dysgénique, seront examinés plus brièvement dans le présent chapitre, et plus ou moins dans l'ordre de leur importance.

TUBERCULOSE

La tuberculose, qui emporte chaque année une grande partie de l'humanité, est causée par le fameux bacille de la tuberculose, découvert par Koch. Le germe est généralement inhalé par les voies respiratoires et s'installe le plus souvent dans les poumons, donnant lieu à ce que l'on appelle la consomption pulmonaire. Cependant, de nombreux autres organes et tissus peuvent être touchés par la tuberculose.

La tuberculose était autrefois considérée comme la maladie héréditaire *par excellence*. Des familles entières étaient emportées par la maladie et, lorsqu'on voyait un père ou une mère tuberculeux et des enfants tuberculeux, on supposait que l'infection avait été transmise aux enfants par l'hérédité. En réalité, la maladie se propageait par l'infection. Autrefois, on ne se souciait guère de détruire les expectorations ; les malades crachaient sans discernement sur le sol et les expectorations, en séchant, se mélangeaient à la poussière et étaient inhalées. Souvent, les enfants rampant sur le sol introduisaient directement la matière infectieuse en mettant leurs petits doigts dans la bouche.

On sait aujourd'hui que la tuberculose n'est pas une maladie héréditaire, c'est-à-dire que les germes ne sont pas transmis par l'hérédité. Cependant, la *faiblesse de la constitution*, qui favorise le développement de la tuberculose, est héréditaire. Les enfants de parents tuberculeux doivent donc non seulement être protégés contre l'infection, mais aussi être élevés avec un soin particulier, afin de renforcer leur résistance et de surmonter l'affaiblissement de la constitution dont ils ont hérité.

Il va de soi qu'une personne atteinte d'une lésion tuberculeuse active ne doit pas se marier. Mais il est bon qu'une personne tuberculeuse ne se marie pas pendant deux ou trois ans, jusqu'à ce que toutes les lésions tuberculeuses aient été déclarées guéries par un médecin compétent. En règle générale, un patient tuberculeux est un mauvais pourvoyeur, ce qui compte également dans le conseil de ne pas se marier. Par ailleurs, les rapports sexuels ont, en règle générale, une forte influence sur le développement de la maladie. Malheureusement, l'appétit sexuel des patients tuberculeux n'est pas diminué, mais au contraire très souvent augmenté ; les rapports sexuels fréquents les affaiblissent et accélèrent l'évolution de la maladie.

Quant à la grossesse, elle a un effet extrêmement pernicieux sur l'évolution de la tuberculose et aucune femme tuberculeuse ne devrait jamais se marier. Si une telle femme se marie ou si la maladie se développe après son mariage, il faut lui donner les moyens d'éviter d'avoir des enfants. Pendant la grossesse, la maladie peut sembler ne pas progresser - parfois la patiente peut même sembler s'améliorer - mais après l'accouchement, la maladie progresse très rapidement et la patiente peut rapidement succomber. Dans les premiers temps de ma pratique, j'ai vu un certain nombre de cas de ce genre. Si des précautions sont prises contre la grossesse, la patiente peut être autorisée à avoir des relations sexuelles, à condition qu'elles soient rares et modérées.

Si un patient atteint de tuberculose dissimule ce fait à son futur partenaire, il y a fraude et le mariage est moralement annulable. Il a été déclaré juridiquement annulable par une décision récente d'un juge new-yorkais.

MALADIES CARDIAQUES

Les maladies cardiaques ne sont plus considérées comme héréditaires. Néanmoins, la maladie cardiaque, si elle est un tant soit peu grave, est une contre-indication au mariage. Tout d'abord, parce que la vie du patient peut être interrompue à tout moment. Ensuite, les rapports sexuels sont préjudiciables pour les personnes atteintes d'une maladie cardiaque ; ils peuvent aggraver la maladie ou même provoquer une mort subite. Ils sont même plus nocifs que dans le cas de la tuberculose. Troisièmement - et cela ne concerne que la femme - la grossesse a un effet *très* néfaste sur un cœur malade. Un cœur qui, avec des soins appropriés, pourrait être en mesure de faire son travail pendant des années, est souvent soudainement brisé par le travail supplémentaire que lui imposent la grossesse et l'accouchement. Il arrive qu'une femme dont le cœur est malade tienne le coup jusqu'à la dernière minute de l'accouchement, avant de s'éteindre brusquement. Au cours de la première année de ma pratique, j'ai vu un tel cas, et je n'ai jamais voulu en voir un autre. Les femmes souffrant d'une maladie cardiaque grave ne devraient en aucun cas être autorisées à devenir enceintes.

CANCER

Aucun homme n'épousera sciemment une femme et aucune femme n'épousera un homme atteint d'un cancer. Cependant, cette question se pose souvent dans les cas où les candidats au mariage sont exempts de cancer, mais où il y a eu un cancer dans la famille.

Le cancer n'est pas une maladie héréditaire, contrairement aux opinions qui ont prévalu, et si le candidat au mariage est par ailleurs en bonne santé, il n'y a pas lieu d'hésiter sur la question de l'hérédité. La crainte d'une transmission héréditaire de la maladie a causé beaucoup de mal et d'anxiété inutile. Des enquêtes scientifiques et des statistiques soigneusement établies ont montré que de nombreuses maladies autrefois considérées comme héréditaires ne le sont pas du tout.

Toutefois, s'il s'avérait que, dans une famille, de *nombreux* membres sont morts d'un cancer, cela indiquerait l'existence d'une maladie ou d'une dyscrasie dans cette famille, et il serait déconseillé de contracter un mariage avec un membre de cette famille.

GOITRE EXOPHTALMIQUE (MALADIE DE BASEDOW)

Le goitre exophtalmique est une maladie caractérisée par une hypertrophie de la glande thyroïde, une saillie des globes oculaires et des battements cardiaques rapides. Cette maladie est presque exclusivement, mais pas exclusivement, l'apanage des femmes, et je ne conseillerais à aucune femme exophtalmique de se marier ; je ne conseillerais pas non plus à un homme d'épouser une femme atteinte d'un goitre exophtalmique. C'est une maladie très ennuyeuse, et les rapports sexuels aggravent tous les symptômes, en particulier les palpitations cardiaques. Les enfants, s'ils ne sont pas atteints de goitre exophtalmique, sont susceptibles d'être très névrosés.

Le goitre simple, c'est-à-dire l'hypertrophie de la glande thyroïde (qui se produit principalement dans certaines régions de haute montagne, comme la Suisse), n'est pas aussi fortement dysgénique que le goitre exophtalmique. Néanmoins, les patients atteints de goitre ne constituent pas un bon risque matrimonial.

Bien sûr, il y a toujours des exceptions. Je connais une femme atteinte d'un goitre exophtalmique qui a élevé quatre enfants, et ce sont de très bons enfants, en bonne santé. Mais par écrit, on ne peut parler que de la moyenne et non des exceptions.

OBÉSITÉ

L'obésité, ou corpulence excessive, est un développement excessif de la graisse dans tout le corps. Son caractère héréditaire et familial ne fait aucun doute. Et, bien que l'obésité puisse, en règle générale, être évitée chez les personnes prédisposées grâce à un régime alimentaire rigoureux et à un exercice physique approprié, elle se développe souvent en dépit de toutes les mesures prises pour l'enrayer. Certaines personnes très obèses ne mangent que la moitié ou moins de ce que mangent beaucoup de personnes minces ; mais chez les premières, tout semble aller vers la graisse.

L'obésité doit être considérée comme un facteur dysgénique. Les obèses sont sujets aux maladies cardiaques, à l'asthme, à l'apoplexie, aux calculs biliaires, à la goutte, au diabète, à la constipation ; ils résistent mal à la pneumonie et aux maladies infectieuses aiguës, et ils constituent un mauvais risque lorsqu'ils doivent subir des opérations chirurgicales importantes. Ils sont aussi, en règle générale, facilement fatigués par le travail physique et mental. (En ce qui concerne ce dernier point, il existe des exceptions remarquables. Certaines personnes très obèses peuvent fournir une grande quantité de travail et sont presque infatigables dans leur activité constante). Chaque cas doit être examiné individuellement, en tenant compte des antécédents familiaux. Si la personne obèse est issue d'une famille en bonne santé, qu'elle vit longtemps et qu'elle ne présente pas de troubles circulatoires, aucune objection forte ne peut être soulevée à son encontre. Mais, d'une manière générale, il faut souligner que l'obésité est un facteur dysgénique.

Mais n'oubliez pas que l'obésité et la corpulence ne sont pas des termes synonymes.

ARTÉRIOSCLÉROSE

L'artériosclérose est un durcissement des artères. Tous les hommes de plus de cinquante ans commencent à développer un certain degré d'artériosclérose ; mais si le processus est très progressif, il peut être considéré comme normal et ne constitue pas un danger pour la vie ; en revanche, lorsqu'il se développe rapidement et que la pression artérielle est élevée, il y a danger d'apoplexie. Par conséquent, l'artériosclérose et l'hypertension artérielle doivent être considérées comme des obstacles au mariage.

Il faut savoir que l'acte sexuel est en soi un danger pour les artérosclérosés et les hypertendus, car il peut provoquer la rupture d'un vaisseau sanguin. Il existe de nombreux cas de mort subite dus à cette cause, dont le public n'a naturellement jamais connaissance. Les personnes mariées qui découvrent qu'elles sont atteintes d'artériosclérose ou d'hypertension artérielle devraient s'abstenir de toute relation sexuelle ou ne s'y adonner qu'à de rares occasions et avec modération.

GOUTTE

L'étude de la goutte en relation avec la question de l'hérédité montre à quel point les gens peuvent être myopes, comment ils peuvent continuer à croire une certaine chose pendant des siècles sans l'analyser, jusqu'à ce que quelqu'un leur montre soudainement l'absurdité de la chose. La goutte a toujours été considérée comme une maladie héréditaire typique, car elle était présente chez les grands-pères, les pères, les enfants, les petits-enfants, etc. Elle devait donc être héréditaire ! Il n'est pas venu à l'esprit de nos médecins de penser qu'après tout, ce n'était peut-être pas l'hérédité qui était en cause, mais simplement que *les mêmes conditions* qui produisaient la goutte chez les ancêtres la produisaient également chez leurs descendants.

On sait aujourd'hui que la goutte est causée par l'excès de nourriture, l'excès de boisson, le manque d'exercice et les défauts d'élimination. Et comme, en général, les enfants mènent la même vie que leurs pères, ils sont susceptibles de développer les mêmes maladies que leurs pères. Un pauvre homme qui mène une vie abstraite ne développe pas la goutte, et si ses enfants mènent la même vie abstraite, ils ne développent pas la goutte. (Il existe quelques cas de goutte chez les pauvres, mais ils sont très rares.) Mais s'ils commençaient à se gaver et à mener une vie inappropriée, ils seraient susceptibles de développer la maladie.

La maladie ne peut donc en aucun cas être considérée comme héréditaire. Dans le mariage, la goutte chez l'un ou l'autre des membres du couple n'est pas une qualité souhaitable, mais elle n'est pas un obstacle au mariage ; et, si le candidat est individuellement en bonne santé et exempt de goutte, le fait qu'il y ait eu de la goutte dans l'ascendance ne devrait pas jouer de rôle.

OREILLONS

Les oreillons sont le nom commun de ce que l'on appelle techniquement la parotidite (ou parotidite). La parotidite est une inflammation des glandes parotides. Les glandes parotides sont situées, une de chaque côté, immédiatement devant et sous l'oreille externe. Elles font partie des glandes salivaires, c'est-à-dire qu'elles fabriquent la salive, et chaque glande parotide possède un canal par lequel elle déverse la salive dans la bouche. Ces canaux s'ouvrent en face des deuxièmes molaires supérieures.

Nous pourrions être surpris d'apprendre que ces glandes parotides peuvent avoir un rapport avec les organes sexuels, mais aucun autre organe éloigné n'a une relation aussi étroite et assez mystérieuse avec les glandes sexuelles que les glandes parotides. Lorsque les glandes parotides, l'une d'entre elles ou les deux, sont enflammées, les testicules ou les ovaires sont également susceptibles d'être attaqués par l'inflammation. L'inflammation des testicules peut être si grave qu'elle les fait se ratatiner et se dessécher ; ou, même en l'absence de ratatinement et d'atrophie des testicules, ceux-ci peuvent être affectés au point de devenir incapables de produire des spermatozoïdes. En outre, dans les cas où les testicules d'un patient atteint d'oreillons n'ont apparemment pas été attaqués - c'est-à-dire lorsque le patient n'a pas eu conscience d'une quelconque inflammation, n'a ressenti aucune douleur et n'a présenté aucun autre symptôme -, les testicules peuvent être devenus incapables de produire des spermatozoïdes.

Outre les testicules, la prostate, dont la sécrétion est nécessaire à la fertilité des spermatozoïdes, peut également être affectée et *atrophiée*.

Il est donc très fréquent que des hommes ayant eu les oreillons dans leur enfance se retrouvent stériles.

Le pouvoir sexuel des patients atteints d'oreillons varie. Certains patients perdent totalement leur virilité ; d'autres restent puissants, mais deviennent stériles.

Il en va de même pour les filles attaquées par les oreillons. Elles peuvent souffrir d'une grave inflammation des ovaires (ovarite ou oöphorite) ou d'une inflammation si légère qu'elle passe inaperçue. Dans un cas comme dans l'autre, la jeune fille peut se retrouver stérile à l'âge adulte.

Un homme qui n'a jamais eu de maladie vénérienne, mais qui a eu les oreillons, devrait se soumettre à un examen de stérilité avant de se marier. Comme nous l'avons expliqué dans le chapitre « Mariage et gonorrhée », nous pouvons, dans le cas d'un homme, facilement savoir s'il est fertile ou stérile. Mais dans le cas d'une femme, ce n'est pas le cas. Le temps doit nécessairement répondre à cette question. Dans tous les cas, les oreillons réduisent les chances de fécondité et aucun homme ou femme ayant eu les oreillons ne devrait se marier sans en informer son partenaire respectif. Il ne doit pas y avoir de dissimulation avant le mariage. Lorsque les partenaires du contrat de mariage connaissent les faits, ils peuvent alors décider si le mariage est souhaitable ou non pour eux.

HÉMOPHILIE OU MALADIE DES SAIGNEURS

L'hémophilie est une maladie particulière, qui se traduit par des hémorragies fréquentes et souvent incontrôlables. La moindre coupure ou l'arrachage d'une dent peut provoquer une hémorragie grave, voire dangereuse. Le moindre coup, la moindre pression ou la moindre blessure provoquent des *ecchymoses ou des* décolorations de la peau. La particularité de cette maladie héréditaire est qu'elle s'attaque presque exclusivement aux hommes, mais qu'elle se transmet presque exclusivement par les femmes. Par exemple, Mlle A., qui *n'est pas* hémorragique, vient d'une famille d'hémorragiques. Elle se marie et a trois garçons et trois filles ; les trois garçons seront saigneurs, les trois filles ne le seront pas ; les trois garçons se marient et ont des enfants ; leurs enfants *ne seront pas* saigneurs ; les trois filles se marient et *leurs* enfants *mâles seront* saigneurs.

Quelle est la leçon à tirer ? La leçon est que les garçons qui sont hémophiles peuvent se marier, parce qu'ils *ne* transmettront probablement *pas* la maladie ; mais les filles qui viennent d'une famille hémophile, qu'elles soient elles-mêmes hémophiles ou non, ne doivent pas se marier, parce qu'elles transmettront probablement la maladie.

ANÉMIE

L'anémie est un mauvais état du sang. Le sang peut contenir un nombre insuffisant de globules rouges ou un pourcentage insuffisant de la matière colorante du sang, l'hémoglobine. Une forme particulière d'anémie affectant les jeunes filles est appelée chlorose.

L'anémie et la chlorose ne peuvent pas être considérées comme des contre-indications au mariage, car elles peuvent généralement être traitées. En effet, certains cas d'anémie et de chlorose sont dus à l'absence de relations sexuelles normales et les sujets se rétablissent très vite après le mariage. Mais il est préférable et plus sûr de soumettre les patients anémiques à un traitement et d'améliorer leur état avant qu'ils ne se marient.

EPILEPSIE

Bien que l'épilepsie - connue communément sous le nom de crise ou de maladie des chutes - ne soit pas aussi héréditaire qu'on l'a cru à une certaine époque, son caractère héréditaire ne pouvant être établi que dans environ 5 % des cas, il s'agit néanmoins d'un agent résolument dysgénique, et le mariage avec une personne épileptique est nettement déconseillé. Lorsque les deux parents sont épileptiques, les enfants sont presque certainement épileptiques et un tel mariage devrait être interdit par la loi. Les parents épileptiques ne doivent en aucun cas mettre des enfants au monde. L'État devrait avoir le devoir de leur enseigner les méthodes de prévention de la conception.

L'HYSTÉRIE

L'hystérie est une maladie dont les principales caractéristiques sont le *manque de contrôle* des émotions et des actes, l'*imitation* des symptômes de diverses maladies et une conscience *exagérée* de soi. Le patient peut ressentir une douleur extrême dans la région de la tête, des ovaires, de la colonne vertébrale ; dans certaines parties de la peau, il y a une hypersensibilité extrême (hyperesthésie), de sorte que le moindre contact provoque une grande douleur ; dans d'autres, il y a une anesthésie complète, c'est-à-dire une absence de sensation, de sorte que lorsque vous piquez la patiente avec une aiguille, elle ne la sent pas. Un symptôme très fréquent est une sensation d'étouffement, comme si une boule était remontée dans la gorge et y était restée coincée (globus hystericus). Ensuite, il peut y avoir des spasmes, des convulsions, une rétention d'urine, une paralysie, une aphonie (perte de la voix), une cécité, et bien d'autres choses encore. Il n'y a guère de troubles nerveux fonctionnels ou organiques que l'hystérie ne puisse simuler.

Ces dernières années, nos idées sur l'hystérie ont radicalement changé et nous savons maintenant que la plupart des cas d'hystérie, sinon tous, sont dus à une répression ou à une insatisfaction de l'instinct sexuel ou à un choc de nature sexuelle survenu dans l'enfance. Trop souvent, une jeune fille qui était très hystérique avant le mariage perd son hystérie comme par enchantement lorsqu'elle contracte un mariage *satisfaisant*. D'autre part, une jeune fille en bonne santé peut devenir rapidement hystérique si elle épouse un homme sexuellement impuissant ou qui lui est désagréable et incapable de la satisfaire sexuellement.

Bien que l'hystérie ne soit pas en soi héréditaire, on peut se demander si une femme fortement hystérique ferait une mère satisfaisante. Il convient d'examiner l'ensemble des antécédents familiaux. Si l'hystérie s'avère être un cas isolé chez une fille donnée, elle peut être ignorée, voire extrême ; mais si toute la famille ou plusieurs de ses membres sont neuropathiques, il s'agit d'une affection dysgénique. Le mariage peut être contracté, à condition qu'aucun enfant ne vienne au monde avant que plusieurs années se soient écoulées et que l'organisation de la mère semble s'être stabilisée. Dans certains cas, un enfant est un bon remède contre l'hystérie. En résumé, chaque cas doit être examiné individuellement selon ses mérites, et les conseils d'un bon psychologue ou psychanalyste peuvent s'avérer très précieux.

ALCOOLISME

Cela dépend en grande partie de ce que l'on entend par alcoolisme. Les fanatiques considèrent qu'une personne est alcoolique si elle boit un verre de bière ou de vin pendant ses repas. C'est un non-sens. Ce n'est pas de l'alcoolisme et cela ne peut pas être considéré comme un facteur dysgénique. Mais lorsqu'il s'agit d'une véritable habitude, qui *oblige l'*individu *à* consommer de l'alcool tous les jours, ou lorsqu'il s'adonne à des beuveries occasionnelles, le mariage doit être déconseillé. Et lorsque l'homme (ou la femme) est ce que nous appelons un véritable ivrogne, le mariage doit non seulement être déconseillé, mais très certainement interdit par la loi.

L'alcoolisme, en tant qu'habitude, est l'un des pires facteurs dysgéniques à prendre en compte. Tout d'abord, la descendance est susceptible d'être affectée, ce qui suffit en soi à condamner le mariage avec un alcoolique. Deuxièmement, les capacités de gain d'un alcoolique sont généralement diminuées et risquent de l'être de plus en plus. Troisièmement, un alcoolique est irritable, querelleur et susceptible de blesser sa femme. Quatrièmement, l'alcoolique développe souvent une faiblesse sexuelle ou une impuissance sexuelle totale. Cinquièmement, l'alcoolique est susceptible de développer une jalousie extrême, qui peut devenir pathologique, jusqu'à la psychose.

Si le mari et la femme sont tous deux alcooliques, le mariage entre eux qui donne naissance à des enfants n'est pas seulement un péché, mais un crime.

Aujourd'hui, on ne rencontre plus aussi souvent qu'autrefois des femmes qui épousent des ivrognes dans l'espoir ou avec l'espoir de les réformer. Mais de tels cas se produisent encore. Il s'agit d'une procédure très stupide. Laissons d'abord l'homme s'amender, laissons-le s'amender pendant deux ou trois ans, puis la femme pourra tenter sa chance, si elle le souhaite.

LA FAIBLESSE D'ESPRIT

La faiblesse d'esprit, sous toutes ses formes - y compris l'idiotie, l'imbécillité, le moronisme, etc. - est fortement héréditaire et constitue l'un des facteurs les plus dysgéniques auxquels nous ayons à faire face. C'est le plus dysgénique de tous les facteurs. Il est plus dysgénique que la folie. Le mariage avec une personne faible d'esprit devrait être non seulement déconseillé, mais interdit par la loi. Un homme faible a beaucoup moins de chances de se marier qu'une femme faible. Les filles faibles d'esprit, même au point d'être des idiotes, si elles sont jolies (comme elles le sont souvent) ont de très bonnes chances de se marier, et il n'est pas rare qu'elles aient pour époux des jeunes hommes de bonne famille qui, bien sûr, ne sont pas très forts mentalement, mais qui sont loin d'être considérés comme des faibles d'esprit.

Il existe de nombreux cas d'hommes brillants - plus que le public n'en a idée - qui ont épousé des filles jolies, timides, pudiques, mais faibles d'esprit, et le résultat a été, dans la plupart des cas, très désastreux. Dans de nombreux cas, tous les enfants sont faibles d'esprit ou, s'ils ne le sont pas, si faibles mentalement qu'il est impossible de les faire passer par un collège ou une école. Tous les cours particuliers sont souvent vains. Et le cœur du père brillant se brise. Il faut savoir que la faiblesse d'esprit ou de mentalité est beaucoup plus difficile à détecter chez une femme que chez un homme. Chez une femme, la faiblesse d'esprit passe souvent pour de la « mignonnerie », et comme chez les conservateurs, on n'attend pas d'une femme qu'elle soit capable de discuter de sujets d'actualité, son calibre intellectuel n'est souvent découvert par le mari aveuglé que quelques semaines après la cérémonie de mariage.

Comme toute instruction sur l'utilisation des contraceptifs serait inutile pour les faibles d'esprit, le seul moyen de protéger la race contre la pollution par les faibles d'esprit est de les isoler ou de les stériliser. La société n'aurait aucune objection à ce que les faibles se marient ou aient des relations sexuelles, à condition qu'elle soit assurée qu'ils n'engendreront pas de faibles dans le monde. Une fois que l'homme et la femme ont été stérilisés, il n'y a pas d'objection à ce qu'ils se marient.

Lorsqu'un mari normal, capable ou brillant découvre trop tard que la mentalité de sa femme est plutôt faible, il est certainement justifié d'utiliser des contraceptifs ; et s'il est déterminé à avoir des enfants, il sera obligé de divorcer de sa femme. Bien entendu, cela s'applique également à la femme d'un mari faible d'esprit.

LA FOLIE

La folie peut être définie brièvement comme une maladie de l'esprit. Nous n'entrerons pas ici dans une discussion sur ce qui constitue une véritable folie, sur ce que l'on entend par folie au sens juridique du terme, et ainsi de suite, si ce n'est pour noter que nous avons deux divisions.

La première est la folie fonctionnelle. Elle peut être temporaire ou périodique, est due à une cause extérieure, est curable et n'est pas héréditaire. Par exemple, une personne peut devenir folle à la suite d'un choc violent, de troubles, d'anxiété, d'un accident grave (tel qu'un naufrage), de la perte soudaine et totale de sa fortune, de sa femme et de ses enfants (par un incendie, un tremblement de terre, un naufrage ou un accident de chemin de fer). Ces folies sont curables et ne sont pas transmissibles. Un autre exemple est ce que l'on appelle la folie puerpérale. Certaines femmes deviennent folles pendant l'accouchement, probablement à cause d'une infection toxique. Cette folie peut être extrême et de caractère maniaque. Cependant, elle disparaît souvent en quelques jours *sans laisser de traces* et peut ne jamais réapparaître ou, si elle réapparaît, ce n'est qu'à l'occasion d'un nouvel accouchement. Cette forme de folie n'est pas transmissible.

La deuxième division est ce que nous appelons la folie organique. Elle s'exprime par la manie et la mélancolie, c'est ce qu'on appelle la folie maniaco-dépressive. Elle est due à une dégénérescence du cerveau et du tissu nerveux et est héréditaire.

Mais toute notre conception de la transmissibilité héréditaire de l'aliénation mentale a subi un changement radical. Il n'y a guère d'autre maladie dont la crainte du caractère héréditaire soit responsable de tant d'angoisse et de torture. Autrefois, lorsqu'un oncle, une tante ou un grand-parent était atteint d'aliénation mentale, ce fait pesait comme un véritable incube sur l'ensemble de la famille. Chaque membre de la famille était torturé par l'angoisse secrète d'être le prochain à être touché par cette maladie, la plus horrible de toutes, la maladie de l'esprit. Si un membre ancestral de la famille devenait fou à un certain âge, tous les membres de cette famille vivaient dans la peur et le tremblement jusqu'à ce que plusieurs années se soient écoulées *après* cet âge critique, et ce n'est qu'à ce moment-là qu'ils commençaient à respirer librement. En effet, de nombreuses personnes sont devenues folles par peur de le devenir. Il ne fait aucun doute que de nombreuses personnes deviennent mentalement déséquilibrées par peur de le devenir. La peur a une influence considérable sur les fonctions purement corporelles, mais son influence sur les fonctions mentales est incomparablement plus grande, et une personne obtient souvent ce qu'elle craint d'obtenir.

Aujourd'hui, le caractère héréditaire de la folie n'est plus considéré dans le même sens absolu qu'autrefois. Bien que nous la considérions toujours comme un facteur dysgénique, nous reconnaissons l'importance primordiale de l'environnement ; et nous savons que par une éducation appropriée, en utilisant l'expression éducation dans son sens le plus large - y compris une discipline mentale et physique appropriée - toute tare héréditaire peut être contrecarrée. A cet égard, les statistiques suivantes, très récentes, sont intéressantes.

Les familles de 558 aliénés soignés dans les asiles du comté de Londres ont fait l'objet d'une enquête et, d'après les rapports reçus des autorités éducatives, seulement 15 d'entre elles (moins de 3 %) avaient des enfants déficients mentaux. En ce qui concerne la date de naissance des enfants, que ce soit avant ou après l'accès de folie, nous trouvons les chiffres suivants : 56 parents sur 573 ont eu des enfants après leur première crise de démence, et 106 enfants sont nés après l'apparition de la démence chez le parent ; tandis que les 1259 enfants restants sont nés avant que le parent ne devienne fou.

Au total, comme on le verra en examinant les différents facteurs qui rendent le mariage licite ou illicite, je suis enclin à considérer l'environnement comme un facteur plus important que l'hérédité. Les caractéristiques purement physiques portent l'empreinte indélébile de l'hérédité. Mais les caractéristiques morales et culturelles, qui, chez l'homme moderne civilisé, sont beaucoup plus importantes que les caractéristiques physiques, sont presque exclusivement le résultat de l'environnement.

NEUROSES-NEURASTHÉNIE-PSYCHASTHÉNIE-NEUROPATHIE-PSYCHOPATHIE

Je ne tenterai pas de donner des définitions exhaustives ou concises des termes mentionnés dans la légende, pour la simple raison qu'il est impossible de donner des définitions satisfaisantes. Les conditions que ces termes désignent ne constituent pas des maladies définies, et beaucoup de choses différentes sont comprises par différentes personnes lorsque ces termes sont mentionnés. Seules de brèves indications sur leur signification seront données.

La névrose est une maladie fonctionnelle du système nerveux.

La neurasthénie est un état d'épuisement nerveux, provoqué par diverses causes, telles que le surmenage, l'inquiétude, la frayeur, les excès sexuels, l'abstinence sexuelle, etc. Cependant, la base de la neurasthénie est souvent, voire généralement, une tare héréditaire, une faiblesse nerveuse héritée des parents.

La psychasthénie est une névrose ou psychonévrose similaire à la neurasthénie, caractérisée par un épuisement du système nerveux, ainsi que par une faiblesse de la volonté, un excès de scrupules, une peur et un sentiment d'*irréalité* des choses.

La neuropathie est une maladie ou un trouble du système nerveux. La psychopathie est une maladie ou un trouble de l'esprit.

Ces dernières années, on entend souvent parler de névrosés, de neurasthéniques, de psychasthéniques, de névropathes ou de psychopathes. Il s'agit sans aucun doute d'états anormaux et, d'une manière générale, de facteurs dysgéniques.

Mais un facteur dysgénique chez un animal *est* un facteur dysgénique, et c'est tout. Il n'y a pas deux côtés à la question. Mais s'il est une chose qui montre la différence entre les animaux et les êtres humains, et qui démontre pourquoi les principes de l'eugénisme, tels qu'ils découlent de l'étude des animaux, ne peuvent jamais s'appliquer *pleinement* aux êtres humains, ce sont ces considérations que nous examinons à présent. Je le répète, les névroses, la neurasthénie, la psychasthénie et les diverses formes de neuropathie et de psychopathie sont des facteurs dysgéniques. Si nous empêchons ou décourageons le mariage entre personnes quelque peu « anormales » ou « bizarres », nous priverions le monde de certains de ses plus grands hommes et femmes. Car la folie est liée au génie, et si nous exterminions toutes les personnes mentalement ou nerveusement anormales, nous exterminerions en même temps certains des hommes et des femmes qui ont fait que la vie vaut la peine d'être vécue.

Et ce qui est vrai pour les personnes mentalement anormales l'est aussi pour les personnes physiquement inférieures. Un cheval ou un chien inférieur *est* inférieur. Il n'y a pas de compensation pour l'infériorité. Mais un homme peut être physiquement inférieur, il peut, par exemple, être atteint de consomption, mais il peut néanmoins avoir donné au monde certains des poèmes les plus doux et les plus merveilleux. Un homme peut être boiteux, sourd ou strabique, il peut être bossu ou infirme et tout à fait repoussant physiquement, et pourtant il peut être l'un des plus grands philosophes ou mathématiciens du monde. Un homme peut être sexuellement impuissant et absolument inutile pour la course, mais il peut être l'un des plus grands chanteurs ou l'un des plus grands découvreurs du monde.

En résumé, le problème eugénique chez l'homme n'est pas, et ne sera jamais, aussi simple qu'il l'est dans les règnes animal et végétal. Si nous voulons rechercher une médiocrité saine et normale, alors les principes de l'eugénisme animal s'appliquent à l'espèce humaine. Si, par contre, nous voulons du talent, du génie, des bienfaiteurs de la race humaine, nous devons aller très lentement dans nos applications eugéniques.

TOXICOMANIE OU NARCOTISME

La toxicomanie, qu'il s'agisse de l'opium, de la morphine, de l'héroïne ou de la cocaïne, est un facteur fortement dysgénique. La dépendance à la drogue n'est pas transmissible en soi, mais l'affaiblissement de la constitution ou la dégénérescence qui est généralement responsable du développement de la toxicomanie est héréditaire.

Quelques cas de toxicomanie sont externes, c'est-à-dire que le patient peut avoir une bonne constitution, sans tare héréditaire, et pourtant, parce qu'il a reçu plusieurs fois de la morphine au cours d'une maladie, il peut avoir développé une dépendance à la drogue. Mais ces cas sont rares. Et ces cas, s'ils sont guéris et si la dépendance est complètement surmontée, peuvent se marier.

Mais dans la plupart des cas, ce n'est pas la toxicomanie qui est à l'origine de la dégénérescence ; c'est la dégénérescence ou la constitution neuropathique ou psychopathique qui est à l'origine de la toxicomanie. Et ces cas sont de mauvais risques matrimoniaux.

Et il est très risqué pour une femme d'épouser un toxicomane avec l'idée de le réformer. Comme je l'ai dit pour l'alcoolique : Qu'il se réforme d'abord, qu'il reste réformé quelques années, et le reste n'est pas si terrible.

MARIAGES CONSANGUINS

Consanguinité signifie lien de parenté, et les mariages consanguins sont des mariages entre proches parents. Le médecin est souvent consulté sur l'admissibilité ou le danger des mariages entre proches parents. La question concerne généralement les cousins germains, les cousins au second degré, l'oncle et la nièce, le neveu et la tante.

L'idée reçue est que les mariages consanguins sont mauvais *en soi*. Les enfants de parents proches, comme les cousins germains, sont susceptibles d'être défectueux, sourds et muets, aveugles, faibles d'esprit, etc. Cette idée populaire, comme tant d'autres, est fausse. Et pourtant, elle a bien sûr, comme toujours, un certain fondement. La question est pourtant très simple.

Nous savons que de nombreux traits, bons ou mauvais, sont transmis par l'hérédité. Et naturellement, lorsque les caractéristiques sont possédées à la fois par le père et la mère, elles ont beaucoup plus de chances d'être transmises à la progéniture que si elles sont possédées par l'un des parents seulement. Ainsi, si un certain trait négatif, comme l'épilepsie ou la folie, est présent dans une famille, ce trait est présent chez les deux cousins, et la probabilité que les enfants issus d'un tel mariage héritent de ce trait est beaucoup plus grande que si les parents sont étrangers, la tare étant présente dans la famille d'un seul des parents. Mais s'il n'y a pas de tare héréditaire dans la famille des cousins, et, plus encore, si la famille est intelligente, s'il y a des génies dans la famille, alors il ne peut y avoir la moindre objection au mariage entre cousins, et les enfants issus de ces mariages sont susceptibles d'hériter dans une large mesure des talents ou des génies de leurs ancêtres. En résumé, s'il s'agit d'une mauvaise famille, d'une famille inférieure, le mariage entre cousins ou entre oncle et nièce est à proscrire. S'il s'agit d'une bonne famille, au-dessus de la moyenne, il faut encourager les mariages entre les membres de cette famille.

L'idée que les enfants issus de mariages consanguins sont susceptibles d'être sourds et muets n'a aucun fondement. Des statistiques récentes provenant de divers asiles en Allemagne, par exemple, ont montré que seulement 5 % environ des enfants sourds et muets étaient issus de mariages consanguins. Si 95 % des sourds-muets avaient des parents *non consanguins*, comment peut-on affirmer que, même dans les 5 % restants, la consanguinité en était la cause ? Si c'était l'inverse, nous pourrions bien sûr accuser la consanguinité. Dans l'état actuel des choses, nous pouvons supposer que, même dans ces cinq pour cent, il s'agit d'une simple coïncidence, et nous n'avons pas le droit de dire que la consanguinité et la surdité et la mutité sont dans une relation de cause à effet.

Il est intéressant de savoir que chez les Égyptiens, les Perses et les Incas du Pérou, les mariages consanguins étaient très fréquents. Les rois égyptiens épousaient généralement leurs sœurs. Il s'agissait d'une coutume courante et si les enfants nés de ces unions étaient défectueux ou monstrueux, cela se serait rapidement vu et la coutume aurait été abolie. Il est évident que la descendance issue d'une consanguinité très proche était normale, voire supérieure à la normale, sinon la pratique n'aurait pas été maintenue aussi longtemps.

Il n'est peut-être pas inutile de rappeler que l'un des plus grands scientifiques du monde, Charles Darwin, était l'enfant de parents cousins germains.

HOMOSEXUALITÉ

L'homosexualité (homos-le même) est une perversion dans laquelle une personne est attirée non pas par des personnes du sexe opposé mais par des personnes du même sexe. Ainsi, un homme homosexuel ne s'intéresse pas aux femmes, mais est attiré par les hommes. Une femme homosexuelle n'est pas attirée par les hommes ; elle ne s'intéresse qu'aux femmes et peut même détester les hommes. Un homosexuel, homme ou femme, n'a pas le droit de se marier. La faute commise par un homosexuel qui se marie est double : elle est une faute pour le partenaire et une faute pour les enfants. Le partenaire normal découvre forcément l'anomalie, et s'il le fait, la vie conjugale est très malheureuse. Même si le partenaire anormal fait tout son possible pour dissimuler l'anomalie, il ne peut procurer aucun plaisir au partenaire normal, car l'acte sexuel commis sous le coup du dégoût ne peut être satisfaisant. L'autre tort est commis sur la progéniture. L'homosexualité est héréditaire et personne n'a le droit de mettre au monde des homosexuels, car il n'y a pas d'être plus malheureux qu'un homosexuel. Je connais une femme homosexuelle qui, consciente de son anomalie, s'est mariée pour avoir un foyer confortable. Elle a réussi à cacher à son mari son anormalité, celui-ci la considérant simplement comme frigide. Mais chaque acte sexuel lui coûte des tortures. Jusqu'à présent, elle a réussi à éviter une grossesse. Je connais également un homosexuel très raffiné et éduqué, qui s'est marié avant de comprendre sa condition. Beaucoup d'homosexuels, ne sachant pas que l'homosexualité existe, ne comprennent pas leur propre condition ; ils se sentent un peu étranges, un peu perplexes, mais ils ne savent pas qu'ils ne devraient pas se marier. Peu de temps après s'être marié, sa condition lui est apparue clairement, mais entre-temps, sa femme a conçu un enfant, et il est maintenant le père d'un beau garçon en bonne santé. Il est possible qu'une éducation appropriée empêche le développement de tout trait homosexuel. Il faut garder à l'esprit qu'une longue répression sexuelle est favorable au développement de l'homosexualité.

Mais soulignons que l'homosexualité est un facteur dysgénique et qu'aucun homosexuel ne devrait se marier.

Sadisme

Le sadisme est une perversion sexuelle dans laquelle la personne ne prend du plaisir qu'en battant, mordant, frappant ou infligeant de toute autre manière de la douleur à la personne du sexe opposé. Le degré de cruauté varie, mais tous les sadiques doivent être évités. Malheureusement, le fait qu'un homme soit sadique n'est souvent découvert qu'après le mariage, mais dès que la femme le découvre, elle doit quitter l'homme et demander le divorce. Le sadisme est un motif suffisant de séparation ou de divorce. Aucune personne dotée d'un quelconque sentiment moral ne devrait être responsable de la mise au monde d'enfants susceptibles d'avoir une hérédité sadique.

La cruauté sadique est souvent grossière, brutale, répugnante, mais il arrive que le sadique inflige à son objet « aimé » des tortures raffinées dont seul un « démon » rusé est capable. Les souffrances que doivent subir les femmes de certains sadiques ne sont connues que d'elles-mêmes et de quelques - très rares - médecins.

Masochisme

Le masochisme est une perversion sexuelle dans laquelle la personne, homme ou femme, *aime* souffrir de douleurs, de coups, d'insultes et d'autres cruautés de la part de l'objet aimé. Il s'agit d'un facteur dysgénique, mais beaucoup moins important que le sadisme.

Impuissance sexuelle

L'impuissance sexuelle n'est pas héréditaire, mais l'impuissance de l'homme, soit si complète qu'il ne peut accomplir l'acte, soit consistant seulement en éjaculations prématurées (impuissance relative ou insuffisance sexuelle), devrait constituer un obstacle au mariage. Cette impuissance peut ne pas entraver la fécondation ; la femme peut avoir des enfants et ceux-ci ne seront nullement défectueux, mais la femme elle-même, à moins qu'elle ne soit complètement frigide, subira les tortures de l'enfer et pourra rapidement devenir une neurasthénique sexuelle, une épave nerveuse, ou même développer une psychose. Tout homme souffrant d'impuissance devrait se faire traiter avant le mariage jusqu'à ce qu'il soit guéri ; si son impuissance est incurable, il devrait, dans son propre intérêt et dans celui de la jeune fille ou de la femme qu'il est censé aimer, renoncer à l'idée du mariage. La seule exception autorisée concerne les cas où la future épouse connaît la nature des problèmes de son futur mari et affirme qu'elle ne se soucie pas des relations sexuelles grossières et que, par conséquent, l'impuissance ne la dérange pas. Si la femme est absolument *frigide*, le mariage peut s'avérer satisfaisant. Mais j'aurais toujours des doutes, et si la libido apparemment absente de la femme, mais en réalité seulement endormie, se réveillait soudainement, il y aurait des problèmes à la fois pour le mari et pour la femme. Il faut donc insister : dans tous les cas d'impuissance, prudence !

Frigidité

La frigidité, comme nous l'avons expliqué dans un chapitre précédent, est un terme qui s'applique à l'absence de désir sexuel ou de plaisir sexuel chez les femmes. Bien entendu, de nombreuses femmes avant le mariage ignorent elles-mêmes leur état sexuel. Ayant appris à réfréner leurs pulsions, à réprimer toute velléité sexuelle, elles sont souvent incapables de dire si elles ont une libido forte ou faible, ou même si elles en ont une. Et ce n'est qu'après le mariage que l'on peut savoir si une femme donnée éprouvera ou non du plaisir lors de l'acte sexuel. De nombreuses filles savent très bien si elles sont « passionnées » ou non, mais elles ne le disent pas. Elles ont peur d'avouer qu'elles ne sont pas du tout passionnées, car elles craignent de perdre leur mari.

La frigidité en tant qu'agent du mariage peut être considérée de deux points de vue : celui de la progéniture et celui du mari. La progéniture n'est pas affectée par la frigidité de la mère. Une femme très frigide, si la frigidité n'est pas due à des causes organiques graves, peut avoir des enfants très sains et faire une excellente mère. En ce qui concerne le mari, cela dépendra beaucoup du degré de frigidité. Si la femme est simplement frigide et que, bien qu'elle ne prenne pas plaisir à l'acte, elle ne soulève aucune objection, cela ne peut pas être considéré comme un obstacle au mariage. En fait, de nombreux hommes, qui n'ont pas une sexualité trop forte, prient pour des épouses quelque peu frigides. (Il faut cependant préciser que pour certains maris, les relations avec des femmes frigides et non participantes sont extrêmement désagréables). Mais lorsque la frigidité est telle qu'elle équivaut à une forte aversion physique pour l'acte, elle doit être considérée comme un obstacle au mariage. Une telle frigidité est souvent la cause d'un foyer perturbé, conduit souvent au divorce et est légalement considérée comme une cause suffisante de divorce ou d'annulation du mariage, au même titre que l'impuissance chez l'homme.

LIBIDO EXCESSIVE CHEZ LES HOMMES

Nous avons vu que l'impuissance sexuelle est un facteur dysgénique qui, s'il est complet et incurable, devrait constituer un obstacle au mariage. La condition opposée est celle d'une libido excessive. La libido est le désir pour le sexe opposé. Une libido suffisante est normale et souhaitable. Un manque de libido est anormal. Un excès de libido est également anormal. Or, bon nombre d'hommes sont dotés d'une libido excessive, qu'elle soit congénitale ou *acquise*. Certains hommes torturent leur femme « à mort », non pas au sens propre mais au sens figuré. Porteur de l'idée dominante qu'une femme n'a aucun droit en la matière, que son corps ne lui appartient pas, qu'elle doit toujours se tenir prête à satisfaire ses désirs anormaux, un tel mari exerce ses droits maritaux sans considération pour l'état physique ou les sentiments mentaux de sa partenaire. Certains maris exigent de leur femme qu'elle les satisfasse *quotidiennement*, de une à cinq fois par jour, voire plus. Certaines épouses qui ont une libido tout aussi forte ne se soucient pas de ces exigences excessives (bien qu'avec le temps elles soient presque sûres d'en ressentir les effets néfastes); mais si l'épouse ne possède qu'une sexualité modérée et si elle est trop faible dans son corps et dans sa volonté pour résister aux exigences de son seigneur et maître, sa santé est souvent ruinée et elle devient une épave. (L'abstinence totale et l'indulgence excessive ont souvent les mêmes résultats néfastes). Certains hommes « tuent » quatre ou cinq femmes avant que la fureur de leur libido ne soit enfin modérée. Bien sûr, il est difficile de connaître à l'avance la libido d'un homme. Mais si une jeune fille délicate ou une femme à la sexualité modérée a des raisons de soupçonner qu'un homme possède une libido anormalement excessive, elle ferait bien d'y réfléchir à deux fois avant de franchir le pas, souvent irrémédiable.

J'ai parlé jusqu'à présent de la libido excessive chez les hommes normaux, c'est-à-dire chez les hommes qui sont par ailleurs normaux, sains d'esprit et qui peuvent, *le cas échéant*, contrôler leurs désirs. Il existe une forme de libido excessive chez l'homme appelée satyriasis, qui atteint un tel degré que l'homme n'est souvent pas en mesure de contrôler ses désirs et qu'il assouvit sa passion même s'il sait que le résultat sera à coup sûr une infection vénérienne ou plusieurs années de prison. Bien sûr, le satyriasis est un facteur dysgénique ; ceux qui souffrent de ce trouble ne sont pas normaux ; ils sont à la limite de la folie, et non seulement ils ne devraient pas être autorisés à se marier, mais ils devraient être enfermés dans des institutions où ils peuvent être soumis à un traitement approprié.

LIBIDO EXCESSIVE CHEZ LES FEMMES

De même qu'il existe des hommes impuissants et excessivement libidineux, il existe des femmes frigides et excessivement libidineuses. Une femme à la libido excessive est une terrible calamité pour un mari à la sexualité normale ou modérée. Plus d'une femme libidineuse a conduit son mari, surtout si elle est jeune et lui vieux, à une tombe prématurée. Et le mot « tombe » est utilisé au sens propre et non au sens figuré. Il serait bon qu'un homme puisse connaître le caractère de la libido de sa future femme avant le mariage. Malheureusement, c'est impossible. Dans le meilleur des cas, on ne peut que le deviner. Mais une libido vraiment excessive de la part du mari ou de la femme devrait constituer un motif valable de divorce. Lorsque la libido d'une femme est si excessive qu'elle *ne peut* contrôler sa passion et qu'oubliant la religion, la morale, la pudeur, les coutumes et les éventuelles conséquences sociales, elle s'offre à tous les hommes qu'elle rencontre, on parle de nymphomanie. C'est une maladie qui correspond au satyriasis chez l'homme, et ce que j'ai dit du satyriasis s'applique avec la même force à la nymphomanie. Les femmes nymphomanes ne devraient pas être autorisées à se marier ou à courir librement, mais devraient être confinées dans des institutions où elles peuvent être soumises à un traitement approprié.

Harelip

Il s'agit d'une malformation congénitale consistant en une encoche ou une fente dans la lèvre supérieure. Elle est due à un développement défectueux de l'embryon et est généralement associée à une fente palatine. Elle est probablement héréditaire, mais n'est pas fréquente et n'a pas beaucoup d'importance.

Myopie

La myopie est un défaut de vision. Ce défaut est sans doute héréditaire dans une certaine mesure, mais il est douteux que, toutes conditions étant par ailleurs favorables, un homme renonce à une fille parce qu'elle est myope ou vice versa. Toutefois, si la condition est extrême, comme c'est parfois le cas, elle doit être prise en considération. Et lorsque l'homme et la femme sont tous deux fortement myopes, il convient d'hésiter à contracter un mariage. Si seul le mari est myope, le défaut peut être transmis aux fils mais pas aux filles, et ces dernières peuvent à leur tour transmettre le défaut à leurs fils mais pas à leurs filles. En d'autres termes, le défaut est plus ou moins *limité au sexe*.

Astigmatisme

Il s'agit d'un défaut de l'œil, dépendant d'une irrégularité de la cornée ou du cristallin, dans lequel les rayons lumineux des différents méridiens ne sont pas amenés au même foyer. Elle est dans une certaine mesure héréditaire, mais joue un rôle insignifiant. Il s'agit d'un trait indésirable, mais qui ne peut être considéré comme un facteur dysgénique.

Calvitie

La calvitie précoce est un trait résolument héréditaire. Il en va de même pour le grisonnement prématuré des cheveux. Mais il est douteux qu'une femme permette à ces facteurs de jouer un rôle dans le choix de son mari.

CRIMINALITÉ

Un changement presque complet s'est produit dans nos idées sur la criminalité, et il n'y a plus que très peu de criminologues qui croient à l'absurdité lombrosienne selon laquelle la plupart des crimes sont hérités et accompagnés de stigmates physiques de dégénérescence. L'idée que le criminel naît et ne se fabrique pas n'est plus défendue que par un nombre insignifiant de penseurs. Nous savons aujourd'hui que le pourcentage le plus élevé de criminalité est de loin le résultat de l'environnement, de la pauvreté, avec tout ce que ce mot implique, d'une mauvaise éducation, de mauvais compagnons. Nous savons que l'enfant d'un criminel, bien élevé, deviendra un citoyen modèle, et inversement, l'enfant d'un saint, élevé dans les taudis, pourrait devenir un criminel.

Ensuite, nous devons nous rappeler qu'il existe de nombreux crimes qui ne sont pas des crimes en soi, mais qui sont simplement des infractions à des lois établies par l'homme, ou qui représentent des actes de rébellion contre un ordre social injuste et cruel. Ainsi, par exemple, un homme ou une femme qui, défiant la loi, donnerait des informations sur le contrôle des naissances et serait condamné pour ce délit, serait légalement un criminel. Sur le plan moral, il ou elle serait un(e) humanitaire de grande valeur. Un homme qui lancerait une bombe sur le tsar russe ou sur un gouverneur russe incitant aux pogroms meurtriers serait considéré comme un assassin et, s'il était pris, serait pendu ; et en établissant le pedigree d'une telle famille, un eugéniste à l'esprit étroit aurait tendance à dire qu'il y a de la criminalité dans cette famille. Mais en fait, cet « assassin » a peut-être appartenu aux héros les plus nobles d'esprit de l'histoire.

Les eugénistes accorderont donc peu d'attention à la criminalité dans l'ascendance en tant que facteur dysgénique. Tant que le candidat au mariage n'est pas lui-même un criminel, la criminalité ancestrale ne devrait pas constituer un obstacle au mariage. Il est peu probable qu'elle se manifeste de manière atavique chez les enfants. En somme, on a écrit beaucoup de bêtises sur l'atavisme. Et l'on oublie que les règles d'hérédité qui s'appliquent aux conditions physiques ne peuvent s'appliquer aux qualités spirituelles et morales, ces dernières étant beaucoup plus dépendantes du milieu que les premières. Bien sûr, il faut tenir compte des différentes circonstances et chaque cas doit être décidé en fonction de ses mérites. Aucune généralisation ne peut être admise. Le *type de* crime doit toujours être pris en considération.

En outre, il faut garder à l'esprit que non seulement une ascendance criminelle n'est pas en soi un obstacle au mariage, mais que le candidat au mariage lui-même peut être un ancien criminel, avoir fait de la prison, et être malgré tout un père ou une mère très désirable d'un point de vue eugénique. Un homme qui, dans un accès de passion ou au cours d'une querelle, peut-être sous l'influence légère de l'alcool, a frappé ou tué un homme, n'est donc pas un vrai criminel. Après avoir purgé sa peine en prison, il se peut qu'il ne commette plus jamais le moindre acte antisocial, qu'il devienne un citoyen moral et un mari et un père idéal.

Il ne s'agit pas d'un plaidoyer en faveur des petits chiens. Car dans ce cas, où l'avenir de la race est en jeu, toutes les autres considérations doivent être reléguées à l'arrière-plan. Je plaide simplement pour une réflexion intelligente sur le sujet. De nombreux citoyens honorés sont de pires criminels et de pires pères que de nombreuses personnes qui ont purgé des peines de prison.

PAUPÉRISME

Il peut sembler étrange de parler du paupérisme en relation avec le mariage et d'en parler comme d'un facteur héréditaire, mais il est nécessaire d'en parler, car une grande ignorance règne à ce sujet, le paupérisme étant généralement confondu avec la pauvreté. Il y a une différence radicale entre le paupérisme et la pauvreté. On peut être pauvre pendant des générations et des générations, voire très pauvre, et ne pas être considéré ou classé parmi les pauvres. Le paupérisme implique généralement un manque de résistance physique et mentale, une perte de *respect de soi* et une paresse invincible. Bien sûr, nous savons aujourd'hui que la paresse repose souvent sur une base physique, due à un fonctionnement imparfait des glandes internes. Mais quelle que soit la cause de la paresse, le fait est qu'elle est l'une des caractéristiques de l'indigent. Et si l'on ne peut pas parler d'hérédité du paupérisme, les qualités qui composent le paupérisme sont transmissibles. Aucune femme normale n'épouserait un pauvre, et la femme qui épouserait un pauvre ne peut bénéficier d'aucun conseil ni d'aucune connaissance livresque. Mais les hommes sont parfois tentés d'épouser des filles d'indigents si elles sont jolies. Ils devraient y réfléchir très attentivement, car certains traits ancestraux peuvent se manifester chez les enfants.

CHAPITRE XXXII

LE CONTRÔLE DES NAISSANCES OU LA LIMITATION DE LA DESCENDANCE

La connaissance de la prévention de la conception est essentielle - Incompréhensions concernant la propagande sur le contrôle des naissances - Les contraceptifs modernes ne nuisent pas à la santé - Imperfection des mesures contraceptives due au secret - Prévention de la conception et avortement radicalement différents - Plus de mariages conclus si les informations sur le contrôle des naissances étaient légalement accessibles - La demande de prostitution serait réduite - Maladies vénériennes dues au manque de connaissances - Autre phase du problème du contrôle des naissancesLes maladies vénériennes sont dues au manque de connaissances - Une autre phase du problème du contrôle des naissances - Connaissance des méthodes contraceptives dans les cas où il y a un soupçon d'aliénation mentale, et les heureux résultats.

Aucune fille, ni aucun homme d'ailleurs, ne devrait entrer dans les liens du mariage sans apprendre les derniers moyens d'empêcher la conception, de réguler le nombre d'enfants. Nous n'avons rien à dire à ceux qui considèrent toute tentative de régulation du nombre d'enfants comme un péché, même si nous pensons qu'il y a très peu de personnes, à l'exception de la couche la plus basse de la société, qui ne recourent pas à certaines mesures de régulation. Sinon, la plupart des familles compteraient de dix à vingt enfants au lieu de deux ou trois. Je n'ai pas non plus l'intention de consacrer ce chapitre à une présentation détaillée des arguments en faveur de la régulation rationnelle de la descendance. Il s'agirait d'une simple répétition des arguments que j'ai présentés ailleurs.[8] Mais quelques points peuvent être abordés ici.

Bien que le sujet du contrôle des naissances soit beaucoup mieux connu aujourd'hui qu'il ne l'était lorsque nous avons commencé à en faire la propagande, on ne saurait trop en parler, car les malentendus à son sujet vont presque de pair avec la propagande.

---

[8] La limitation de la descendance par la prévention de la conception.

Tout d'abord, il y a l'idée stupide que nous tenterions de réguler le nombre d'enfants par la force, que nous obligerions les gens à avoir un petit nombre d'enfants. Rien n'est apparemment plus absurde, et pourtant de nombreuses personnes y croient sincèrement. Rien n'est plus faux. Au contraire, bien que nous soyons favorables au contrôle des naissances, nous conseillons de limiter la descendance uniquement à ceux qui, pour diverses raisons, financières, héréditaires ou hygiéniques, ne peuvent pas avoir beaucoup d'enfants. Nous croyons fermement que les couples en excellente santé, dont l'hérédité est intacte, qui sont aptes à élever des enfants et qui ont les moyens de le faire, devraient avoir au moins une demi-douzaine d'enfants. S'ils en avaient une douzaine, ils mériteraient les remerciements de la communauté. Tout ce que nous demandons, c'est que dans une question aussi importante que la mise au monde d'enfants, les parents qui doivent porter tout le fardeau de l'éducation de ces enfants aient le droit de décider. Ils devraient avoir les moyens de contrôle. Ils devraient pouvoir décider s'ils auront deux, six ou une douzaine d'enfants.

MESURES CONTRACEPTIVES

L'argument selon lequel les contraceptifs nuisent à la santé de la femme, de l'homme, ou des deux, peut être sèchement rejeté. Ce n'est le cas d'aucun des contraceptifs modernes. Mais même si c'était vrai, l'ampleur des dommages causés par les contraceptifs serait comme une goutte d'eau par rapport aux dommages résultant de grossesses et d'accouchements excessifs. Certaines des mesures contraceptives demandent un certain effort pour être utilisées, certaines sont inesthétiques, mais ce sont des bagatelles et constituent un petit prix à payer pour le privilège de pouvoir réguler le nombre de ses enfants selon ses désirs intelligents.

L'argument le plus couramment avancé contre les contraceptifs est qu'ils ne sont pas absolument sûrs, c'est-à-dire qu'ils ne sont pas absolument fiables, qu'ils ne préviennent pas dans tous les cas. C'est vrai, mais il y a trois réponses qui rendent cette objection invalide. Premièrement, de nombreux cas d'échec sont imputables non pas aux contraceptifs eux-mêmes, mais à leur utilisation inappropriée, négligente et inintelligente. Les meilleures méthodes du monde échoueront si elles ne sont pas utilisées correctement. Deuxièmement, si les mesures sont efficaces dans 98 ou 99 % des cas et échouent dans un ou deux pour cent des cas, elles constituent alors une bénédiction. Certaines femmes seraient les plus heureuses du monde si elles pouvaient rendre infructueuses 98 % de leurs relations conjugales. Troisièmement, les imperfections de nos mesures contraceptives sont dues au secret dont il faut nécessairement entourer tout le sujet. Si le sujet du contrôle des naissances pouvait être entièrement discuté dans les livres de médecine, il ne fait aucun doute que nous disposerions rapidement de mesures absolument sûres et ne laissant rien à désirer. Mais même telles qu'elles sont, ces mesures valent mieux que rien, et comme nous l'avons dit au début de ce chapitre, il est du devoir de chaque jeune femme d'acquérir, comme l'un des éléments de son éducation sexuelle, la connaissance des moyens d'éviter les grossesses trop fréquentes. En fait, je considère que c'est le point le plus important de l'éducation sexuelle d'une femme, et si elle n'a rien appris d'autre, elle doit l'apprendre. Car cette information est *absolument* nécessaire à sa santé et à son bonheur futurs.

QUELQUES CAS DE LA VIE QUOTIDIENNE

Au cours de mes vingt années de travail pour la cause du contrôle rationnel des naissances, j'ai été en contact avec des milliers et des milliers de cas qui démontrent de la manière la plus convaincante possible les résultats tragiques de la maternité forcée ou non désirée, et de la peur de la maternité forcée ou non désirée.

Certains de ces cas ont été observés dans ma propre pratique, d'autres m'ont été rapportés par des confrères médecins, d'autres encore m'ont été décrits par des victimes vivant dans toutes les régions de ce vaste pays. Si je devais rassembler et rapporter tous les cas qui ont été portés à ma connaissance au cours de ces vingt années, ils feraient sans exagération un volume de la taille de la dernière édition du dictionnaire standard, imprimé dans les mêmes petits caractères. Certains d'entre eux sont carrément déchirants. Elles vous rendent malade devant la stupidité de la race humaine, devant la stupidité et la brutalité des législateurs. Mais je ne souhaite pas faire appel à vos émotions. Je ne veux pas prendre des cas extrêmes et uniques. Je vais donc relater brièvement quelques cas quotidiens, qui vous démontreront la bienfaisance de la connaissance contraceptive et la tragédie et la misère causées par l'absence d'une telle connaissance.

Cas 1. Ce type de cas est si courant que j'ai presque envie de m'excuser d'y faire référence. Cette femme, que j'appellerai Mme Smith, était mariée depuis un peu plus de neuf ans et avait donné naissance à cinq enfants. Elle était une excellente mère, les soignait elle-même, prenait bien soin d'eux, et tous les cinq vivaient et étaient en bonne santé. Mais à force de s'occuper d'eux et du ménage toute seule, car ils n'avaient pas les moyens d'engager une servante ou une infirmière, elle avait perdu toute sa vitalité, toute sa superbe énergie d'origine s'était réduite à néant ; ses nerfs étaient à bout et elle n'était plus que l'ombre d'elle-même. La peur d'une nouvelle grossesse devient une obsession. Elle en rêvait la nuit et cela empoisonnait ses heures de veille. Elle sentait qu'elle ne pouvait tout simplement pas vivre une autre grossesse, un autre accouchement, avec ses nuits d'insomnie et ses journées épuisantes. Elle a demandé au médecin qui avait mis ses enfants au monde de lui donner des mesures préventives, mais il s'est moqué de l'affaire. « Tout ce qu'il lui a conseillé, c'est d'être prudente. Et lorsque, malgré sa prudence, elle tomba à nouveau enceinte, horreur des horreurs, elle prit son courage à deux mains, se rendit chez le même médecin et lui demanda de la faire avorter. Mais c'était un médecin très respectable, un gentleman chrétien, et il s'indigna vivement de l'impudence avec laquelle elle était venue le voir pour lui demander de commettre un « meurtre ». Ses larmes et ses supplications furent vaines. Il reste inflexible.

Je ne répondrai ni par l'affirmative ni par la négative à la question de savoir s'il serait resté aussi inflexible si, au lieu de Mme Smith, qui ne pouvait payer que vingt-cinq dollars pour l'avortement, la patiente avait été l'une des clientes de sa société, qui pouvait payer deux cent cinquante dollars. Je la laisse ouverte. Je me contenterai de remarquer qu'en ce qui concerne l'avortement dans certains cas précis, l'indignation morale de certains médecins est inversement proportionnelle à l'importance des honoraires escomptés. Un médecin qui se sentira terriblement insulté lorsqu'une pauvre femme qui ne peut payer que dix ou quinze dollars demandera à être soulagée du fruit de son utérus, découvrira généralement que la femme qui peut se permettre de payer cent dollars a grandement besoin d'un curetage. Mais non. Il ne pratique pas d'avortement. Il se contente de cureter l'utérus.

Mais revenons à Mme Smith. Elle s'est éloignée du médecin indigné et inflexible. Mais elle est bien décidée à ne pas donner naissance à un autre enfant. Elle confie son problème à une voisine, qui l'envoie chez une sage-femme. La sage-femme n'était ni très experte, ni très propre. Mme Smith a dû aller la voir deux ou trois fois. Après avoir saigné pendant une dizaine de jours, elle a développé un empoisonnement du sang, dont elle est morte quelques jours plus tard, à l'âge précoce de vingt-neuf ans, laissant un père inconsolable, qui se consolera probablement avec une autre femme, et cinq enfants orphelins de mère, qui ne trouveront jamais de consolation. On peut trouver un substitut à une épouse, mais il n'y a pas de substitut à une mère.

Et ces tragédies sont quotidiennes. Que le Seigneur ait pitié des âmes de ceux qui en sont responsables.

Avant d'aller plus loin, je voudrais dire que c'est la terrible prévalence du fléau de l'avortement, avec ses maux concomitants d'infection, de mauvaise santé, d'invalidité chronique et de mort, qui, plus que tout autre facteur, nous incite à faire de la propagande en faveur du contrôle des naissances. Et ceux qui veulent interdire la diffusion de toute information sur la prévention de la conception font directement le jeu des avorteurs professionnels. Ils ne pourraient pas agir avec plus de zèle s'ils étaient de mèche avec ces derniers et s'ils étaient payés par eux. Après avoir évoqué le sujet de l'avortement, je tiens à faire une mise en garde. Dans notre propagande en faveur du contrôle des naissances, nous devons veiller à séparer la question de la prévention de la conception de celle de l'avortement. La loi stupide met les deux dans le même paragraphe, certains laïcs ignorants et des médecins tout aussi ignorants traitent les deux comme s'il s'agissait de la même chose, mais nous, dans nos discours et nos écrits, nous devons garder les deux séparées, nous devons montrer aux gens la différence essentielle entre la prévention et l'avortement, entre le fait de s'abstenir de créer la vie et de détruire la vie déjà créée ; nous devons montrer qu'il est vicieux d'infliger la même punition pour deux choses fondamentalement différentes, différentes non seulement en degré mais en nature - et ce n'est qu'en séparant ainsi les deux choses, en montrant que nous défendons une chose - la prévention - et non l'autre - l'avortement - que nous pourrons jamais gagner la sympathie générale du public et la coopération des législateurs. Je ne dis pas qu'il n'y a pas de nombreux cas où l'induction de l'avortement est non seulement justifiable, mais impérative ; mais c'est une question différente, et les deux questions ne doivent pas être confondues. Et nous nous opposerions et devrions nous opposer à toute tentative de confusion de la part d'un ennemi ou d'un ami.

Cas 2. M. A. et Mlle B. sont amoureux l'un de l'autre. Mais ils ne peuvent pas se marier, car son salaire est trop faible. Ils pourraient se risquer à se marier si le spectre d'un nombre indéfini d'enfants ne leur tendait pas la main. Elle est issue d'une bonne famille, elle a été élevée, sinon dans le luxe, du moins dans le confort et l'aisance, et tout bon Américain a l'ambition d'offrir à sa femme un foyer au moins aussi bon que celui que lui a donné son père. Son père, d'ailleurs, est mort prématurément de surmenage en essayant d'offrir tout le confort et tous les avantages possibles à une ribambelle de six filles célibataires et mariables.

Comme je l'ai dit, la peur des enfants les a retenus. Chaque année, l'espoir renaissait que, dans une autre année, leur union matrimoniale serait consommée. Mais les années passèrent. Les cheveux de M. A. devinrent fins et grisonnants, Mlle B. commença à avoir l'air hagard et pincé, et le mariage ne put toujours pas avoir lieu. Mlle B était très religieuse et très convenable, et ne voulait rien faire d'inconvenant. A n'était pas aussi correct ; il rendait occasionnellement visite à d'autres personnes, et comme l'enseignement de la prophylaxie vénérienne n'était pas inclus dans son cursus universitaire, il contracta une gonorrhée dont il mit environ six mois à se débarrasser. Pour résumer l'histoire, A avait trente-neuf ans et Mlle B trente-cinq lorsque le mariage maintes fois reporté a été consommé, mais Cupidon semblait être occupé ailleurs lorsque la cérémonie a eu lieu, et il y a très peu de romantisme dans leur vie conjugale. Le mariage est resté sans enfant, comme je l'avais annoncé à M. A.

Je considère que c'est une vie gâchée - et tout cela à cause d'un manque de connaissances.

Si les anti-préventionnistes, ceux qui s'opposent à toute information sur la prévention de la conception, n'étaient pas aussi désespérément stupides, ils verraient que, de leur propre point de vue, il serait préférable que cette information puisse être obtenue légalement. En effet, elle permettrait de multiplier les mariages qui, autrement, ne seraient pas célébrés et, en favorisant les mariages précoces, elle contribuerait à réduire la demande de prostitution et à faire reculer les maladies vénériennes. Et comme on le sait, les maladies vénériennes sont l'un des principaux facteurs du suicide des races.

Cas 3. Une jeune femme était mariée à un homme qui, en plus d'être un ivrogne brutal, était sujet à des crises de folie périodiques. Tous les ans ou tous les deux ans, il était conduit à l'asile d'aliénés pour quelques semaines ou quelques mois, puis libéré. À chaque fois, il fêtait sa liberté en fécondant sa femme. Celle-ci le détestait et le haïssait, mais ne pouvait se protéger de ses « étreintes ». Et elle devait se voir donner naissance à des enfants anormaux les uns après les autres. Elle a supplié son médecin de lui donner des moyens de prévention, mais celui-ci a invoqué l'ignorance et l'illégalité de la chose. La femme s'est finalement suicidée, mais pas avant d'avoir donné naissance à six enfants anormaux, qui deviendront probablement des ivrognes, des criminels ou des fous.

Et parce que nous nous opposons à ce type d'élevage, nous sommes accusés d'être des ennemis de la race humaine, de prôner le suicide racial, de violer les lois de Dieu et de l'homme. Oh, si un Sampson puissant pouvait frapper ces imbéciles avec une mâchoire d'âne, si un Hercule mental pouvait desserrer les fontanelles de leurs crânes pétrifiés et leur faire entendre raison !

Cas 4. Cette observation concerne un couple dont les deux membres avaient une très mauvaise hérédité. Le sang de chacun d'eux était gravement contaminé. Le médecin qui avait soigné le mari les avait mis en garde et leur avait dit qu'ils n'avaient pas le droit d'avoir des enfants. Mais ici, les rôles sont inversés. Le médecin voulait leur donner les moyens de prévention, mais le mari et la femme, pieux catholiques romains, ne voulaient pas aller à l'encontre de leur religion et de Dieu (comme si Dieu voulait un monde rempli d'imbéciles), et refusaient d'employer la moindre précaution. Ils ont eu quatre enfants jusqu'à présent. L'un d'entre eux semble assez normal, si ce n'est qu'il est idiot, ce en quoi il ressemble à ses parents ; deux sont sourds et aveugles d'un œil ; le quatrième est un crétin, pratiquement un idiot.

Ce cas nous confronte à une autre phase du problème. Que faire lorsque les parents, stupides et ignorants, refusent de cesser d'engendrer des êtres sans valeur ? L'agitation eugénique, l'éducation, feront naître une opinion publique si forte que seuls les idiots, qui seront vasectomisés ou mis à l'écart, oseront mettre au monde des enfants handicapés physiquement et mentalement.

Cas 5. Ce couple était marié depuis huit ans et avait cinq enfants. Un autre enfant - non, elle préférait la mort. Ils ont pratiqué le coït interrompu pendant un certain temps, avec un dégoût mutuel, mais lorsque la femme a été surprise à nouveau, elle a dit : « Plus jamais ça ! » Et elle ne laissa pas son mari s'approcher d'elle. Il pouvait faire ce qu'il voulait, elle s'en fichait. Au bout de quelques mois, il a commencé à aller voir ailleurs - il a contracté la syphilis, il a dû abandonner son poste, le foyer a été brisé, la femme est partie travailler, les enfants sont dispersés - bref, un foyer, dont on nous dit qu'il est le fondement de notre société, est brisé, et il y a de la misère et du malheur tout autour - et tout cela à cause d'un manque d'informations opportunes.

Cas 6. M. A et Mlle B, âgés respectivement de vingt-huit et vingt-cinq ans, se connaissent depuis plusieurs années et, malgré leur profession, qui est censée rendre les gens blasés et cyniques - lui étant journaliste et elle rédactrice d'articles spéciaux - sont tout à fait amoureux l'un de l'autre. Mais leur métier et leurs revenus sont tels qu'ils ne peuvent se permettre d'avoir et d'élever des enfants. Ils aimeraient se marier, mais le spectre d'un enfant - ou plutôt d'enfants - les effraie ; ils restent donc célibataires, au grand dam de l'un et de l'autre, physiquement et mentalement. Accidentellement, ils apprennent les moyens appropriés pour réguler la conception, se marient et vivent heureux, jusqu'à ce qu'ils se trouvent en position d'avoir des enfants et de les élever correctement.

En quoi la société a-t-elle été lésée par l'acquisition par ce jeune couple d'informations sur la contraception ?

Cas 7. M. C et Mlle D sont amoureux l'un de l'autre. Malheureusement, il existe un fort soupçon de folie héréditaire de part et d'autre. Ils sont trop optimistes pour penser à donner naissance à des enfants. Ils pourraient s'en sortir, mais avec la folie, on ne prend pas de risque. La chose est trop terrible. Ils sont condamnés à une vie de célibat, ce qui signifie pour eux une vie de solitude et de misère. Mais comme un ange venu du ciel, ils apprennent qu'il est possible de vivre une vie amoureuse sans être pénalisé. Ils se marient et il n'y a pas de couple plus heureux.

En quoi la société a-t-elle été lésée par l'obtention par ce couple des connaissances en matière de contraception ?

Cas 8. M. et Mme E sont mariés depuis cinq ans. Ils ont un enfant de quatre ans qui présente des symptômes évidents d'épilepsie. Ils sont horrifiés et une enquête révèle le fait que, dans la génération précédente, il y a eu beaucoup d'épilepsie du côté de la mère de l'enfant. Bien sûr, l'enfant suivant ne sera peut-être pas épileptique. Mais il se peut aussi qu'il le soit. Aucun parent ayant le sens des responsabilités ne prendrait de tels risques. Ils décident de renoncer aux relations conjugales. Ils le font pendant treize ou quatorze mois ; puis, une nuit, un accident se produit et, très vite, la femme se retrouve enceinte. Elle déclare qu'elle préfère mourir plutôt que de mettre au monde et de devoir s'occuper d'un autre enfant épileptique. Elle se rend chez un médecin ami qui la fait avorter et le couple, qui n'est pas à l'abri de futurs accidents s'il vit ensemble, décide de se séparer, et une tragédie se profile à l'horizon. Heureusement, ils apprennent que la conception peut être évitée, et ils continuent à vivre ensemble en se faisant du bien et en ne faisant de mal à personne.

En quoi la société a-t-elle été lésée par l'acquisition d'informations sur la contraception par ces personnes ?

Cas 9. M. et Mme F. sont mariés depuis six ans, et au cours de ces six années, ils ont eu la chance d'avoir quatre enfants. Lorsqu'il s'est marié, il gagnait 22 dollars par semaine, et c'est exactement ce qu'il gagne aujourd'hui. Entre-temps, le coût de la vie a augmenté de vingt-cinq pour cent, et il y a quatre bouches de plus à nourrir et quatre corps de plus à habiller. Il est plus facile d'imaginer la différence que cela a fait dans ce petit ménage que de l'énoncer. La petite mère a vieilli de seize ans au cours de ces six années, et il ne reste plus aucune trace de sa jeunesse. Elle aime ses enfants et ne veut pas s'en débarrasser. Elle n'accepterait pas un million de dollars pour l'un d'entre eux, mais elle ne donnerait pas cinq cents pour un autre. Mais c'est justement ce qui les terrifie : la possibilité d'en avoir un autre. Et cette possibilité la rend irritable, la fait repousser les moindres avances de son mari, lui fait déplacer son lit dans une autre pièce. Elle lui dit même d'aller satisfaire ses désirs sexuels ailleurs, tout en craignant et en tremblant qu'il ne suive son conseil. Bref, un beau jeune foyer est sur le point d'être perturbé. Heureusement, il lit quelque part un article sur la limitation volontaire de la descendance, il commence à se renseigner ; son médecin plaide l'ignorance, mais il persiste, le médecin se renseigne et obtient les informations souhaitées, qu'il partage avec le patient. L'harmonie est restaurée et un foyer heureux est rétabli.

Qui a été lésé par l'obtention de ces informations par le couple ? Et si personne n'a été blessé et que toutes les personnes concernées en ont bénéficié, pourquoi la transmission de ces informations devrait-elle être considérée comme un crime, punissable comme le plus atroce des crimes ?

Cas 10. M. et Mme G sont mariés depuis quinze ans. Ils ont eu sept enfants, un nombre suffisant pour une famille. Ces sept enfants sont nés au cours des onze premières années de leur vie conjugale. Au cours des cinq dernières années, craignant d'en avoir d'autres, ils se sont d'abord abstenus, puis ont adopté une méthode dont tous les sexologues modernes savent qu'elle est préjudiciable au système nerveux de l'homme et de la femme. L'homme est devenu une épave, d'abord neurasthénique, puis impuissant, grincheux et grognon, incapable de s'entendre au bureau, se disputant constamment avec sa femme, qui est devenue une épave tout aussi épouvantable. Leur situation économique et le trop grand nombre d'enfants en bas âge ont empêché la séparation des parents. Ils continuent à vivre ensemble, mais comme un chat et un chien attachés dans un sac. Chacun priait silencieusement pour se débarrasser de l'autre. Mais une conversation entendue dans un établissement de bains turcs l'a mis sur la bonne piste, et un an plus tard, nous retrouvons le couple réconcilié, tous deux en bonne santé et menant une vie paisible et assez harmonieuse. Et ceux qui ont le plus bénéficié de ce changement sont les enfants. En quoi la société a-t-elle été lésée ? Et encore, si le médecin qui a donné l'information à M. G. avait été pris et condamné, il aurait été envoyé en prison pour un an, deux ans ou cinq ans. L'aurait-il mérité ? Nous avons ici plusieurs cas clairs, simples, sans fard et sans fioritures qui sont typiques de millions de cas similaires et qui prouvent de manière concluante que la loi contre la transmission d'informations sur la prévention de la conception est brutale, vicieuse, antisociale. Une telle loi ne devrait-elle pas être abrogée, rayée des livres de loi ?

CHAPITRE XXXIII

Conseils aux jeunes filles qui s'approchent du seuil de la féminité

L'attirance irrésistible de la jeune fille pour l'homme - Les tentations de la jeune fille non protégée - Certains hommes qui importunent la jeune fille - Risque d'infection vénérienne - Danger d'imprégnation - On ne peut pas toujours compter sur l'utilisation de contraceptifs par la femme non mariée - Nature des hommes qui séduisent les jeunes filles - Exceptions - La maternité illégitime - Difficultés pour la mère illégitime qui doit gagner sa vie - L'enfant de l'asile d'enfants trouvés - Attitude sociale à l'égard des mères illégitimes Séduction des filles - Exceptions - Maternité illégitime - Difficultés pour la mère illégitime qui doit gagner sa vie - L'enfant de l'asile d'enfants trouvés - Attitude sociale envers l'illégitimité - Responsable du mal de l'avortement - Dangers de l'avortement - La jeune fille qui a perdu sa virginité.

Lorsqu'une jeune fille a passé la période de transition de la puberté et entre dans la vie de jeune femme, elle exerce une attraction irrésistible sur le sexe masculin. Qu'elle donne l'impression d'une succulente rose rouge ou d'un délicat lys blanc, les charmes d'une belle fille de dix-sept ou dix-huit ans, en bonne santé et brillante, sont indéniables et leur attrait pour le sens esthétique et sexuel de tout homme normal est un phénomène normal et *naturel*. Nous ne nous arrêterons pas ici sur la question de savoir si c'est une bonne ou une mauvaise chose qu'il en soit ainsi. Mais il s'agit d'un phénomène naturel, d'une loi naturelle, si l'on veut, et l'on ne se dispute pas avec les phénomènes naturels. C'est inutile. Mais l'attirance que la jeune fille exerce sur l'homme est lourde de dangers pour elle, et il n'est donc pas inutile de donner quelques conseils et de faire quelques mises en garde.

Tentations. Tu as de la chance, ma jeune amie, si tu viens d'un foyer bien protégé, si tu as été bien élevée, si tu as une bonne et sage mère qui sait prendre soin de toi. Les sages conseils d'une mère donnés au bon moment et sa camaraderie de tous les instants sont plus invulnérables qu'une armure d'airain et plus sûrs que des portes verrouillées et des fenêtres à barreaux. Mais si vous avez perdu votre mère en bas âge, ou si votre mère n'est pas de la bonne espèce - il ne sert à rien de cacher que certaines mères ne sont pas ce qu'elles devraient être - si vous devez vous débrouiller seule, si vous devez travailler dans un magasin, dans un bureau, et surtout si vous vivez seule et non avec vos parents, alors les tentations sous la forme d'hommes, jeunes et vieux, vous rencontreront à chaque pas ; elles grouilleront autour de vous comme des mouches autour d'un morceau de sucre ; elles se colleront à vous comme des abeilles autour d'un bouquet de chèvrefeuille.

Je ne veux pas que vous ayez la fausse idée que tous les hommes ou la plupart des hommes sont mauvais et méchants, et qu'ils sont constamment à l'affût pour ruiner les jeunes filles. Non. La plupart des hommes sont bons et honorables et trop consciencieux pour ruiner une jeune vie. Mais il y a des hommes, jeunes et vieux, qui sont dépourvus de toute conscience, qui sont tellement égoïstes que leur plaisir personnel est leur seul guide de conduite. Ils vous harcèlent. Certains prétendront mensongèrement qu'ils sont amoureux de vous ; d'autres croiront peut-être sincèrement qu'ils sont amoureux de vous, confondant une passion passagère avec le sentiment sacré de l'amour. Certains vous promettront même de vous épouser, certains avec sincérité, d'autres avec l'intention délibérée de vous tromper. D'autres encore essaieront de vous convaincre que la chasteté est une vieille superstition et qu'il n'y a rien de mal à avoir des relations sexuelles. Bref, ces hommes emploieront tous les moyens pour vous inciter à avoir des relations sexuelles avec eux.

Ne le faites pas !

Je ne suis pas en train de vous prêcher ou de vous sermonner. Je ne fais pas appel à votre religion ou à votre morale. En effet, si vous avez des idées religieuses ou morales bien arrêtées contre les relations sexuelles illicites, vous n'avez pas besoin de mes conseils ni de ceux de qui que ce soit d'autre. Mais je suppose que vous êtes une jeune fille plus ou moins moderne, avec peu ou pas d'éducation religieuse, ou peut-être une jeune fille radicale, qui a secoué les chaînes de la religion et de la tradition. Et c'est à vous que je dis : « Ne le faites pas : *Ne le faites pas*. Pourquoi ? Parce qu'il y va de votre bien-être, de votre bonheur futur. Je parle du point de vue de votre propre bien, et de ce point de vue je dis : « Résistez à toutes les tentatives que les hommes font de manière exclusive : Résistez à toutes les tentatives que les hommes font exclusivement dans le but de satisfaire leur désir sexuel, leur convoitise.

Vous me demanderez à nouveau pourquoi ? Pour plusieurs raisons. Tout d'abord, vous courez le risque d'une infection vénérienne. Le danger n'est pas aussi grand aujourd'hui qu'autrefois, mais il l'est suffisamment. Il y a encore beaucoup d'hommes assez malhonnêtes pour se livrer à des relations sexuelles avec une femme alors qu'ils savent qu'ils ne sont pas radicalement guéris. Le même homme qui ne se mariera que s'il est sûr d'être parfaitement guéri n'hésitera pas à faire courir le risque d'une infection vénérienne à une jeune fille ou à une femme de passage. Je le sais personnellement, parce que je les ai traités ; oui, j'ai traité plusieurs jeunes hommes intelligents et radicaux qui ont infecté des jeunes filles. Et certaines de ces jeunes filles, par ignorance et innocence, ont à leur tour infecté d'autres hommes. Le premier danger est donc celui de l'infection vénérienne.

Le deuxième danger, encore plus grand et plus certain que le premier, est le danger de la grossesse. Or, dans les conditions morales et socio-économiques actuelles, la grossesse d'une jeune fille est une terrible calamité. Elle est ostracisée partout et, si elle est découverte, c'est sa mort sociale qui est en jeu. Mais vous me direz : « N'existe-t-il pas des remèdes pour empêcher la conception ? N'êtes-vous pas vous-même l'un des principaux contrôleurs de la natalité, l'un des principaux défenseurs de l'utilisation des contraceptifs ? » Oui, chère jeune femme, mais je n'ai jamais prétendu que les contraceptifs étaient *absolument* infaillibles, je n'ai jamais prétendu qu'ils étaient efficaces à *100 %* dans *100 %* des cas. Mais s'ils sont efficaces 999 fois ou même 990 fois sur 1000, ils sont une bénédiction. Et des milliers de familles les considèrent ainsi. Et si une femme mariée se fait prendre de temps en temps, le malheur n'est pas si grand. Mais si l'accident arrive à une femme non mariée, le malheur *est* grand. Mais il ne faut pas oublier que les accidents sont moins susceptibles d'arriver aux femmes mariées qu'aux femmes non mariées. La femme mariée n'a pas peur, n'a pas besoin de secret, et elle peut se préparer avec soin, en toute connaissance de cause. La jeune fille non mariée ne dispose généralement pas des commodités nécessaires, elle doit garder plus ou moins le secret, elle doit souvent se dépêcher, et c'est pourquoi les accidents sont plus susceptibles de se produire malgré l'utilisation de contraceptifs. Ainsi, le deuxième danger, plus sinistre encore que le premier, est celui de la grossesse. « Mais si un malheur survient, ne puis-je pas me faire avorter ? Non, pas toujours. On ne trouve pas à tous les coins de rue des médecins prêts à pratiquer un avortement. Mais là n'est pas l'essentiel. Ce que j'ai à dire à ce sujet, je le dirai plus loin dans ce chapitre.

Dans ce cas, il est bon que vous gardiez à l'esprit que ces mêmes hommes qui déploient tous leurs efforts, qui font appel à toutes leurs fibres et à tous leurs nerfs pour vous obtenir, vous mépriseront et vous détesteront dès qu'ils auront réussi à vous faire céder à leurs désirs. C'est l'une des pires taches du caractère masculin, une tache dont le caractère féminin est entièrement exempt. Certains hommes - heureusement peu nombreux - sont de telles ordures morales qu'ils prennent un plaisir morbide à se vanter publiquement de leurs conquêtes sexuelles et colportent sans scrupules le nom de la fille qu'ils ont réussi à séduire par de fausses promesses astucieuses ou par d'autres moyens. Et bien sûr, une telle fille a du mal ou ne peut pas se marier, et doit finir ses jours dans la solitude, sans l'espoir d'avoir un foyer à elle.

Pour ces raisons, je vous conseille vivement et sincèrement de ne pas céder aux sollicitations d'hommes irréfléchis ou sans scrupules, qui ne pensent qu'à leurs plaisirs sensuels et grossiers. C'est un conseil dicté par le bon sens, par votre intérêt profond, en dehors de toute considération religieuse ou morale.

Le conseil ci-dessus, ou le sermon si vous voulez, s'adresse principalement aux jeunes filles âgées de dix-huit à vingt-cinq ans. Si une fille a atteint l'âge de vingt-huit ou trente ans et qu'elle est prête à avoir des relations sexuelles illicites les yeux ouverts, en pleine connaissance des conséquences possibles, alors c'est son affaire, et personne ne peut lui dire non. Personne n'a le droit d'intervenir.

Mon conseil ne doit pas non plus être compris comme s'appliquant aux cas où il existe une affection réciproque sincère et une compréhension mutuelle. Il s'agit d'une question entièrement différente, qui n'a rien à voir avec les cas où l'homme est le poursuivant ou le séducteur et la femme une victime involontaire ou réticente.

Mais quelles que soient les relations entre l'homme et la jeune fille, qu'elle ait cédé dans un accès de passion, qu'elle ait été séduite par de fausses promesses, par la persuasion « morale », par l'influence hypnotique ou par la méthode vulgaire de l'ivresse, que doit-elle faire si elle se trouve, à son grand effroi, dans un état de grossesse ? Deux possibilités s'offrent à elle : soit laisser la grossesse aller à son terme, soit se faire avorter.

Si elle laisse la grossesse aller à son terme, elle a l'alternative d'élever elle-même l'enfant ouvertement ou de le placer secrètement dans un asile d'enfants trouvés. Dans le premier cas, la nécessité de reconnaître publiquement la maternité illégitime exige un tel courage moral qu'aucune femme sur mille n'en est capable. Ce n'est pas seulement le courage moral qui est requis ; l'ostracisme social pourrait être supporté avec stoïcisme et même avec sérénité, s'il n'était pas fréquemment associé à la crainte ou au danger réel de mourir de faim. Car, dans notre système actuel, la mère illégitime voit de nombreuses possibilités d'activité lui être fermées. Une institutrice perdrait instantanément son poste, de même qu'une femme occupant une fonction publique. On craint que son exemple n'ait une influence contaminante sur les enfants ou sur ses collègues de travail. Elle ne pourrait pas non plus être assistante sociale - je connais plus d'une femme qui a perdu son poste dans des institutions sociales ou philanthropiques dès que l'on a découvert qu'elle ne respectait pas strictement le code conventionnel de la moralité sexuelle. Elle ne peut pas non plus être gouvernante privée.

On voit donc que se reconnaître mère illégitime demande tant de courage, tant de sacrifices, que très, très peu de mères se trouvent aujourd'hui à la hauteur de la tâche. D'autant plus que les humiliations et indignités subies par l'enfant et les reproches ultérieurs de l'enfant lui-même font de la vie de la mère un véritable enfer. Cette alternative est donc généralement exclue.

Confier l'enfant à un asile d'enfants trouvés ou à une « ferme à bébés », c'est généralement le condamner à une mort lente, et pas si lente que cela. En effet, les statistiques montrent que 90 à 95 % des bébés placés dans ces institutions meurent en quelques mois. Et les rares qui survivent et grandissent n'ont pas une vie heureuse. La vie est déjà assez dure pour tout le monde ; pour les enfants qui viennent au monde handicapés par le déshonneur de l'illégitimité, la vie est une véritable torture. C'est généralement le cœur brisé et parce qu'il n'y a pas d'autre moyen de sortir du dilemme qu'une mère confie son bébé à un asile d'enfants trouvés. Elle espère et prie pour qu'il meure rapidement.

Compte tenu du sort lamentablement malheureux de la mère illégitime et de l'enfant illégitime, il n'est pas étonnant que toute femme célibataire, dès qu'elle se trouve enceinte, soit frénétiquement déterminée à se débarrasser de l'enfant dans le ventre de sa mère le plus tôt possible. Et l'avortement prospère dans tous les pays civilisés. Des milliers et des milliers de médecins, de semi-médecins et de sages-femmes gagnent richement leur vie dans ce pays en pratiquant l'avortement. Plus l'illégitimité est considérée comme honteuse dans un pays, plus l'interdiction d'utiliser des mesures de prévention de la conception est stricte, plus le nombre d'avortements est élevé dans ce pays. Mais l'avortement n'est pas une bagatelle que l'on peut entreprendre le cœur léger. Il est vrai que s'il est pratiqué par un médecin parfaitement compétent, avec toutes les précautions d'asepsie, il est pratiquement sans danger. Mais lorsqu'il est pratiqué par un médecin négligent ou une sage-femme ignorante, des problèmes peuvent survenir. Un empoisonnement du sang peut se produire, la patiente peut être très malade pendant un certain temps et, une fois guérie de la maladie aiguë, elle peut rester invalide toute sa vie. Il arrive même que la patiente meure. La question de savoir si l'avortement est justifiable ou non dans des circonstances particulières est une question distincte, que j'ai abordée dans un autre lieu. Mais en laissant de côté l'aspect éthique de la question, si vous avez décidé de vous faire avorter, assurez-vous de consulter un médecin consciencieux et évitez les charlatans et les sages-femmes. Une grossesse inattendue et non désirée est une punition suffisante et il n'y a aucune raison de vous punir davantage en devenant une invalide chronique ou en payant de votre vie. Cela n'a aucun sens. Personne ne profitera de votre invalidité ou de votre mort.

Je ne veux pas quitter ce sujet sans insister à nouveau sur le fait que l'avortement n'est pas une bagatelle, à entreprendre ou même à évoquer à la légère. Trop de femmes, non seulement dans les rangs radicaux, mais aussi dans les rangs conservateurs, ont l'habitude de considérer l'avortement comme une plaisanterie, un ennui insignifiant, quelque chose comme un rhume de cerveau, qui, bien que désagréable, est sûr de passer en un jour ou deux. Ils connaissent Mme A et Mme B et peut-être Mlle C qui se sont fait avorter et qui, deux ou trois jours plus tard, sont redevenues comme avant. Oui. Mais elles ne connaissent pas Mlle D qui repose dans sa tombe, ni pourquoi Mlle E et Mme F sont invalides à vie. Les femmes qui se remettent facilement de leur avortement parlent volontiers de leur chance ; les femmes qui sont devenues des invalides chroniques ou qui reposent dans leur tombe à la suite d'un avortement ne parlent pas volontiers de ce sujet.

Ainsi, une fois de plus, rappelez-vous qu'un avortement n'est pas un acte anodin.

Encore un conseil et j'en aurai terminé. Certains hommes de bas niveau moral et mental sont sous l'influence de l'idée pernicieuse que si une fille a perdu sa virginité - quelles que soient les circonstances - elle ne vaut plus grand-chose et est une proie libre pour tous ceux qui peuvent la désirer. Et, comme des bêtes fauves, ces misérables spécimens de l'humanité harcèlent une telle fille avec beaucoup plus d'impudence, plus d'effronterie qu'ils n'osent en employer à l'égard d'une fille encore considérée comme vierge. De plus, les filles elles-mêmes sont empoisonnées par cette idée pernicieuse et n'osent pas opposer la même résistance que la vierge. Et elles cèdent souvent avec résignation, bien que ce soit contre leur gré et qu'elles éprouvent un sentiment de dégoût à l'égard de l'homme.

Encore une fois, *ne le faites pas*. Ne nourrissez pas l'idée médiévale que parce que vous n'êtes pas vierge au sens physique du terme, vous êtes « ruinée », « mauvaise » et paria. Il n'en est rien. Si, pour une raison ou une autre, vous n'êtes plus en possession d'un hymen intact, c'est votre affaire ou votre malheur, et celui de personne d'autre. Ne baissez pas les yeux pour autant et n'évitez pas les rencontres. Gardez la tête haute, ne craignez pas les rencontres et méprisez les railleries des stupides et des ignorants. Le caractère entier d'une personne ne dépend pas de la présence ou de l'absence de l'hymen, et un faux pas ne devrait pas ruiner toute la vie d'une personne. Un garçon n'est pas « ruiné », n'est pas un paria, parce qu'il a eu des relations sexuelles avant le mariage, et bien que les cas du garçon et de la fille ne soient pas exactement identiques, la pauvre fille ne devrait pas être obligée d'expier une erreur toute sa vie.

Ce n'est pas juste.

CHAPITRE XXXIV

CONSEILS AUX PARENTS DE JEUNES FILLES MALCHANCEUSES

Attitude des parents à l'égard d'une malheureuse fille - Le cas d'Edith et ce qu'a fait son père - Les cas pitoyables de Mary B. et de Bridget C.

Supposons que vous soyez les parents d'une jeune fille à qui il est arrivé un malheur. Je reconnais que c'est un malheur, une catastrophe. Probablement la plus grande catastrophe qui, dans notre système social actuel, puisse arriver à une jeune femme non mariée. Qu'allez-vous faire ? Allez-vous la déshonorer - en vous déshonorant vous-mêmes par la même occasion - allez-vous la mettre à la porte, la condamner au suicide ou à une vie qui est souvent pire que la mort ? Ou bien allez-vous la soutenir dans ses heures sombres, la protéger, l'entourer d'un mur de protection contre un monde cruel et indiscret, gagner ainsi sa gratitude éternelle et la mettre sur la voie de l'amélioration de soi et d'un travail social utile ? Lequel des deux sera-t-il ? Mais avant de vous décider, gardez à l'esprit que votre fille n'est pas entièrement à blâmer et qu'une partie de la faute vous incombe. Si elle avait été *bien* élevée, cela ne serait pas arrivé. Je sais qu'une telle chose n'aurait jamais pu se produire dans mon foyer. Mais je sais comment j'aurais agi si une telle chose était arrivée. Et je vais vous dire comment un père et une mère ont agi dans ces circonstances.

Ils sont loin d'être riches, mais plutôt à l'aise ; ils ont un magasin qui paie bien. Edith était leur trésor, parce qu'elle était si jolie et si pleine de vie. Malheureusement, elle était trop jolie et trop pleine de vie. Elle n'avait que dix-sept ans, mais elle était très développée et avait de nombreux jeunes admirateurs à la tête vide, qui la couvraient de compliments idiots et de friandises. Elle devint frivole et flirteuse et commença à avoir de mauvais résultats au lycée. Elle échoue en dernière année et refuse de reprendre l'année. Maintenant qu'elle était seule et qu'elle n'avait personne à qui rendre des comptes, elle commença à sortir beaucoup et plus que jamais à flirter. Une nuit, elle resta dehors plus tard que d'habitude, ses parents s'inquiétèrent, et lorsqu'elle rentra à la maison vers deux heures du matin, il y eut une querelle, et le père, qui était un homme sévère et impulsif, lui donna une bonne raclée. Par la suite, elle sortit très peu, se renferma sur elle-même, devint plutôt mélancolique, perdit l'appétit et ne dormit pas bien. À toutes les questions qu'on lui posait, elle répondait qu'elle n'avait rien de grave, qu'elle se sentait simplement un peu indisposée. Quatre ou cinq mois se sont ainsi écoulés.

Mais finalement, la maladie ne pouvait plus être cachée. La mère fut la première à le découvrir. Lorsqu'elle prit conscience que sa belle Edith, qui n'avait pas encore dix-huit ans, était enceinte, elle tomba rapidement dans les pommes et il fallut à Edith et à la femme de chambre un certain temps pour lui faire reprendre ses esprits. Elle devint distraite. Elle s'agita pitoyablement, ne sachant que faire, ni quelle décision prendre. Elle essaya de cacher la chose au père, mais il vit que quelque chose n'allait pas et il ne lui fallut pas longtemps pour lui arracher la vérité. De même que la mère, en apprenant la tragique vérité, s'était réfugiée dans un évanouissement, de même le père se réfugia dans une rage de Berserker. Il fulminait, tempêtait et risquait de faire une attaque apoplectique. Il voulut frapper la fille, mais la mère s'interposa. Il ordonna alors à Edith de sortir de la maison et de ne plus jamais franchir le seuil de sa porte. Edith le regarda pour voir s'il était sérieux ; la mère essaya d'intervenir, mais il était inflexible et exigea qu'elle parte immédiatement. Edith commença à rassembler quelques affaires, les larmes roulant silencieusement sur son visage.

Et là, un changement soudain s'opère chez le père. Certains hommes (et certaines femmes) sont écrasés par de petits malheurs ; de véritables catastrophes réveillent leurs qualités les plus fines, qui sommeillaient en eux et qui auraient pu rester endormies en eux pour toujours. En quelques minutes, il semble avoir subi une métamorphose complète. Il s'approcha d'Edith, la prit dans ses bras, l'embrassa, lui dit de rester, de se calmer et qu'ils verraient ce qu'il était possible de faire. Quelques jours plus tard, elle fut confiée à un médecin qui pratiqua un avortement. Elle est restée assez malade pendant environ six semaines et, à un moment donné, il y a eu un risque d'empoisonnement du sang. Mais elle s'est rétablie. Elle était différente. Elle s'était débarrassée de sa frivolité et de sa légèreté comme d'un vieux vêtement. Elle reprit sa dernière année de lycée, entra à Barnard, d'où elle sortit parmi les premiers, et commença bientôt à enseigner dans ce même lycée où elle avait été élève. L'un des professeurs tomba amoureux d'elle et elle tomba amoureuse de lui. Il lui demanda de l'épouser. Elle ne voulait pas qu'un squelette du passé vienne faire vibrer ses os et gâcher leur vie de couple, et elle lui raconta le malheureux incident. Un bon test, d'ailleurs, pour découvrir le véritable amour d'un homme et l'étendue de son caractère. Heureusement, l'amour de cet homme était un véritable amour, et non une simple passion, et il était vraiment large d'esprit, ce qui n'est pas très courant chez les instituteurs. Leur vie conjugale est très heureuse. La relation entre la fille et les parents est empreinte d'un amour sincère et d'un profond respect mutuel.

N'est-ce pas mieux ainsi ?

Les parents d'Edith n'ont-ils pas agi plus décemment, plus gentiment, plus humainement, plus sagement que les parents, disons, de Mary B, qui, lorsqu'ils ont découvert son état, l'ont mise à la porte de la maison, dans laquelle elle a été ramenée deux jours plus tard à l'état de cadavre, repêchée dans l'East River ? Le père d'Edith n'a-t-il pas agi plus noblement, plus sagement même d'un point de vue purement égoïste que le père de Bridget C, qui a jeté sa fille sans le sou dans la rue, où il a dû la voir ensuite se poudrer et se peindre pour racoler les hommes et les garçons ? La mère est morte d'un cœur brisé et le père, incapable de supporter cette disgrâce constante et répétée, est devenu un ivrogne incorrigible.

Pères et mères ! Élevez vos filles, gardez-les et protégez-les, afin que le malheur d'une grossesse illégitime ne les atteigne pas. Mais si le malheur les a frappées, restez à leurs côtés ! Ne les abandonnez pas dans ces heures sombres, les heures les plus sombres de la vie d'une fille. Ne leur donnez pas de coups de pied - elles sont déjà suffisamment abattues. Soutenez-les, elles deviendront de bonnes femmes et vous aurez leur reconnaissance éternelle. Si vous ne les soutenez pas, vous êtes pires que les bêtes de la jungle et vous méritez leur malédiction éternelle. Vous êtes indignes d'être ou d'être appelés parents, car vous êtes dépourvus de la moindre étincelle de ce sentiment sacré qu'est l'amour parental, un sentiment qui, malheureusement, chez trop de parents, n'est remplacé que par l'égoïsme le plus sordide et le plus brutal.

CHAPITRE XXXV

RELATIONS SEXUELLES PENDANT LES RÈGLES

Appétit sexuel accru de nombreuses femmes pendant les règles - Rapports sexuels pendant la période menstruelle - Quand les rapports sexuels peuvent être autorisés - Injection avant le coït pendant les règles - Fausseté de l'idée ancienne de l'injure.

Cette question peut sembler étrange et superflue à certains, une question qui ne se poserait jamais. Pourtant, les laïcs seraient surpris s'ils apprenaient la fréquence avec laquelle, de nos jours, cette question est posée au médecin spécialisé dans les questions sexuelles. Certains maris viennent voir le médecin en se plaignant que les menstruations sont la seule période pendant laquelle leurs femmes exigent des relations sexuelles, et demandent si quelque chose ne pourrait pas être fait pour les guérir de ce qu'ils considèrent comme un désir anormal.

D'un point de vue biologique, le désir de la femme d'avoir des relations sexuelles pendant les menstruations ne devrait pas sembler étrange ou anormal, car nous devons garder à l'esprit que les menstruations présentent une certaine analogie avec le rut chez les animaux. Or, les animaux n'autorisent les rapports sexuels qu'au moment du rut.

Des recherches récentes ont révélé que le nombre de femmes dont l'appétit sexuel est *accru* pendant la période précédant, suivant et suivant immédiatement les menstruations est assez considérable. Il existe également un pourcentage plus faible de femmes qui *ne* ressentent le désir à *aucun autre moment que* pendant les règles.

D'une manière générale, les relations pendant les règles sont à déconseiller. Il y a plusieurs raisons à cela. La première raison, qu'il n'est pas nécessaire de détailler, est d'ordre esthétique. La deuxième raison est que les rapports sexuels pendant les règles peuvent dans certains cas entraîner une congestion de l'utérus et des ovaires. Troisièmement, les pertes menstruelles, qui, comme nous le savons, ne sont pas constituées de sang pur mais d'un mélange de sang, de mucus et de muqueuse dégénérée de l'utérus, peuvent provoquer un catarrhe de l'urètre chez l'homme. Quatrièmement, et c'est un point qu'il faut garder à l'esprit, tout écoulement dont peut souffrir une femme est toujours aggravé pendant les règles. Pour ces raisons, les relations pendant les menstruations ne sont pas souhaitables.

Mais si la femme a une forte libido pendant cette période et n'a pas de libido à d'autres moments, elle peut avoir des rapports pendant le dernier jour ou les deux derniers jours des règles. Tout désagrément peut être évité et tout écoulement peut être éliminé en faisant à la femme une injection antiseptique douce et chaude avant le coït. L'idée ancienne de la nocivité des rapports pendant la menstruation et des résultats désastreux qui en découlent n'a qu'un fondement très mince. Elles ne reposent sur aucune base scientifique et, bien qu'il soit triste de constater les faits, il existe de nombreux couples qui se livrent à de telles relations de façon régulière, sans que le mari ou la femme n'en pâtisse.

CHAPITRE XXXVI

RAPPORTS SEXUELS PENDANT LA GROSSESSE

Abstinence complète pendant la grossesse - Mauvais résultats de l'abstinence complète - Intensité des relations pendant les quatre premiers mois - Rapports sexuels pendant les cinquième, sixième et septième mois - Rapports sexuels pendant les huitième et neuvième mois - Abstinence après la naissance de l'enfant.

La question de savoir si les rapports sexuels sont autorisés pendant la grossesse est souvent posée au médecin. Certains extrémistes et théoriciens exigent une abstinence totale pendant toute la durée de la grossesse. Une telle abstinence n'est non seulement pas possible, mais elle est inutile et peut s'avérer un facteur de perturbation ; elle peut non seulement créer des dissensions, mais aussi détruire la vie amoureuse du mari et de la femme. Je connais des cas où la femme, influencée par des enseignements erronés sur la nécessité d'une abstinence totale pendant la grossesse, sur les dommages que les rapports sexuels pourraient causer à l'enfant, a persisté à tenir son mari à l'écart ; et le résultat a été que le mari a commencé à fréquenter d'autres femmes, et il a pris cette habitude à tel point qu'il a refusé d'y renoncer complètement, même après la naissance de l'enfant. On ne peut attendre d'un homme marié, habitué à des relations sexuelles plus ou moins régulières, qu'il s'abstienne totalement pendant neuf ou dix mois. Une telle exigence est déraisonnable et injustifiée. Toutes les affirmations concernant les effets néfastes des rapports sexuels sur la mère et l'enfant manquent de preuves et de fondements. Au cours des quatre premiers mois de la grossesse, il n'est pas nécessaire de modifier les relations sexuelles habituelles. Leur « intensité » doit être modérée, mais leur fréquence ne doit pas l'être. Au cours des cinquième, sixième et septième mois, les rapports sexuels doivent être plus rares - une fois toutes les deux ou trois semaines -, l'acte doit être effectué sans violence ni intensité, et la position habituelle doit être inversée ou changée pour une position latérale. Au cours des huitième et neuvième mois, il est préférable d'abandonner complètement les relations.

Cette abstinence doit durer jusqu'à six semaines environ après la naissance de l'enfant. Pendant cette période, l'utérus subit ce que l'on appelle une involution, c'est-à-dire qu'il reprend la taille et la forme qu'il avait avant la grossesse, et il est préférable de ne pas perturber ce processus par une excitation sexuelle, qui provoque un engorgement et une congestion.

CHAPITRE XXXVII

RAPPORTS SEXUELS À DES FINS DE REPRODUCTION UNIQUEMENT

Croire que les rapports sexuels ne servent qu'à la propagation - Ce qu'une telle pratique entraînerait - La nature et les fanatiques du sexe - Le désir sexuel chez la femme après la ménopause - L'instinct sexuel des hommes et des femmes stériles - L'instinct sexuel a d'autres objectifs importants.

Certaines personnes croient sincèrement que l'instinct sexuel n'a qu'un but reproductif ; elles affirment que nous ne devrions jamais avoir de rapports sexuels à moins que ce ne soit dans le but de mettre un enfant au monde. L'acte accompli sans ce but est stigmatisé par eux comme une luxure charnelle, comme un péché. Certains disent même qu'un tel acte est équivalent à un acte de prostitution. *Débattre de la* question avec de telles personnes serait une perte de temps. Il n'est pas juste de mettre en doute la bonne foi, la sincérité de vos adversaires, car je suis convaincu que les idées les plus folles, les plus bizarres, peuvent être défendues en toute sincérité par des personnes saines d'esprit. Mais on ne peut s'empêcher de s'interroger sur les facultés de raisonnement des personnes qui ont de telles croyances.

Voyons où nous mènerait la croyance selon laquelle « les relations sexuelles ne servent qu'à la procréation ». Dans un couple normal et sain, la fécondation suit une connexion. Ainsi, si un couple voulait se limiter à trois, quatre ou six enfants, il aurait le droit de n'avoir des relations que trois, quatre ou six fois dans sa vie. En effet, il faut savoir que pendant la grossesse, les relations sexuelles seraient interdites, car pendant la grossesse, il ne peut plus y avoir de fécondation, et il ne peut y avoir de rapport qui n'ait pas pour but la conception d'un nouvel être humain. Si les gens croyaient aux familles nombreuses et acceptaient d'avoir douze enfants - aucun anti-malthusien n'attendrait plus que cela - ils auraient droit à douze relations pendant leur vie maritale. En supposant que chaque acte n'est pas suivi d'une grossesse, mais qu'il faut en moyenne trois ou quatre fois pour obtenir le résultat désiré, nous dirons que pendant la période de procréation de la femme, le couple peut avoir des relations sexuelles d'une fois tous les trois ou quatre ans à une ou deux fois par an.

Une personne saine d'esprit connaissant l'instinct sexuel peut-elle exiger de telles choses de personnes mariées vivant dans la même maison et occupant éventuellement le même lit ? Il faut garder à l'esprit que dès que la femme est ménopausée, toutes les relations doivent cesser, car elle ne peut plus être enceinte, et les rapports sexuels sans grossesse probable ou possible sont un péché. N'oubliez pas non plus qu'aussi belle, jeune et passionnée que soit la femme, si elle a un petit problème qui rend la grossesse impossible, il faut absolument s'abstenir d'avoir des relations sexuelles. Et bien sûr, si le mari ou la femme est stérile, il faut renoncer pour toujours à toute relation, quelle que soit la force de la libido de l'un ou de l'autre.

Il est étrange que la nature n'ait pas agi selon la formule de nos fanatiques du sexe : pas de grossesse, pas de rapports sexuels. Si elle avait voulu qu'il en soit ainsi, elle aurait aboli le désir sexuel chez la femme immédiatement après la ménopause. Malheureusement, ce n'est pas le cas. Nous savons en effet que la libido des femmes après la ménopause est souvent et pendant plusieurs années plus forte qu'auparavant. Pourquoi ? La nature n'a pas non plus aboli l'instinct sexuel et le désir passionné de relations sexuelles chez tous les hommes et toutes les femmes qui, pour une raison ou une autre, sont stériles ou si défectueux qu'aucun enfant ne peut résulter de l'union.

Comme je l'ai dit au début, c'est une perte de temps que de *débattre de* cette question. Ceux qui croient que les relations sexuelles ne sont destinées qu'à des fins raciales sont les bienvenus dans leur croyance et sont invités à s'y conformer (combien d'entre eux le font, cependant, de manière honnête et cohérente). (Nous devons réitérer notre opinion selon laquelle l'instinct sexuel a d'autres objectifs importants que celui de perpétuer la race, et que les relations sexuelles peuvent et doivent être pratiquées aussi souvent qu'elles sont favorables à la santé physique, mentale et spirituelle de l'homme et de la femme. Aucune règle absolue ne peut être établie quant à la fréquence des rapports sexuels. Pour certaines personnes, trois fois par an peuvent suffire, d'autres peuvent avoir besoin de relations trois fois par mois (le mieux pour la moyenne) et d'autres encore ne peuvent se satisfaire de moins de trois fois par semaine. La *libido sexualis* humaine ne peut être coulée dans un moule de fer et il ne faut pas prêter attention aux fanatiques religieux qui ignorent tout de la physiologie et de la psychologie et qui ne peuvent que faire des bourdes et des gaffes.

CHAPITRE XXXVIII

VAGINISME

Vaginisme-Dyspareunie-Différence entre vaginisme et dyspareunie-Clitoris adhérent, cause de masturbation et de convulsions.

Le terme vaginisme désigne un spasme ou une contraction douloureuse de l'orifice vaginal qui rend les rapports sexuels très difficiles, voire impossibles.

Certains cas de vaginisme, ou plutôt de faux vaginisme, peuvent être dus à une lacération ou à une inflammation de l'orifice vaginal, mais dans les cas authentiques de vaginisme, aucune maladie locale ne peut être trouvée, car le vrai vaginisme est d'origine nerveuse.

La dyspareunie désigne les rapports sexuels douloureux ou difficiles, quelle qu'en soit la cause. Elle diffère du vaginisme en ce que la cause est généralement locale, c'est-à-dire qu'il peut s'agir d'une inflammation, d'une lacération après un accouchement, d'une petite taille ou d'une atrésie du vagin, etc. Lorsque le vaginisme est présent, il l'est à l'égard de tous les hommes ; en effet, le simple contact du doigt ou d'un instrument peut provoquer un spasme douloureux, tandis que la dyspareunie peut se manifester chez un homme et être absente chez un autre. L'origine du mot dyspareunie montre que c'est peut-être le cas, car *dyspareunos* en grec signifie mal accouplé.

La dyspareunie ne doit pas être confondue avec le véritable vaginisme. Dans la dyspareunie, l'acte sexuel peut être pratiqué librement, seul l'acte est douloureux ou désagréable. Dans le cas du vaginisme, les rapports sexuels sont *impossibles*. Dans les cas exceptionnels où le mari tente d'utiliser la force brute, la femme peut s'évanouir, avoir des convulsions ou devenir hystérique. Si le mari insiste pour tenter d'avoir des relations, la femme peut s'enfuir ou, dans des cas exceptionnels, tenter de se suicider.

CLITORIS ADHÉRENT OU PHIMOSIS

Le mot phimosis signifie « muselière » et s'applique à une constriction ou à un rétrécissement du prépuce, de sorte que les glandes du clitoris ne peuvent être librement découvertes. Cet état peut donner lieu à une accumulation de smegma ou de sécrétion qui peut provoquer une inflammation, des démangeaisons et une irritation nerveuse. Ce phénomène peut à son tour être à l'origine de la masturbation. Certains prétendent qu'un clitoris adhérent peut même être la cause de convulsions ressemblant à de l'épilepsie. Dans certains cas, il entraîne une vessie irritable, une incapacité à retenir l'urine et une énurésie nocturne.

Chez toutes les filles, grandes ou petites, qui ont tendance à se masturber ou simplement à manipuler leurs organes génitaux, ou qui se plaignent de démangeaisons, le clitoris doit être examiné et si des adhérences sont constatées, elles doivent être séparées. Cela peut facilement être fait sous anesthésie locale.

CHAPITRE XXXIX

Stérilité

Définition de la stérilité - Le mari doit d'abord être examiné - Stérilité à un enfant - La femme fertile - La salpingite comme cause de stérilité - Leucorrhée et stérilité - Déplacement de l'utérus et stérilité - Fermeture du col de l'utérus et stérilité - Stérilité et maladie constitutionnelle - Traitement de la stérilité.

La stérilité est l'incapacité d'avoir des enfants. Autrefois, l'opinion prévalait généralement, lorsqu'un couple était sans enfant, que la faute en incombait exclusivement à la femme. On ne pensait même pas que l'homme pouvait être en cause. Nous savons maintenant que dans au moins *cinquante pour cent* des cas de stérilité ou de mariages sans enfants, la faute n'incombe pas à la femme mais à l'homme. Il est donc très imprudent, en cas de stérilité, de soumettre la femme à un traitement sans examiner d'abord le mari. Néanmoins, c'est encore souvent le cas, en particulier dans les classes inférieures ou chez les ignorants. Il y a des cas où la femme va d'un médecin à l'autre pendant des années et est soumise à toutes sortes de traitements, alors qu'un simple examen du mari montrerait que c'est lui qui est en cause.

Certaines femmes ont un enfant et sont incapables d'en avoir d'autres par la suite. Cette situation est appelée stérilité à un enfant. Elle est généralement due à une inflammation des trompes de Fallope qui ferme les ouvertures des trompes dans l'utérus, de sorte que les ovules ne peuvent plus passer *des* ovaires à l'utérus *par l'intermédiaire des* trompes. Cette inflammation peut résulter de l'accouchement, car l'accouchement seul peut provoquer une inflammation, ou d'une infection contractée par le mari.

Pour être fertile, c'est-à-dire pour pouvoir concevoir et donner naissance à un enfant vivant, les organes génitaux externes et internes de la femme doivent être normaux, ses ovaires doivent produire des ovules sains, et il ne doit pas y avoir d'obstacle sur le chemin, afin que les ovules et les spermatozoïdes puissent se rencontrer. La muqueuse de l'utérus doit également être saine, afin que l'ovule fécondé, une fois fixé dans l'utérus, puisse s'y développer sans problème, sans devenir malade ou mal nourri et être rejeté.

Nous devons toujours nous rappeler que la part de la femme dans la procréation et la perpétuation de la race est beaucoup plus importante que celle de l'homme. Lorsque l'homme a déchargé ses spermatozoïdes, son travail est terminé - celui de la femme ne fait que commencer.

Les causes de stérilité chez la femme sont nombreuses, mais la plus fréquente est la salpingite ou l'inflammation des trompes de Fallope, qui peut être causée par la gonorrhée ou toute autre inflammation. Une leucorrhée sévère peut également être à l'origine de la stérilité, car les pertes leucorrhéiques peuvent être fatales aux spermatozoïdes. Une autre cause est une forte flexion ou rotation de l'utérus vers l'avant ou vers l'arrière. L'ouverture du col de l'utérus, l'orifice, peut également être fermée, ou pratiquement fermée, à la suite d'ulcérations, d'applications fortes, etc. Dans certains cas, la stérilité peut être due à une maladie constitutionnelle grave, lorsque la personne est très affaiblie et tellement anémique que les règles s'arrêtent. Malheureusement, ce n'est pas toujours le cas, car les femmes, même au dernier stade de la consommation, peuvent tomber enceintes et le font souvent. La syphilis n'entraîne malheureusement pas la stérilité ; elle ne provoque que des fausses couches jusqu'à ce qu'elle soit maîtrisée par un traitement.

Le traitement de la stérilité ne peut être effectué avec succès que par un médecin compétent, et surtout par un médecin qui se consacre spécialement à ce genre de travail. Mais je voudrais insister une fois de plus auprès de toute femme stérile qui désire avoir un enfant sur le fait qu'elle ne doit pas se faire traiter ni même examiner avant que son mari n'ait été soumis à un examen.

CHAPITRE XL

L'HYMEN

Différence entre chasteté et virginité - Culte de l'hymen intact - Sacrifier l'hymen est parfois essentiel pour la santé de la fille - Certificat d'un médecin ayant rompu l'hymen.

J'ai mentionné dans un chapitre précédent que l'absence d'hymen n'était pas une preuve de non-chasteté, tout comme la présence de l'hymen n'était pas une preuve de chasteté parfaite. Chasteté et virginité ne sont pas synonymes, et une fille peut posséder une virginité physique, c'est-à-dire un hymen intact, tout en étant moralement non chaste. Elle peut avoir l'habitude de s'adonner à des pratiques sexuelles contre nature. Mais les laïcs ne connaissent pas ces faits ou ne veulent pas les connaître, et l'hymen intact est toujours vénéré comme un fétiche. Cela n'aurait guère d'importance si cela n'entraînait pas souvent des souffrances inutiles pour l'enfant ou la fille de sexe féminin. La peur d'altérer l'hymen est à l'origine de nombreuses maladies et d'une grande partie de la stérilité.

Lorsqu'un garçon souffre d'une affection des organes génitaux, comme un phimosis, une balanite ou autre, il est immédiatement conduit chez un médecin, qui met en place le traitement nécessaire. Lorsqu'une petite fille se plaint de démangeaisons autour des organes génitaux ou d'écoulements, la mère hésite longtemps avant de l'emmener chez le médecin. Elle craint qu'il ne fasse quelque chose à l'hymen. Elle temporisera donc en utilisant des pommades et des lavages, et la maladie progressera entre-temps, c'est-à-dire qu'elle s'aggravera. Lorsqu'elle l'emmène chez un médecin et que celui-ci lui dit que pour traiter le cas en profondeur, il faut étirer ou ouvrir l'hymen, la mère refuse de donner son accord et laisse la maladie progresser. Je connais de nombreux cas de ce genre. C'est une erreur. Lorsque la santé de la jeune fille l'exige et que son futur pouvoir de procréation est en jeu, il ne faut pas hésiter à sacrifier l'hymen.

Même si, à l'avenir, l'agitation qui règne actuellement autour de l'hymen, la vénération excessive dont il fait l'objet, paraîtront ridicules, et même si je considère que c'est stupide et plutôt humiliant pour la jeune fille, néanmoins, aujourd'hui, alors que le mari moyen insiste tellement sur la présence d'un hymen non rompu, un médecin qui, au cours d'une opération ou d'un traitement, a l'occasion de couper ou de rompre l'hymen, fera bien de donner à la patiente un certificat à cet effet. Au cas où une question concernant la chasteté de la jeune fille se poserait à l'avenir, elle pourra prouver par le certificat du médecin que sa perte de virginité n'est pas due à des relations sexuelles. Bien entendu, les relations entre mari et femme, ou entre futur mari et future femme, devraient être telles qu'aucun « certificat » ne soit nécessaire ; mais la réalité diffère de l'idéal, et dans certains cas que nous connaissons, les soupçons du mari ont été dissipés par la déclaration orale ou écrite du médecin.

C'est le meilleur endroit pour souligner que si la mariée a un hymen très fort, solide et résistant, le nouveau mari ne doit pas utiliser la force brute pour le rompre. Tout d'abord parce que la douleur peut être trop atroce et que cela peut créer chez la femme une aversion pour les rapports sexuels qui peut durer de nombreux mois ou années - dans certains cas, pour toujours. Deuxièmement, il peut en résulter une hémorragie grave dont l'arrêt peut nécessiter l'aide d'un médecin. Lorsqu'un cas d'hymen très résistant se présente, le mari doit faire plusieurs tentatives ; une dilatation graduelle et douce, avec l'aide d'un peu de vaseline, et non une rupture forcée, doit être le but à atteindre ; le résultat sera généralement satisfaisant. Dans des cas exceptionnels, il peut être nécessaire de faire appel à un médecin. La coupure de l'hymen est une opération banale.

Il est également intéressant de savoir que certaines femmes ont des relations sexuelles pendant des mois et des années, et que l'hymen reste intact. Une grossesse peut également survenir avec un hymen intact.

CHAPITRE XLI

L'ORGASME EST-IL NÉCESSAIRE À LA FÉCONDATION ?

Suppression de l'orgasme par la femme pour empêcher la fécondation - Mauvais résultats de la suppression par la femme - L'orgasme : Relation entre l'orgasme et la fécondation - Une hypothèse - Une hypothèse fantaisiste - Pourquoi les femmes passionnées échouent souvent à devenir mères - Conseils aux femmes passionnées qui désirent concevoir.

Parmi les laïcs, l'opinion est assez répandue que pour qu'une femme puisse concevoir, elle doit avoir connu un orgasme, elle doit avoir eu une sensation de volupté agréable pendant l'acte. Si elle n'a pas d'orgasme, la fécondation ne peut avoir lieu. Certaines femmes en sont tellement convaincues que, lorsqu'elles veulent éviter la conception, elles refoulent toute sensation orgastique ; comme on dit, elles ne se laissent pas aller. C'est d'ailleurs l'une des causes de la frigidité féminine. Si l'on ne permet pas habituellement à un certain sentiment de se développer, si on le réprime de façon répétée dès le début, dès sa première manifestation, il risque de s'atrophier complètement, d'être supprimé de façon permanente, ou bien la suppression se transforme en un trouble nerveux.

La profession médicale n'est pas parfaitement unanime sur le rôle de l'orgasme dans la fécondation. Certains sexologues comme Kisch et Vaerting pensent qu'il joue un rôle important, d'autres, comme Forel, pensent qu'il n'en joue aucun. Le fait que l'orgasme ne soit pas *nécessaire* à la fécondation ne souffre aucune discussion. Les femmes qui souffrent d'une frigidité extrême, les femmes qui n'ont jamais eu d'orgasme, les femmes qui répriment leur orgasme, les femmes endormies ou sous narcose, les femmes qui ont été violées, les femmes qui détestent leur mari, tombent enceintes fréquemment et facilement. Mais joue-t-il un rôle quelconque ? Facilite-t-il la fécondation ? Toutes choses égales par ailleurs, un rapport accompagné d'un orgasme aura-t-il plus de chances d'être fructueux qu'un rapport où l'orgasme est totalement absent ? A cette question, je suis obligé de répondre par l'affirmative. En effet, d'après les diverses recherches que j'ai effectuées, il ne fait aucun doute que l'utérus exerce une certaine succion pendant l'orgasme et que la fécondation a *plus de chances de* se produire lorsque les spermatozoïdes sont aspirés dans l'utérus que lorsqu'ils sont laissés à leur propre mouvement, ce qui est tout à fait logique et évident. Dans le premier cas, les spermatozoïdes mettent moins de temps à atteindre l'ovule, et il y a moins de risques qu'ils périssent en chemin, par malnutrition ou par contact avec des sécrétions à réaction acide. Il y a un autre point. Je ne le présente pas comme un fait prouvé ou susceptible d'être prouvé. Il s'agit d'une simple hypothèse, mais, à mon avis, d'une hypothèse correcte et plausible. Je pense que les fortes contractions spasmodiques qui ont lieu pendant l'orgasme ont une influence non seulement sur l'accélération de l'éclatement d'un follicule de Graaf et l'extrusion d'un ovule, mais aussi sur l'aide apportée à la trompe de Fallope pour qu'elle saisisse l'ovule et l'aide à avancer sur le chemin de l'utérus. Il n'est donc pas du tout inconcevable que la conception puisse avoir lieu pendant ou peu de temps après un acte accompagné d'un orgasme approprié. De nombreuses femmes affirment éprouver des sensations particulières et incomparables dès que la conception a eu lieu, et en calculant le jour de l'accouchement probable, nous savons qu'elles ont raison. En tenant compte de toutes ces données, nous sommes donc fondés à dire que l'orgasme ou la sensation de volupté pendant l'acte n'est pas du tout *nécessaire* à la fécondation, mais qu'il constitue dans de nombreux cas un facteur favorable.

Certains prétendent que la progéniture résultant d'un acte orgastique est susceptible d'être en meilleure santé et de mieux se développer que la progéniture résultant d'un rapport sexuel sans orgasme. La raison invoquée est que la conception ayant lieu rapidement, les spermatozoïdes sont mieux nourris et plus vigoureux. A mon avis, il s'agit d'une hypothèse fantaisiste qui ne doit pas être prise au sérieux.

Il arrive assez fréquemment que des femmes de nature passionnée, avec de forts sentiments orgasmiques, et normales à tous points de vue, ne parviennent pas à devenir mères. Un examen attentif de leurs pertes menstruelles montrera que ce *n'est pas parce qu'elles n'ont pas réussi à concevoir*, mais parce que l'ovule fécondé est expulsé à chaque fois ; en d'autres termes, elles font chaque mois une fausse couche en miniature. Et ces fausses couches, ou plutôt ces avortements, sont dus aux contractions spasmodiques de l'utérus et de ses annexes qui accompagnent l'orgasme. Dans de tels cas, j'ai conseillé à la femme d'essayer de rester passive pendant l'acte, de réprimer l'orgasme, et les résultats ont dans certains cas montré la sagesse de mon conseil. Après la conception, après l'absence de règles, la femme doit s'abstenir de tout rapport sexuel ou au moins pendant deux ou trois mois, jusqu'à ce que le fœtus soit solidement attaché à l'utérus ou y soit enchâssé.

CHAPITRE XLII

FRIGIDITÉ CHEZ LES FEMMES

Signification du terme « frigidité » - Types de frigidité - Pourcentage élevé de femmes frigides - Répression des manifestations sexuelles et frigidité - Frigidité et masturbation - Frigidité et faiblesse sexuelle du mari - Frigidité et aversion pour le mari - Causes organiques de la frigidité - Une femme frigide peut devenir passionnée - Traitement de la frigidité.

Le mot frigidité signifie froideur, et lorsqu'une femme n'a pas envie d'avoir des relations sexuelles ou n'éprouve pas de plaisir lorsqu'elle a des relations sexuelles, on dit qu'elle est frigide.

Certains cas ne souffrent que de l'absence de désir, d'autres que de l'absence de plaisir, et d'autres encore des deux. Dans certains cas, la frigidité est congénitale, c'est-à-dire que l'absence de désir et l'incapacité d'éprouver du plaisir pendant l'acte sont innées. Dans la plupart des cas, cependant, elle est acquise, ou n'est que temporaire, et est due à diverses causes. La frigidité est beaucoup plus répandue chez les femmes que chez les hommes. Certains médecins affirment qu'elle est présente chez cinquante pour cent des femmes. Il s'agit peut-être d'une exagération, mais si l'on estime ce chiffre à vingt-cinq pour cent, on est assez proche de la vérité.

Les causes de la frigidité chez la femme sont nombreuses, mais voici les plus importantes : En premier lieu, il y a la répression de toutes les manifestations sexuelles que la femme célibataire doit pratiquer et qu'elle a dû pratiquer pendant de nombreux siècles. Une partie de la frigidité est donc héréditaire. On ne peut pas éradiquer complètement un instinct naturel, mais en le réprimant continuellement, en ne lui donnant aucune chance de s'affirmer, on peut l'affaiblir, c'est indéniable.

La deuxième cause est la masturbation. Les personnes qui se sont adonnées à une masturbation excessive sont très susceptibles de développer non seulement une frigidité, mais aussi une aversion totale pour l'acte sexuel, ainsi qu'une incapacité à éprouver du plaisir ou un orgasme. Nous rencontrons de tels cas tous les jours.

Une troisième cause très importante est la faiblesse sexuelle du mari. Lorsque le mari est sexuellement faible (souffrant d'éjaculations précoces), il ne parvient pas à éveiller l'instinct sexuel de la femme ou, s'il a été éveillé, il est susceptible de se transformer non seulement en frigidité, mais aussi en aversion pour l'acte.

La quatrième cause est souvent une simple antipathie envers le mari. Les deux dernières causes, la faiblesse du mari et l'aversion à son égard, sont malheureusement très fréquentes, et une femme qui était frigide avec un mari peut se montrer très passionnée en épousant un autre homme.

La cinquième cause est la peur de la grossesse.

Il s'agit là des cinq causes principales. Les autres causes peuvent être une maladie de l'utérus, une lacération du col de l'utérus, une inflammation des ovaires, un vaginisme, une maladie de la glande thyroïde, etc.

Il est malheureux de constater que des femmes frigides jusqu'à la quarantaine peuvent devenir très passionnées après cet âge.

En ce qui concerne le traitement de la frigidité, rien ou presque ne peut être fait pour la frigidité congénitale. En revanche, la plupart des autres types de frigidité peuvent être soignés.

CHAPITRE XLIII

Conseils aux femmes frigides, en particulier aux épouses

Conseils aux femmes frigides - Attitude de différents hommes envers les épouses frigides - L'orgasme, un sentiment subjectif - Une tromperie innocente justifiable - Le cas d'une demi-mondaine.

Je souhaite vous donner un conseil qui est d'une très grande importance pour vous. J'ai quelque peu hésité avant d'écrire ce chapitre, mais le bien-être de tant de femmes dépend de l'application de ce conseil, et j'ai vu la vie de tant d'épouses gâchée parce qu'elles ne l'avaient pas suivi, que j'ai décidé de consacrer quelques mots à ce sujet.

Comme vous le savez, environ un tiers ou un quart des femmes (en d'autres termes, une sur trois ou quatre) sont sexuellement frigides. Elles ont peu ou pas de désir sexuel ou, si elles en ont, elles n'éprouvent aucune sensation voluptueuse pendant l'acte et n'ont jamais d'orgasme. Si vous n'êtes pas marié, c'est très bien. Mais si vous êtes mariée et que vous appartenez au type frigide, *n'en informez pas votre mari*. Cela pourrait lui causer des problèmes graves et permanents. Certains maris s'en moquent. Certains sont même heureux que leur femme soit frigide. Ils peuvent alors consulter leurs propres souhaits en la matière, ils peuvent avoir des rapports sexuels quand ils le veulent et *comme ils le veulent*. Ils n'ont pas à s'adapter aux habitudes de leur femme, ils n'ont pas à prolonger l'acte jusqu'à ce qu'elle atteigne l'orgasme, etc. En bref, certains maris considèrent une femme frigide comme une bénédiction, un trésor envoyé par Dieu. Mais, comme je l'ai déjà mentionné à plusieurs reprises, en matière de sexualité, chaque homme est une loi en soi, et certains hommes se sentent extrêmement mal et mécontents lorsqu'ils découvrent que leur femme n'a « pas de sentiment ». Certains deviennent furieux, d'autres sont dégoûtés. Certains perdent tout plaisir dans les rapports sexuels, et d'autres se disent incapables d'avoir des rapports avec une femme qui ne répond pas correctement. Certains commencent à fréquenter d'autres femmes, tandis que d'autres menacent ou demandent le divorce (bien sûr, ces hommes ne peuvent pas vraiment aimer leurs femmes ; ils peuvent utiliser la frigidité de leurs femmes comme *excuse* pour se débarrasser d'elles).

Or, un homme n'a aucun moyen de savoir si une femme éprouve un sentiment pendant l'acte ou non, si elle y prend plaisir ou non, si elle a un orgasme ou non. Ce sont des sentiments subjectifs, et l'homme ne peut les connaître que si vous le lui dites. Si vous appartenez au genre indépendant, si vous méprisez la simulation et la tromperie, si, pour prix d'une parfaite vérité, vous êtes prête à vous séparer éventuellement de votre mari ou à divorcer, c'est bien. Vous êtes un être humain libre et personne n'a le droit de vous dire ce que vous devez faire de votre corps. Mais si vous tenez à votre mari, si vous tenez à votre foyer et peut-être à vos enfants, et si vous ne voulez pas de perturbations, alors la seule chose à faire est de ne pas informer votre mari de votre état frigide. Et cela ne vous fera pas de mal de simuler une sensation que vous n'éprouvez pas, et même d'imiter l'orgasme. Il n'en sera pas plus sage, il jouira davantage de vous, et personne ne sera blessé par votre petite tromperie, qui n'est après tout qu'une sorte de mensonge blanc, et qui ne regarde personne d'autre que vous. Une tromperie innocente qui ne blesse personne, mais qui, au contraire, profite à tous les intéressés, est parfaitement admissible.

Il peut sembler assez étrange de donner publiquement des conseils pour tromper et simuler. Et c'est sans doute la première fois que ce conseil est donné par écrit. Mais comme je n'ai qu'une seule religion - le plus grand bonheur du plus grand nombre - je répète que je ne vois rien de mal à conseiller quelque chose qui profite à tout le monde (concerné) et ne fait de mal à personne. Plus d'un foyer menacé de rupture a été préservé sain et sauf grâce à un petit conseil simple que j'ai donné à la femme, à l'insu du mari. Il était satisfait et les choses se sont ensuite déroulées sans problème.

Certaines femmes ont peur de simuler un sentiment de volupté ou d'orgasme, car elles pensent que le mari peut découvrir si leur sentiment est authentique ou s'il s'agit d'une simple simulation. (Les femmes, et les hommes aussi, ont de drôles d'idées sur les sujets sexuels). Ce n'est pas le cas. Une demi-mondaine notoire, qui était très recherchée parce qu'elle était connue pour être si

« passionnée », a avoué que pas une seule fois dans sa vie elle n'avait eu de rapports sexuels ni connu d'orgasme. Mais sa mère, qui souffrait elle aussi d'une frigidité absolue, lui a appris à simuler la passion, en lui disant qu'elle pourrait ainsi gagner des barils d'argent, ce qu'elle a fait.

Il est déplorable que les femmes - ou les maris - soient obligés de recourir à la tromperie ou à la simulation ; la franchise parfaite devrait être l'idéal à atteindre. Mais dans nos conditions sociales actuelles et avec le code moral actuel, un mensonge blanc occasionnel est le moindre de deux maux ; il peut être le moindre d'une douzaine de maux.

CHAPITRE XLIV

Viol

Définition du viol - Âge du consentement - Avis unanime des experts - Cas exceptionnels - Fausse accusation de viol due à la perversion - Rêves érotiques sous anesthésie à l'origine d'accusations contre des médecins et des dentistes.

Avoir des rapports sexuels avec une femme par la force, sans son consentement, s'appelle un viol. Lorsque la femme n'est pas en état de donner son consentement, par exemple lorsqu'elle est folle, faible d'esprit, inconsciente ou ivre, ou lorsqu'elle n'a pas atteint l'âge auquel elle peut légalement donner son consentement, il s'agit également d'un viol, et la sanction est la même. L'âge du consentement varie d'un pays à l'autre et d'un État à l'autre, mais il se situe généralement entre seize et dix-huit ans. En d'autres termes, si une jeune fille n'ayant pas l'âge légal de donner son consentement ou même si elle incite l'homme à avoir des relations sexuelles avec elle, l'homme sera puni comme s'il avait commis un viol.

La peine pour viol est très sévère dans tous les pays civilisés et va de dix ans d'emprisonnement à la prison à vie, tandis que dans certains États de l'Union, la peine est la mort.

Je n'ai pas l'intention d'entrer dans une discussion exhaustive sur ce sujet douloureux. Dans ce bref chapitre, je souhaite simplement mettre en évidence deux faits.

Premièrement, de l'avis quasi unanime de tous les experts, il est pratiquement impossible pour un homme de commettre un viol sur une jeune fille ou une femme adulte normale si elle offre réellement toute la résistance dont elle est capable. Bien sûr, si l'homme assomme la femme d'un coup, la rendant inconsciente, c'est une autre affaire. Mais lorsque l'homme n'utilise aucune brutalité et que la femme offre toute la résistance dont elle est capable, le viol est pratiquement impossible. Il est cependant possible que, dans certains cas, la jeune fille soit paralysée par la peur au point d'être incapable d'opposer la moindre résistance. Lorsque l'homme la menace de mort ou de lésions corporelles graves, il s'agit alors d'un viol, même si elle n'oppose aucune résistance.

Deuxièmement, il a été établi que, parmi les nombreuses accusations de viol portées devant les tribunaux, *la plupart* sont fausses. Sur une centaine de cas, seule une dizaine est vraie. Le reste est faux. Cette fausse accusation de viol est due à une perversion particulière dont souffrent certaines femmes. Certains cas sont dus à l'hystérie, à l'imagination, les femmes croyant réellement qu'un viol ou une tentative de viol a été commis sur elles, alors que l'enquête montre que l'accusation est entièrement fausse. De nombreuses accusations de viol sont dues à un désir de vengeance ou simplement à des motifs de chantage.

Les médecins et les dentistes prudents refuseront d'administrer du gaz hilarant ou un autre anesthésique aux femmes, sauf en présence d'autres personnes, car, comme on le sait, un anesthésique provoque souvent chez les femmes des rêves et des sensations érotiques et leur fait croire que le médecin a commis ou est sur le point de commettre un attentat à la pudeur sur elles, et lorsqu'elles sortent de l'anesthésie, elles peuvent être tellement sûres de la réalité de leur rêve qu'elles porteront plainte contre le médecin. De nombreux hommes ont été déshonorés, emprisonnés, ont vu leur vie ruinée ou ont même été condamnés à mort à la suite de fausses accusations portées contre eux par des femmes perverses, hystériques, revanchardes ou faisant du chantage.

CHAPITRE XLV

LA NORME UNIQUE DE LA MORALITÉ SEXUELLE

Chasteté-Double norme de moralité-Tentative d'abolition de la double norme-Mariages tardifs et chasteté masculine-Conseils nocifs donnés aux jeunes femmes-La chasteté masculine n'est pas toujours due à des principes moraux-Hommes de goût et maris satisfaisants-Déclaration du professeur Freud-Déclaration du professeur Michels-Ce qu'une fille est en droit d'exiger de son futur mari-Trois cas montrant les effets désastreux d'un enseignement erroné.

Lorsqu'un homme épouse une jeune fille, il attend d'elle qu'elle soit chaste, c'est-à-dire vierge, sans aucune expérience sexuelle. La même chasteté n'est pas attendue des hommes en général. Tant qu'un homme est en bonne santé, sans maladie vénérienne, ses expériences sexuelles antérieures ne constituent pas un obstacle à son mariage. C'est ce que l'on appelle le double standard de la morale sexuelle.

Au cours des dernières années, un certain nombre d'hommes et de femmes bien intentionnés ont essayé d'abolir ce double standard et d'introduire un seul standard de moralité. En d'autres termes, ils exigent que l'homme qui se rend dans le lit conjugal soit aussi chaste, aussi vierge que sa femme. Nous ne savons pas si les efforts de ces hommes et femmes de bien seront couronnés de succès. Nous ne nous prononcerons pas non plus sur la question de savoir s'il est souhaitable *que* leurs efforts soient couronnés de succès. Une discussion complète de ces questions relève d'un ouvrage plus avancé sur l'éthique sexuelle. Ici, je dirai simplement que, compte tenu du fait que l'instinct sexuel chez les garçons s'éveille pleinement à l'âge de quinze ou seize ans, et que le mariage à l'heure actuelle, en particulier parmi les classes professionnelles, est une impossibilité avant l'âge de vingt-huit, trente ou trente-cinq ans, il semble impossible et peu souhaitable de s'attendre à ce que les hommes mènent une vie parfaitement chaste jusqu'à ce qu'ils se marient, quelle que soit l'heure à laquelle cet événement peut se produire.

Ceux qui ont étudié l'instinct sexuel chez l'homme semblent penser que la chasteté chez les hommes normaux et en bonne santé jusqu'à l'âge de trente ans environ est une impossibilité, et que lorsqu'elle est atteinte, c'est au détriment de la santé physique, mentale et sexuelle de l'individu. Quoi qu'il en soit, et en laissant de côté les questions litigieuses, il n'en reste pas moins que la grande majorité des hommes d'aujourd'hui s'adonnent à des relations sexuelles avant le mariage. Les personnes qui incitent nos jeunes femmes à refuser d'épouser des hommes qui n'ont pas été parfaitement chastes rendent un très mauvais service à notre féminité. Dans l'état actuel des choses, avec tous les choix possibles, il y a beaucoup, trop de vieilles filles. Avec seulement 10 % de choix (car il est admis qu'au moins 90 % des hommes ont des relations ante-matrimoniales), que feraient nos femmes ? Elles devraient pratiquement toutes renoncer à l'espoir de se marier et de devenir mères. Et si ces dix pour cent, qui sont restés chastes jusqu'au jour de leur mariage, constituaient au moins une classe supérieure d'hommes dans tous les cas, il y aurait là une certaine compensation. Malheureusement, c'est loin d'être le cas, car, comme tous les sexologues avancés vous le diront, il y a généralement quelque chose qui ne va pas chez un homme qui reste absolument chaste jusqu'à l'âge de trente, trente-cinq ou quarante ans. Il ne s'agit pas toujours de principes moraux, mais surtout de lâcheté ou de faiblesse sexuelle. Et aussi triste que cela puisse paraître, ces hommes parfaitement bons et chastes ne font généralement pas des maris satisfaisants, et leurs femmes ne sont pas forcément les plus heureuses. Je suis tout à fait d'accord avec le professeur Freud lorsqu'il affirme que « l'abstinence sexuelle ne contribue pas à former des hommes d'action énergiques et indépendants, des penseurs originaux, des défenseurs audacieux de la liberté et de la réforme, mais plutôt des mauviettes ». Et encore plus pertinente est la déclaration du professeur Michels, qui dit :

« Le désir de voir sa fille épouser un homme qui, comme elle, et sur un pied d'égalité, fera dans le mariage sa première expérience des mystères les plus sacrés de la vie sexuelle, est un désir qui *peut conduire à de profondes désillusions*. Même si aujourd'hui la demande de jeunes hommes chastes est extrêmement restreinte, l'offre l'est encore plus, et l'article *est d'une qualité si inférieure* que, dans la pratique, la tentative de satisfaire ce désir risque d'aboutir à des résultats qui ne correspondront pas du tout aux espoirs inspirés par la contemplation de l'idée abstraite de la pureté.

De nombreux individus des deux sexes, physiquement intacts, *sont beaucoup plus contaminés* que ceux qui ont eu une expérience sexuelle réelle. D'autres encore, supérieurs dans l'abstrait et du point de vue de la sexualité physique, sont *éthiquement inférieurs à ceux qui ne sont pas chastes, de* sorte que l'union avec ces derniers aurait plus de chances de se révéler heureuse que l'union avec ceux qui sont nominalement purs ». Et plus loin : « Les pères attentifs de filles mariables, qui recherchent cette virginité chez leurs gendres, s'ils la trouvent, la trouveront rarement comme une garantie de la possession simultanée de solides qualités morales ».

Tout ce qu'une jeune fille est en droit d'exiger, c'est que son futur mari soit en bonne santé, physique et sexuelle, et qu'il ne soit pas atteint d'une maladie vénérienne. Sa vie sexuelle antérieure, pour autant qu'il s'agisse d'un homme de bonne moralité en général, ne la concerne pas. Même si l'homme a eu la malchance de contracter la gonorrhée, ce fait ne devrait pas constituer un obstacle au mariage, à condition qu'il en soit complètement guéri. La seule exception est celle de la syphilis. La jeune fille a le droit de refuser absolument de s'unir à un homme atteint de syphilis, à moins qu'elle ne soit disposée, et qu'elle le fasse les yeux ouverts, à vivre sa vie sans enfant. Dans le cas de la syphilis, nous ne pouvons jamais donner une *garantie absolue* de guérison et nous n'avons pas le droit de soumettre une femme à un danger quelconque d'infection par la syphilis, si minime soit-il, sans qu'elle le sache et y consente.

LES EFFETS DÉSASTREUX D'UN ENSEIGNEMENT ERRONÉ

Les trois cas suivants, rapportés brièvement dans *The Critic and Guide*, montreront les effets désastreux d'un enseignement erroné qui inocule des idées fausses à l'esprit de nos femmes :

Le premier cas est celui d'une jeune fille de vingt-quatre ans, de parents aisés, diplômée de l'université. Elle était fiancée à un jeune homme vraiment très gentil et sympathique, qui aurait sans aucun doute fait d'elle un excellent mari. Mais au cours de ses deux dernières années d'études, elle s'est imprégnée de la bêtise unique et a fait de la « chasteté pour les hommes, le vote pour les femmes » son slogan. Elle a demandé à son fiancé s'il avait été absolument chaste avant de la rencontrer. Il n'a pas voulu jouer les hypocrites et lui a répondu que ce n'était pas le cas. Mais il lui a assuré qu'il n'avait jamais été infecté et que sa santé générale et sexuelle était excellente. D'humeur exaltée, elle rompt impulsivement les fiançailles, déclarant que son mari devra être aussi « pur » qu'elle. Elle a vite regretté son geste, car elle aimait cet homme ; mais son orgueil ne lui a pas permis de prendre l'initiative d'une réconciliation et, entre-temps, son ancien fiancé est tombé amoureux d'une autre fille qu'il a épousée. Quatre ans plus tard, alors qu'elle risquait de devenir une vieille fille, elle a épousé un homme nettement inférieur à elle sur le plan social et intellectuel, et en tout point inférieur à son ancien fiancé. Son mariage n'est pas heureux.

Le deuxième cas est similaire au premier, sauf que la jeune femme en question - qui n'est plus très jeune - vit toujours dans la bénédiction du célibat, et les chances qu'elle devienne un jour une épouse ou même l'amoureuse de quelqu'un s'évanouissent rapidement. J'ajouterai que son fiancé, qu'elle a rejeté parce qu'il n'était pas vierge, était un jeune médecin très brillant, qui a aujourd'hui beaucoup de succès et qui est très heureux en ménage. J'ai entendu dire qu'elle était très malheureuse et qu'elle risquait de sombrer dans un état permanent de mélancolie. Elle était pourtant d'un tempérament très jovial.

Le troisième cas est particulier car le fiancé *était* absolument chaste. Elle l'interroge et il lui répond qu'il n'a jamais eu de relations avec qui que ce soit et qu'il n'a jamais eu la moindre trace ou le moindre soupçon d'une maladie vénérienne. La jeune femme n'était pas satisfaite. Elle a voulu que son fiancé lui apporte un certificat d'un spécialiste attestant de ce fait. Le jeune homme lui a répondu que c'était idiot, qu'il ne se soumettrait pas à la dépense et au désagrément d'un certain nombre de tests alors qu'il *savait* que non seulement il n'avait pas de maladie vénérienne, mais qu'il n'y avait aucune possibilité qu'il en contracte une. Non, cela ne la satisfait pas. Elle devient méfiante. « Si vous n'avez rien à craindre, pourquoi vous opposez-vous à la présentation d'un certificat ? « Je n'ai rien à craindre, mais j'exige que vous me respectiez et que vous me fassiez suffisamment confiance pour croire que je dis la vérité lorsque je déclare une chose avec autant d'assurance. Si tu n'as pas cette confiance en moi maintenant, notre vie future n'est pas très prometteuse de succès. » Un mot en entraînant un autre, il rompt les fiançailles, comme le ferait tout homme qui se respecte dans de telles circonstances. Il est marié, elle ne l'est pas et ne le sera probablement jamais. Trois jeunes vies ruinées par des enseignements pervers.

CHAPITRE XLVI

Différence entre la vie sexuelle et amoureuse de l'homme et de la femme

Déclarations apparemment contradictoires - Interprétation erronée des mots Instinct sexuel et amour - Différence dans les manifestations des instincts sexuels masculins et féminins - Instinct sexuel de l'homme plus développé que celui de la femme - Éveil du désir sexuel chez le garçon et chez la fille - Désir de caresses de la femme - Principal désir de relations sexuelles de l'homme - Relations sexuelles normales en tant que moyen de retenir l'homme - Raison physiologique Pourquoi l'homme est retenu - L'homme et l'amour physique - La femme et l'amour spirituel - Préliminaires des rapports sexuels chez l'homme et la femme - Attributs physiques - Qualités mentales et spirituelles - Différence entre aimer et « être amoureux » - L'amour comme stimulant pour l'homme - Quand l'homme aime - Quand la femme aime - Les intérêts les plus captivants de l'homme - Les relations amoureuses désagréables pour l'homme - Les tendances polygames de l'homme - La femme célibataire - L'amour comme stimulant pour l'homme - L'amour comme stimulant pour l'homme - Quand l'homme aime - Quand la femme aime - Les intérêts les plus captivants de l'homme - L'amour comme stimulant pour l'hommeL'homme et la femme sont biologiquement différents.

En lisant des livres ou en écoutant des conférences sur la sexualité, vous rencontrerez des affirmations qui vous sembleront contradictoires. Tantôt vous lirez ou entendrez que l'instinct sexuel est beaucoup plus développé chez l'homme que chez la femme ; tantôt vous entendrez dire que le sexe joue un rôle beaucoup plus important chez la femme que chez l'homme. Une fois, vous entendrez que les hommes sont surexploités, qu'ils sont par nature polygames et aux mœurs légères, tandis que la femme est monogame et, en règle générale, sexuellement frigide ; la fois suivante, on vous assurera que sans amour, la vie d'une femme n'est rien, et vous serez confronté aux deux vers bien connus et souvent cités de Byron : « L'amour de l'homme est de l'homme » : L'amour de l'homme est une chose à part dans la vie de l'homme, c'est toute l'existence de la femme.

Ces contradictions ne sont qu'apparentes et résultent de deux faits : premièrement, les mots sexe ou instinct sexuel et amour sont utilisés indistinctement et de façon interchangeable comme s'il s'agissait de termes synonymes, ce qui n'est pas le cas ; deuxièmement, on ne tient pas compte des différences essentielles entre les natures et les manifestations des instincts sexuels chez l'homme et chez la femme. Si ces différences sont mises en évidence, les contradictions apparentes disparaîtront. Le fait essentiel à retenir est que chez l'homme l'instinct sexuel a un caractère plus sensuel, plus physique, plus grossier, si vous n'avez pas d'objection à ces adjectifs, que chez la femme. Chez la femme, il est plus fin, plus spirituel, plus platonique, pour utiliser ce terme stéréotypé et incorrect. Chez l'homme, les manifestations sexuelles sont plus centralisées, plus locales, plus concentrées dans les organes sexuels ; chez la femme, elles sont plus diffusées dans tout le corps. Chez un garçon de quinze ans, la libido sexualis peut être pleinement développée, il peut avoir de puissantes érections et un fort désir de relations sexuelles normales ; chez une fille de quinze ans, il peut n'y avoir aucune trace de désir purement sexuel ; et cette *absence* de désir de relations sexuelles *physiques* peut se manifester chez les femmes jusqu'à l'âge de vingt ou vingt-cinq ans (ce que l'on ne voit jamais chez les hommes normaux) ; en effet, les femmes de vingt-cinq ans et même plus, qui n'ont pas été stimulées et dont la curiosité n'a pas été éveillée par les romans, les images et les récits de leurs compagnons mariés, peuvent n'éprouver aucun désir sexuel jusqu'à plusieurs mois après le mariage. Mais si leur désir de relations sexuelles s'éveille beaucoup plus tard que chez les hommes, leur désir d'amour, de caresses, d'étreintes, d'amitié intime, de lettres d'amour, s'éveille beaucoup plus tôt que chez les hommes et occupe une plus grande place dans leur vie ; elles pensent à l'amour plus souvent pendant leurs heures de veille et en rêvent plus souvent que les hommes.

Un homme - gardez toujours à l'esprit qu'en parlant des hommes et des femmes, je parle toujours de la moyenne ; des exceptions dans l'une ou l'autre direction seront trouvées dans les deux sexes - un homme, dis-je, se lassera généralement d'accorder des attentions à une femme s'il sent qu'elles ne mèneront pas à terme au but biologique - les relations sexuelles. Une femme peut rester avec un homme pendant des années sans rapports sexuels, étant pleinement satisfaite ou plus ou moins satisfaite des substituts sexuels - étreintes et baisers.

Et c'est ici le meilleur endroit pour évoquer la notion si assidûment inculquée dans l'esprit des jeunes femmes, qu'un refus persistant des demandes de l'homme est un moyen sûr de garder l'affection d'un homme ; que dès que l'homme a satisfait ses désirs, il n'a plus besoin de la jeune fille. C'est peut-être le cas de la lie la plus basse - sur le plan moral - du sexe masculin ; c'est le contraire du sexe masculin dans son ensemble. Et je crois que Marcel Prévost a été le premier à le souligner (dans *Le Jardin Secret*). Rien ne peut retenir l'affection d'un homme aussi sûrement que des relations sexuelles normales. Et la cause n'en est pas, comme on pourrait le supposer, simplement morale, l'homme se considérant dans l'honneur et le devoir de s'attacher à la femme dont il possède le corps. Non, il y a une raison beaucoup plus forte et plus sûre : la raison est d'ordre physiologique. Il naît une forte attirance physique qui, dans le subconscient de l'homme, joue un rôle plus important que l'honneur et le devoir. Il faut bien sûr éviter les excès, car les excès conduisent à la satiété, et la satiété est tout aussi défavorable à l'amour que l'excitation sans satisfaction.

CHOIX ENTRE L'AMOUR PHYSIQUE ET L'AMOUR SPIRITUEL

Mais revenons à notre thèse : la différence entre la vie sexuelle et amoureuse de l'homme et de la femme. Si un homme devait *choisir* entre l'amour physique, c'est-à-dire les relations sexuelles proprement dites, et l'amour spirituel, c'est-à-dire les relations amoureuses, les baisers, les lettres d'amour, etc. Si une femme devait *choisir*, elle opterait généralement pour le second. L'homme et la femme préféreraient les deux à la fois : l'amour physique et l'amour spirituel. Mais là n'est pas la question. La question est : s'il fallait *choisir* ; et alors les résultats seraient ceux que je viens d'indiquer. La justesse de mes affirmations sera corroborée par toute personne ayant une certaine connaissance de la sexualité humaine. L'homme peut jouir pleinement de l'acte sexuel sans aucun préliminaire ; chez la femme, les préliminaires sont de la plus haute importance, et lorsqu'ils font défaut, elle est souvent incapable d'éprouver le moindre plaisir. En effet, il n'est pas rare que le plaisir soit remplacé par un sentiment d'insatisfaction, voire de dégoût. L'homme s'intéresse davantage au physique qu'au mental et à l'esprit de sa partenaire sexuelle ; chez la femme, c'est tout le contraire. Je laisse de côté l'impuissance sexuelle, car il s'agit d'un véritable handicap, et un homme qui en souffre ne fait qu'irriter la femme sans la satisfaire. Elle ne le supportera pas. Mais lorsque l'homme est sexuellement puissant - il peut être âgé et modeste - ses autres attributs physiques ne jouent qu'un rôle mineur auprès de la femme ; ses qualités mentales et spirituelles comptent beaucoup plus auprès d'elle. Bien qu'une femme puisse être capable de donner à un homme une satisfaction sexuelle parfaite, et qu'elle puisse avoir un caractère angélique, si son corps n'est pas tout ce que l'on peut désirer, l'homme sera insatisfait et malheureux.

L'AMOUR CHEZ L'HOMME OCCUPE UNE PLACE SUBALTERNE

On a beau essayer, on ne peut pas se soustraire au fait que, dans la vie de l'homme, l'amour occupe une place subalterne. Je parle ici de l'amour, et non pas du fait d'être amoureux. L'amour, comme nous l'avons déjà souligné, est un phénomène nettement pathologique, proche de la folie, et lorsqu'un homme est amoureux, il peut absorber toutes ses fibres, il peut occuper chaque minute de ses heures de veille, il peut négliger tout son travail et se soustraire à tous ses devoirs, en fait il est susceptible de se rendre beaucoup plus ridicule qu'une femme dans des circonstances similaires. Il est moins patient, il a moins de contrôle sur lui-même, il est moins capable de souffrir, il est moins capable d'abnégation. Mais, comme je l'ai dit, tout cela fait référence au fait d'»être amoureux», ce qui est tout à fait différent d'aimer. Un homme peut aimer profondément, et si son amour est réciproque, il poursuivra son travail d'une manière douce et sereine. Il travaillera mieux pour cela - l'amour est un merveilleux stimulant - mais il sera parfaitement satisfait s'il voit son amour une heure ou deux par jour, ou même une ou deux fois par semaine. Et s'il a un travail important et intéressant à faire, il peut se séparer de son amour pendant trois ou six mois sans que son cœur ne se brise. Il n'en va pas de même pour la femme. Une femme qui aime considère que chaque jour où elle ne voit pas son amant est un jour perdu. Elle est susceptible d'être malheureuse et inefficace dans son travail ces jours-là, et elle supporte la séparation avec beaucoup plus de difficulté que l'homme. Je ne pense pas que cela soit dû au fait que l'amour d'une femme est toujours plus intense que celui d'un homme ; non. Mais celui-ci a généralement d'autres intérêts qui occupent ses pensées et ses émotions, alors que les pensées et les émotions de la plupart des femmes sont centrées sur l'homme qu'elles aiment. Lorsqu'une femme aime, elle peut et veut passer tout son temps avec l'homme qu'elle aime. Elle ne se lasserait jamais de faire l'amour (je ne parle pas ici des relations sexuelles), ou simplement d'être à proximité de l'homme. Pour une femme, l'amour est une chose sans couvercle. L'homme, lui, se lasse nettement. Quel que soit l'amour qu'il porte à une femme, trop de relations amoureuses lui sont insupportables et il veut s'en éloigner. Même la simple proximité, si elle est trop prolongée, lui est pénible, et il commence à s'agiter et à tirer sur ses chaînes, même si celles-ci ne sont que de la mousse. La femme doit connaître ces faits et agir en conséquence.

TENDANCES POLYGAMES CHEZ L'HOMME

Nous arrivons maintenant au dernier point de notre discussion : les tendances polygames ou variétales du mâle par rapport aux tendances monogames de la femelle. Quoi qu'en disent nos moralistes, qui essaient d'adapter les faits à leurs théories au lieu d'adapter leurs théories aux faits, il n'en reste pas moins que l'homme est un animal fortement polygame ou varié. Que beaucoup d'hommes vivent toute leur vie sans avoir eu de relations avec d'autres femmes que leur épouse, cela est admis avec joie. Je l'affirme en dépit des sourires incrédules de tous les cyniques et roués du monde. J'ai connu personnellement un grand nombre de ces hommes. Mais qu'ils le fassent sans aucune lutte, et dans certains cas une lutte très sévère, est catégoriquement nié. Et que des centaines de milliers d'hommes ne sont pas à la hauteur de la lutte - ou ne veulent pas s'engager dans une lutte - et mènent une vie sexuelle débridée, quiconque connaît un tant soit peu la vie telle qu'elle est en témoignera. Et son témoignage sera corroboré par les rapports des commissions des mœurs et les déclarations de gardiens de maison peu recommandables. Pour un grand nombre d'hommes, une vie strictement monogame est soit gênante, soit douloureuse, soit désagréable, soit tout à fait impossible. En revanche, le nombre de femmes qui ne se satisfont pas d'un seul compagnon est extrêmement faible.

Un homme peut aimer une femme profondément et sincèrement et en même temps faire l'amour avec une autre femme, ou avoir des relations sexuelles avec elle ou même avec des prostituées. C'est assez *courant* chez les hommes. C'est une chose assez rare chez les femmes, même si cela peut arriver. Comme on l'a dit et répété, il y a toujours des cas exceptionnels, mais nous parlons de la moyenne et non de l'exception. La *règle* est que, dans sa vie sexuelle et amoureuse, la femme est beaucoup plus loyale, beaucoup plus fidèle, beaucoup plus affectueuse que ne l'est son seigneur et maître, l'homme.

Est-elle pour autant meilleure que l'homme, supérieure à lui ? Il est vain de parler de mieux ou de pire, de supérieur ou d'inférieur. C'est ainsi qu'ils sont. C'est ainsi que l'homme et la femme ont été créés par la nature, par mille siècles d'hérédité, par mille siècles d'environnement. Les différences ont des racines biologiques et il est vain de se battre et de s'insurger contre la nature et la biologie. La chose à faire est de reconnaître les faits et d'en tirer le meilleur parti. Jouer le rôle de l'autruche, ignorer délibérément les faits qui ne sont pas agréables, c'est peut-être facile, mais est-ce sage ?

CHAPITRE XLVII

IMPRESSIONS MATERNELLES

Croyance largement répandue dans les impressions maternelles - Aucun cas unique d'impression maternelle bien authentifié - Naissance de monstruosités - Exemples ridicules donnés par les médecins - Le soi-disant choc est souvent le fruit de l'imagination de la mère - Quatre cas d'impressions maternelles présumées - La santé de la mère pendant la grossesse peut avoir un effet sur l'état de santé général de l'enfant.

De nombreuses personnes pensent que les fortes impressions subies par la mère pendant la grossesse peuvent produire des marques ou des défauts chez l'enfant. Cette croyance remonte à la plus haute antiquité et est répandue dans toutes les races. La croyance se réfère particulièrement aux émotions de peur ou de surprise soudaine ; ainsi, on croit que si une femme enceinte est effrayée par un animal, l'enfant peut porter la marque de l'animal sur son corps, ou même naître sous la forme de l'animal. Des milliers de cas *prétendus de* ce type sont attestés. Il n'y a guère de profane, ou surtout de profane, qui ne prétende pas connaître des cas authentiques d'impressions maternelles.

C'est une tâche ingrate que d'essayer de briser des croyances bien établies, et je n'espère pas réussir à persuader tous mes lecteurs que toutes les histoires et tous les exemples d'impressions maternelles sont faux et sans fondement scientifique. Mais je considère qu'il est de mon devoir d'exprimer ma conviction, que vous l'acceptiez ou non. À mon avis, il n'existe pas un seul cas *bien authentifié* d'impression maternelle. Il n'y a guère de cas de malformation ou de monstruosité dont la cause soit supposée être due à l'impression maternelle et qui ne puisse être expliquée d'une manière naturelle ou simplement par accident. Des milliers de femmes sont effrayées ou choquées par des vues désagréables, par des hommes infirmes, par des animaux, et pourtant leurs enfants naissent parfaitement normaux. D'autre part, de nombreux enfants marqués, déficients ou monstrueux naissent sans qu'aucune impression maternelle ne puisse en être la cause. Pourquoi donc, lorsque la mère a été effrayée par quelque chose pendant sa grossesse et que l'enfant est né avec une marque ou un défaut quelconque, ce dernier ne serait-il pas simplement un accident et non le *résultat de* l'impression ? Le fait qu'une chose *suive une* autre chose ne signifie pas qu'elle a été *causée* par cette autre chose.

De nombreux cas cités en exemple, y compris par des médecins, sont si ridicules qu'aucun homme de science ne peut leur accorder la moindre crédibilité. Lorsqu'un médecin (le Dr Thomas J. Savage) nous dit qu'il a soigné une femme qui avait été effrayée par une grosse grenouille verte vers le milieu de sa grossesse et qu'elle a donné naissance à une monstruosité dont la tête avait la forme d'une grosse grenouille, avec les yeux, la bouche et même la couleur d'une grenouille, alors il dit une contre-vérité ou il se montre aussi ignorant et crédule que peut l'être une vieille femme illettrée. Le médecin devrait savoir qu'au milieu de la grossesse, l'enfant est *entièrement formé* et qu'il est impossible qu'un être humain déjà formé change de forme pour devenir un animal. Un autre exemple donné par le même médecin, et qui montre le niveau de sa mentalité, est celui d'un enfant qui, alors qu'il n'était pas en âge de marcher, « rampait sur le sol et ramassait de petits objets tels que des épingles, des punaises, de petites perles, sans la moindre difficulté ni le moindre tâtonnement ». Le bon docteur attribue la raison de cette habileté « remarquable » au fait que quatre mois avant la naissance de cet enfant, la mère avait fait une sortie dans les bois et avait pris beaucoup de plaisir à ramasser des noix de caryer qu'elle avait trouvées éparpillées parmi les feuilles dont le sol était épais !

Très souvent, le soi-disant choc ou la peur que la mère éprouve pendant la gestation n'est que le fruit de son imagination. Nous connaissons de nombreux cas où les mères n'ont jamais mentionné qu'il leur était arrivé quoi que ce soit, et ce n'est qu'après la naissance de l'enfant avec une marque ou un défaut quelconque qu'elles ont commencé à en rechercher les causes et ont affirmé que telle ou telle chose leur était arrivée pendant leur grossesse, mais après un examen approfondi, il s'est avéré que l'événement présumé avait son origine dans le cerveau de la mère.

En résumé, bien que le sujet des impressions maternelles soit intéressant et mérite d'être approfondi, il n'existe à l'heure actuelle aucune justification scientifique à la croyance en des impressions maternelles. Nous devons en particulier nous méfier des histoires d'impressions maternelles durant la dernière partie de la grossesse, au cours des cinquième, sixième, septième, huitième ou neuvième mois. En effet, une fois que l'enfant est entièrement formé, aucune impression mentale ou psychique ne peut lui faire des taches de naissance, l'amputer d'un membre ou le transformer en une quelconque monstruosité.

Après que ce texte ait été écrit et prêt à être imprimé, je suis tombé sur quatre cas de prétendues impressions maternelles dans un livre de Laura A. Calhoun (« Sex Determination and Its Practical Application »). Les trois premiers cas sont relatés par l'auteur sans aucun commentaire, les prenant manifestement pour de la pure monnaie. Le quatrième cas a fait l'objet d'une enquête de la part de la dame, et elle a la franchise de dire que ce qui semblait à première vue un cas évident d'impression maternelle n'était rien de tel qu'un simple cas d'hérédité. Pour rompre un peu la monotonie, je reproduis ici les quatre cas dans les termes mêmes de la dame.

La première est celle d'une « mère qui, pendant sa grossesse, fut obligée de manger de la chair de mouton pendant un certain temps continu. Cette viande lui inspira soudain une telle aversion et un tel dégoût qu'elle se contenta de la manger pour ne pas souffrir de la faim. Après la naissance de son enfant, elle s'est remise de ce dégoût spasmodique pour cette viande particulière. Mais l'enfant, dès ses premiers jours de consommation de viande, ne pouvait supporter l'odeur ou le goût de la chair de mouton. Chaque fois que l'enfant essayait de manger cette viande, le résultat était toujours le même - indigestion et manque d'assimilation, et généralement accompagné de crampes d'indigestion aiguës ».

Dans le second cas, « le désir particulier d'une autre mère enceinte était le maquereau. Son bébé est né avec ce qui semblait être les contours, d'une couleur brunâtre, d'un maquereau sur son flanc, et dont le dessin ne s'est jamais estompé au fil des ans, et la capacité de l'enfant à manger et à digérer le maquereau était plus que normale ».

Le troisième cas : « Le 'désir' d'une autre mère enceinte était d'avoir de la cervelle à manger. Cela lui a été fourni. Mais alors qu'elle s'approchait lentement du plat délicieusement préparé, frémissant de plaisir et avec l'impatience d'un enfant de le manger, un chat s'est jeté sur l'assiette et, avant qu'elle ne puisse l'empêcher, a mangé la cervelle et léché l'assiette. Elle pleura comme un enfant aurait pu le faire, et fut aussi malheureuse et brisée par le sort de la cervelle qu'elle avait attendue avec une si grande impatience qu'un petit enfant aurait pu l'être. Peu de temps après, le petit bébé naquit, et sur l'une de ses omoplates se trouvait une représentation du gâchis de cervelle, dessinée dans des contours brunâtres, et qui ne s'effaça pas à mesure que l'enfant grandissait ».

Le quatrième cas : « Dans une petite maison située au milieu d'un jardin de fleurs qui, à son tour, donnait sur un vaste verger, vivaient un mari et une femme aimants et loyaux, avec leur premier enfant. La femme en était aux premiers mois de grossesse de son deuxième enfant. Leur voisin le plus proche était une famille mexicaine, dont l'un des membres était un jeune homme fringant d'environ vingt-deux ans. Lui, sa sœur et sa mère rendaient fréquemment visite à ce petit ménage de trois personnes. Mais le jeune Mexicain était le plus assidu, et la présence ou l'absence du mari ne le déconcertait pas. Les hommes d'affaires doivent passer les heures du matin, et parfois aussi celles de l'après-midi, dans des bureaux, mais les jeunes Mexicains riches et aristocrates montent à cheval toute la journée, parés d'argent, de cuir et de velours, tant pour le cheval que pour le cavalier. Cette dame avait l'habitude de se promener parmi ses fleurs et ses arbres fruitiers. Et ce jeune caballero avait l'habitude d'apparaître soudainement devant elle au cours de ces promenades. Ses yeux effrayés ne percevaient pas plus tôt la vision de ses yeux sombres et flamboyants fixés sur elle que, sous un prétexte ou un autre, elle lui faisait comprendre qu'il était congédié et qu'elle se retirait elle-même dans la maison. Lorsqu'elle était sur le point d'ouvrir une porte, le jeune Mexicain apparaissait soudainement et de façon inattendue de l'autre côté et ouvrait la porte avec une gracieuse suavité, ses yeux sombres et passionnés toujours fixés sur elle, bien que ses paroles fussent réservées et polies. Si le mari était présent, c'était encore la même chose. Par tous les moyens possibles, il prolongeait son séjour.

Un jour d'été, cette dame était allongée sur son canapé dans la véranda, dormant, les yeux couverts. À cette époque, elle souffrait d'une maladie des yeux qui était épidémique dans cette partie du pays. Elle entendit des pas s'approcher, mais ne s'inquiéta pas, pensant qu'il s'agissait de son mari. Au bout d'un certain temps, elle a soudain écarté la couverture de son visage et, à sa grande surprise, elle a vu le jeune Mexicain qui la regardait intensément et avec une profonde inquiétude. À ce moment-là, le mari arriva et le jeune homme lui parla d'une herbe qui poussait dans cette région et qui, selon lui, guérirait le mal des yeux. Lorsqu'on écrase les feuilles de cette plante, il en sort un lait jaunâtre ; après une demi-douzaine d'applications de ce lait sur les yeux endoloris, ceux-ci sont guéris.

Après cela, le jeune caballero montait et descendait, à la mode mexicaine, devant la maison, tirant les rênes dès qu'il pouvait apercevoir la dame ou lui dire un mot. Cela ne manquait jamais de l'agacer, et aussi de frapper son cœur d'une terreur soudaine et aiguë. Son apparition était toujours très inattendue, et toujours accompagnée d'un regard sombre, passionné et emporté. C'était pourtant un jeune homme à l'âme très pure.

Par la suite, à la naissance du bébé, l'un des yeux de l'enfant était marqué par la couleur et le feu des yeux du fringant Espagnol, tandis que l'autre œil était d'un bleu-gris calme. Ceci est d'autant plus remarquable qu'aucun des parents de l'enfant n'avait de tels yeux. S'agit-il d'une impression maternelle ?

Après enquête, j'ai découvert que les grands-parents de la mère du bébé avaient les mêmes yeux que le bébé. Les yeux du grand-père étaient grands, sombres et brillants, et ceux de la grand-mère étaient doux et bleus-gris. C'est ainsi que la théorie de l'impression mentale s'est évanouie, remplacée par la loi physique de la réversion ».

Je ne voudrais pas être compris comme affirmant que l'état de la mère pendant la grossesse n'a pas d'effet sur l'enfant et qu'elle ne doit donc prendre aucune précaution et ne pas accorder d'attention particulière à sa santé et à ses sentiments. Ce n'est pas le cas. Mais ce que je veux faire comprendre, c'est ceci : Si la santé de la mère pendant la grossesse est mauvaise, si elle est en proie à l'inquiétude et à l'anxiété, si elle a subi une grande frayeur ou un choc, la santé générale de l'enfant peut en souffrir. Il peut être mort-né, ou la mère peut faire une fausse couche. Mais il ne produira pas ces marques spécifiques, ces difformités et ces monstruosités qui sont généralement supposées être le résultat des impressions maternelles.

Si j'insiste un peu sur le sujet des impressions maternelles, c'est parce que j'ai pitié des pauvres mères et que je veux leur épargner le plus possible les soucis et les angoisses inutiles. En outre, je veux qu'elles croient à la vérité et non à l'erreur.

CHAPITRE XLVIII

Conseils aux personnes mariées ou sur le point de l'être

Le mariage en tant qu'institution idéale - Le mariage monogamique - Quelques raisons pour les déviations des maris - L'importance des premières semaines de la vie conjugale - La nécessité de comprendre dès le début - Prévenir et briser les habitudes - L'individualité de la femme - Les maris qui sont puérils, pas vicieux - L'intérêt de la femme pour les affaires du mari - Le mari « slob » - Le mari bien soigné - MauvaisMauvaise odeur de la bouche-Mauvaise odeur d'autres parties du corps-Traitement de la mauvaise odeur due à la transpiration-Poudre bénéfique-Conseils concernant le flirt-Vêtements délicats-Vêtements extérieurs fins et sous-vêtements bon marché et sales-Ajustements délicats de l'acte sexuel nécessaires avec certains hommes-Entreprise qui discute des manies de son mari-Un secret professionnel-Cas d'impuissance temporaire-Indiscrétion de l'épouse-Résultat désastreux-Un gros problème pour l'épouse. Le résultat désastreux - Un gros estomac - L'attitude de l'épouse à l'égard de la relation conjugale - Le comportement avant et pendant l'acte - La frigidité congénitale - Les idées pudibondes et vicieuses sur l'acte sexuel - Les rapports sexuels uniquement à des fins de procréation - La crainte d'une grossesse de la part de l'épouse - Le remède - Les autres causes - L'épouse qui fait des demandes trop fréquentes - Sacrifier l'avenir au présent - Les considérations esthétiques.

La question de savoir si le mariage, dans sa forme actuelle, est une institution idéale destinée à durer éternellement, s'il a besoin de réformes radicales avant de pouvoir être considéré comme idéal, ou s'il présente des défauts fondamentaux irrémédiables, est une question que nous n'allons pas aborder ici. Le fait est qu'à l'heure actuelle, la majeure partie de la population adulte du monde est mariée ; et la partie qui ne l'est pas aimerait l'être. Et la plus grande partie de l'humanité civilisée vivant dans un état de mariage monogamique, il nous incombe d'en tirer le meilleur parti, d'en tirer le plus grand bonheur possible, d'éviter autant de malheur que possible et de faire tout ce qui est en notre pouvoir pour que ce mariage soit permanent. La séparation ou le divorce sont des solutions de dernier recours, auxquelles les gens ont recours lorsqu'ils sont à bout. Mais la meilleure chose à faire est d'éviter d'avoir à y recourir. Et je crois qu'une lecture attentive et réfléchie de ce chapitre aidera mari et femme à mieux s'entendre, à éviter les frictions inutiles et à conserver l'attirance mutuelle, physique et spirituelle, que nous appelons l'Amour, pendant une période plus longue que ce ne serait le cas autrement.

J'ai la confiance et j'écoute les confessions intimes de plus d'hommes et de femmes que n'importe quel autre médecin en Amérique, voire dans le monde. Pour des raisons facilement compréhensibles, ils me disent des choses qu'ils ne penseraient pas à dire à leur médecin traitant. J'ai appris les raisons qui, dans de nombreuses familles, ont conduit d'abord à la froideur, puis à l'éloignement, aux querelles, à la séparation et au divorce. Je connais les premiers pas qui, dans de nombreux cas, attirent le mari vers une autre femme. Et je tiens à vous dire que, tout en croyant fermement aux tendances polygames ou plutôt bigarrées de l'homme moyen, je suis néanmoins convaincu que l'une des grandes raisons pour lesquelles tant d'hommes mariés fréquentent des prostituées, ou ont des maîtresses ou des amies, se trouve dans les épouses elles-mêmes. Beaucoup d'épouses *poussent* leurs maris vers d'autres femmes et sont seules responsables de leurs souffrances, du refroidissement de l'affection de leurs maris et peut-être même de leur désertion. Dans les pages qui suivent, je m'efforcerai, comme je l'ai déjà dit, de mettre en évidence certains des rochers et des bancs sur lesquels l'écorce matrimoniale se brise si souvent, et d'offrir aux femmes quelques suggestions qui les aideront à conserver l'affection de leurs maris et peut-être même leur fidélité.

Bien que les conseils soient principalement destinés aux femmes, on trouvera ici et là un conseil salutaire pour les maris. Certains conseils s'appliquent aux deux partenaires, et pour ce qui est des suggestions qui ne concernent que le mari, il serait bon que les femmes attirent l'attention de leur mari sur celles-ci.

Les premières semaines ou les premiers mois sont les plus importants dans la vie d'un couple marié. La stabilité du mariage, le bonheur futur, dépendent souvent des choses qui sont faites ou non pendant les premières semaines de la vie conjugale. Une certaine compréhension doit être atteinte dès le début. Si votre mari fait certaines choses qui vous déplaisent et que vous savez ne pas devoir faire, il vaut mieux le dire dès le début. Il est plus facile d'empêcher une habitude de s'installer que de s'en défaire une fois qu'elle est prise.

Conservez votre individualité. Le premier conseil que j'ai à vous donner est le suivant : Conservez votre *individualité*. C'est une observation banale mais parfaitement vraie que beaucoup trop d'hommes qui, pendant la période de séduction, étaient des chevaliers personnifiés, adoptent un ton dictatorial dès que le noeud est noué. Ils pensent que l'épouse a cessé d'exister en tant qu'être humain distinct, qu'elle a été absorbée et qu'avec la perte de son nom, elle a perdu tout droit d'avoir ses propres opinions, ses propres goûts et, bien sûr, ses propres amis. Il faut parfois renoncer aux amis qui sont désagréables pour l'un des conjoints, mais il ne faut pas que toute votre personnalité soit occultée. Expliquez à votre mari que vous êtes toujours un être humain vivant et indépendant. Je ne dis pas qu'il faut se battre tout de suite. Rien ne me choque plus qu'une femme militante, pugnace, qui porte une puce sur l'épaule et qui est toujours prête à revendiquer ses « droits ». Mais avec de la douceur et de la fermeté, on peut accomplir beaucoup. Il ne faut pas oublier que beaucoup de maris agissent ainsi, non pas parce qu'ils sont vicieux, mais parce qu'ils sont stupides ou puérils. Parfois, il s'agit simplement d'un manque de réflexion. Ils ont été mal élevés et certains d'entre eux pensent sincèrement qu'en réprimant la personnalité de leur femme, en l'effaçant, ils agissent dans son intérêt. « C'est pour son bien. Une discussion sérieuse avec un mari peut parfois avoir un effet merveilleux. Elle peut parfois changer complètement le cours de ses pensées. Bien sûr, si le mari est un goujat, un imbécile vaniteux ou une brute, vous ne pouvez rien faire avec lui ; mais heureusement, tous les maris n'appartiennent pas à ces catégories.

Intérêt pour les affaires du mari. Intéressez-vous aux affaires de votre mari. Quelle que soit la profession de votre mari, vous devez être suffisamment intelligente pour comprendre ce qu'il fait. Il est presque incroyable de voir à quel point certaines épouses ne connaissent pas la profession ou le travail de leur mari. C'est une mauvaise chose que des femmes étrangères comprennent mieux que vous le travail de votre mari et qu'il trouve en elles des auditeurs plus intelligents et plus sympathiques. Il peut s'adresser à elles pour obtenir de la sympathie. Si votre mari est un scientifique, un chercheur ou un professionnel, il n'est pas nécessaire que vous connaissiez tous les détails de son travail, mais vous devriez en connaître le caractère général. Et si vous pouvez l'aider dans son travail, ne serait-ce qu'en recherchant des références, en compilant des tableaux et des statistiques ou simplement en tapant à la machine, il l'appréciera et contribuera parfois à resserrer un peu plus les liens.

Il existe une autre raison importante de s'intéresser aux affaires de son mari et de les comprendre. Lorsque le mari meurt - et il n'est pas rare qu'un homme soit emporté dans la fleur de l'âge et de la vigueur - la femme est souvent laissée à la merci du monde froid, sans argent et sans profession. Si elle comprend les affaires de son mari, elle peut les poursuivre et rester économiquement indépendante. Il ne s'agit pas seulement des affaires ordinaires, comme les magasins ou les agences, mais aussi d'occupations plus ou moins spécialisées, comme par exemple l'édition. Nous connaissons le cas de deux veuves d'éditeurs de revues médicales. À la mort de leurs maris, tout le monde les plaignait : de quoi vivront-elles ? Mais elles ont compris les détails de l'activité de leur mari et ont continué à travailler. Aujourd'hui, ces revues sont financièrement plus prospères qu'elles ne l'étaient à l'époque où leurs maris étaient à la tête de l'entreprise.

Comportement de l'épouse à l'égard des relations sexuelles. J'en viens maintenant à un sujet délicat. Mais, aussi délicat soit-il, il doit être abordé sans détour, car il est probablement responsable de plus d'infidélités masculines que toutes les autres causes réunies. Je parle de la relation de l'épouse avec ses devoirs conjugaux, c'est-à-dire avec les relations sexuelles. Trop de femmes considèrent l'acte sexuel comme une nuisance, comme une épreuve, comme quelque chose de désagréable dont il faut se débarrasser au plus vite ; elles considèrent les exigences du mari dans ce domaine comme une imposition, comme injuste ou même comme brutale ; et leur comportement avant et pendant l'acte est tel qu'il refroidit l'ardeur de n'importe quel homme raffiné et sensible. Les raisons de ce comportement de la part de nombreuses épouses sont multiples ; ce n'est pas le lieu de les examiner en détail. Je les évoquerai brièvement. L'une des principales causes est la frigidité congénitale. La femme est froide, frigide, n'a aucun désir pour les relations sexuelles et n'en éprouve aucun plaisir, aucune sensation. Ces femmes ne sont pas à blâmer, elles sont à plaindre. Mais même elles peuvent se comporter de manière à ne pas rebuter leur mari. (Voir **chapitre XLIII**).

Une autre cause importante est l'éducation vicieuse et pudibonde qui considère l'acte sexuel comme quelque chose d'impur, d'indécent, d'animal, de brutal. Ces femmes ont besoin d'une bonne « discussion », et si elles ne sont pas des idiotes naturelles, une bonne explication suffit souvent à régler le problème. À l'instar de cette pudibonderie générale, il y a l'idée infâme, promulguée par quelques hommes et femmes à moitié fous et mentalement décrépits, selon laquelle les rapports sexuels ne servent qu'à la propagation de l'espèce. Ce n'est que lorsqu'un enfant est désiré que la relation est permise ; à tout autre moment, c'est un péché, un « acte de prostitution », une offense aux yeux de Dieu, etc. Bien entendu, si la femme a de telles idées, le mari ne mérite guère de sympathie. Un homme devrait savoir quelles idées entretient la femme dont il va faire son épouse et la mère de ses enfants. Malheureusement, les fiancés n'abordent jamais ce sujet essentiel qu'est le sexe et la sexualité (ce serait tellement indélicat !) et, une fois mariés, ils se retrouvent souvent aux antipodes l'un de l'autre. Ici aussi, une bonne discussion à cœur ouvert fera le plus grand bien. J'ai connu plusieurs cas de ce genre où une petite conversation ou même une lettre a sauvé le couple de la rupture.

Dans de nombreux cas, la cause du refus est la crainte d'une grossesse. Dans ce cas, la femme a raison. Mais le remède est simple : lui donner des instructions complètes sur l'utilisation des moyens de contraception. Les autres causes sont : la masturbation excessive, le vaginisme, une malformation locale, une inflammation, etc. Mais quelles que soient les causes du « mauvais comportement » de la femme, elles peuvent toutes être traitées. Certaines ont besoin d'un traitement médical, d'autres d'un traitement psychique, et d'autres encore n'ont besoin que d'une discussion de bon sens, de cœur à cœur.

Et j'insiste sur ce point : Ne repoussez pas vos maris lorsqu'ils vous demandent des faveurs sexuelles - du moins ne les repoussez pas trop souvent. Les foyers où les relations sont assez fréquentes et où les femmes y participent pleinement et avec enthousiasme sont plus heureux que ceux où l'acte sexuel n'est pratiqué que rarement, avec des récriminations et des remarques de la part de l'épouse.

Mais il ne faut pas non plus tomber dans l'autre extrême. Vous ne devez pas exiger trop souvent de votre mari. Pour un homme, l'acte signifie beaucoup plus que pour une femme ; il implique beaucoup plus d'épuisement physique et mental, et une femme qui n'est pas raisonnable à cet égard sème les graines de la discorde et du malheur. Elle sacrifie l'avenir au présent. Le mari risque d'être atteint de satiété ou d'impuissance, et la femme peut être obligée de mener une vie de continence beaucoup plus longtemps qu'elle ne l'aurait fait si elle avait été modérée. Dans aucun domaine de la vie, la modération n'est aussi importante que dans la vie sexuelle. Le non-usage, l'usage insuffisant et l'usage excessif sont tous mauvais. Une participation mutuellement joyeuse, enthousiaste et modérément fréquente à l'acte sexuel contribuera le plus à une vie heureuse et longue.

Les sous-vêtements délicats. Ce sujet peut être considéré comme trop délicat ou trop insignifiant pour être abordé dans un livre important sur le sexe. Mais rien n'est trop délicat ou trop insignifiant en ce qui concerne le bonheur humain, et vous me croirez si je vous dis que de beaux sous-vêtements ou de la lingerie délicate jouent un rôle très important dans la vie conjugale. Chaque femme mariée devrait avoir des sous-vêtements aussi fins et délicats qu'elle peut se le permettre. Une chemise de nuit fine ou élaborée peut être plus importante qu'une jupe ou un chapeau coûteux. Malheureusement, trop de femmes ignorent ce fait. Extérieurement, elles seront bien habillées, mais leurs jupons, leurs culottes et leurs maillots de corps seront de la qualité la plus commune et d'une fraîcheur et d'une immaculation discutables. Et si quelque chose dans la toilette d'une femme doit être d'une fraîcheur et d'une propreté irréprochables, c'est bien, j'insiste, ses sous-vêtements. La soie, la dentelle et la batiste délicate doivent être préférées, si on peut se les offrir, et il faut faire attention à la couleur. En règle générale, la plupart des hommes préfèrent un rose délicat. L'acte sexuel avec certains hommes nécessite les ajustements les plus délicats, et l'état des sous-vêtements peut déterminer le désir de l'homme et sa capacité ou son incapacité à accomplir l'acte. Je le répète donc : que vous soyez nouvellement mariés ou que vous le soyez depuis un quart de siècle, veillez à ce que vos sous-vêtements soient les meilleurs que vos moyens vous permettent, et qu'ils soient toujours doux, frais et délicats. Cela vous aidera à conserver l'affection de votre mari. Je sais que certains prétendus sages se moqueront de cette affirmation.

Ils diront peut-être qu'une affection qui peut être influencée par le type et l'état des sous-vêtements ne vaut pas la peine d'être conservée. Mais que savent ces sages ? Que savent-ils des nombreuses influences subtiles qui, peu à peu, renforcent ou minent nos affections ? Suivez ces conseils et vous leur en serez reconnaissant.

Ne pas aller à l'encontre de l'esthétique. Certaines femmes pensent que, parce qu'elles sont mariées à leur époux, elles ne lui doivent aucune considération esthétique. Des choses qu'elles seraient horrifiées de laisser voir à un étranger, elles les font sans hésiter sous les yeux de leur mari. Par exemple, pour ne pas tourner autour du pot, bien que le sujet ne soit pas agréable, elles urineront en présence de leur mari, ou lui montreront leurs serviettes menstruelles souillées, etc. Certains maris n'y voient pas d'inconvénient, mais certains hommes sont très sensibles - les hommes sont dans l'ensemble plus esthétiques que les femmes - et l'indifférence à l'égard de la femme peut trouver son origine dans un acte vulgaire ou inesthétique de la part de la femme. L'acte sexuel, comme nous l'avons déjà mentionné, est un mécanisme très délicat et il est très facile de le dérégler. L'acte de miction devant l'homme est connu dans de nombreux cas pour avoir instantanément aboli le désir sexuel de l'homme qui était présent auparavant. Un homme m'a raconté que, parce qu'il avait remarqué dans un placard un grand nombre de chiffons souillés de sang menstruel, il avait été incapable d'avoir des relations avec sa femme pendant plusieurs mois. Vous pensez peut-être qu'il s'agit là de petites choses, mais la vie est faite de petites choses, et plus d'une vie conjugale s'est effondrée parce qu'on n'a pas tenu compte des petites choses.

Un estomac haut. Évitez autant que possible d'avoir un ventre haut, ou un gros ventre, ou ce que nous appelons en langage technique un abdomen pendulaire. Rien n'est plus fatal à la beauté de la femme - et à l'amour de l'homme - qu'un gros ventre, et surtout un ventre pendouillant. Il lui enlève sa jeunesse et la rend matrone, et la matrone est fatale au romantisme. Ce n'est pas tant la corpulence générale qui est contestée - certains hommes, c'est bien connu, préfèrent les femmes rondes et corpulentes. Dans certaines tribus sauvages, la préférence va aux femmes obèses au ventre énorme, mais ce n'est pas le cas de la race caucasienne - pas dans les pays civilisés, en tout cas, et certainement pas aux États-Unis. Réduisez d'abord vos glucides, utilisez les massages et l'hydrothérapie, marchez pendant des heures, mais réduisez votre gros ventre ou, mieux encore, ne le laissez pas grossir. Ici comme ailleurs, mieux vaut prévenir que guérir.

Mauvaise odeur de la bouche. Je ne connais aucune autre affection physique qui soit aussi dangereuse, aussi fatale à la permanence de la relation amoureuse qu'une odeur forte et désagréable provenant de la bouche. De même qu'un gaz nocif nuit à une plante délicate, de même une mauvaise odeur forte nuit à la plante délicate qu'est l'amour. Oui, une forte odeur malodorante refroidit la passion la plus ardente. Le public serait stupéfait s'il savait combien de cas de séparation et de divorce ne sont dus à rien d'autre qu'à une mauvaise odeur provenant de la bouche. Par conséquent, si vous souffrez de cette malheureuse affection, ne perdez pas de temps à consulter un médecin compétent et ne vous lassez pas de vous soigner, même si le traitement est pénible et prend du temps, jusqu'à ce que vous soyez complètement guéri. Il y va de votre bonheur.

Odeurs provenant d'autres parties du corps. Les odeurs provenant d'autres parties du corps doivent se distinguer par leur absence. Normalement, aucune aide artificielle n'est nécessaire. Des bains fréquents et une propreté générale suffisent. L'*odeur* féminine naturelle *est* agréable, attirante et n'a pas besoin d'être déguisée. Mais lorsqu'une odeur désagréable se dégage des parties génitales, des pieds ou des aisselles, il convient d'appliquer le traitement approprié et, dans ce cas, l'utilisation d'un parfum délicat, d'un sachet ou d'une poudre de talc parfumée est tout à fait autorisée. Dans ce cas, l'utilisation d'un parfum délicat, d'un sachet ou d'un talc parfumé est tout à fait autorisée.

Un très bon traitement pour la transpiration et la mauvaise odeur des pieds est le suivant : baigner les pieds soir et matin dans une bassine d'eau additionnée d'une once (deux cuillères à soupe) de solution de formaldéhyde. Sécher soigneusement, puis bien faire pénétrer la poudre suivante. C'est simple, bon marché et efficace :

Acide salicylique	un dram
Acide borique	une once
Alun séché	deux onces

Talc   quatre onces

Un peu de poudre doit être incorporée dans les bas tous les matins, et les bas doivent être changés très fréquemment, une ou deux fois par jour. Cette poudre est également efficace contre la transpiration et les mauvaises odeurs des aisselles.

Je ne donne aucun traitement pour les mauvaises odeurs de la bouche, car cet état peut être dû à une grande variété de causes. La cause peut résider dans le nez ; elle peut résider dans la bouche, les dents cariées, la gorge, les amygdales. Elle peut être due à un mauvais estomac, à une maladie des poumons, etc. Parfois, elle est due à un excès de nourriture. Ce qui est utile dans un cas peut être inutile dans un autre. La meilleure chose à faire est donc de consulter un médecin compétent, de lui demander de trouver la cause de votre problème et de vous indiquer le traitement approprié.

La leucorrhée. Certains hommes se trouvent dans l'*incapacité totale d'*avoir des relations sexuelles avec une femme dont ils savent qu'elle souffre de leucorrhée. Le simple fait de savoir qu'elle est atteinte de leucorrhée les empêche *de passer à* l'acte. Elle les rend impuissants. Cela les dégoûte, et le dégoût est fatal à la puissance sexuelle. Pas plus tard qu'aujourd'hui, j'ai vu dans mon bureau une femme qui demandait anxieusement des conseils et un traitement. Elle était mariée depuis cinq ans. Elle avait toujours eu des leucorrhées, depuis sa quinzième année, pour autant qu'elle s'en souvienne. Sinon, elle ne souffrait pas. Pendant les trois premières années environ, sa vie conjugale a été heureuse. Puis, à un moment malheureux, elle a parlé à son mari de sa leucorrhée abondante, et elle a immédiatement remarqué un changement chez lui. Il n'a pas pu cacher l'expression de son visage. Depuis lors, il a cessé d'avoir des relations sexuelles avec elle. Il a fait quelques tentatives, mais elles se sont avérées insatisfaisantes pour les deux, et elle a remarqué qu'il se forçait, qu'il le faisait contre son gré. Elle a pris des médicaments brevetés et a consulté un médecin, mais sans résultat. Elle craignait que son mari ne demande la séparation ou le divorce si elle n'était pas guérie. Si vous souffrez de leucorrhée, traitez-la. Et rappelez-vous que vous n'avez pas besoin d'initier votre mari à tous vos maux inesthétiques.

La loyauté. La loyauté de la part de l'épouse est presque aussi importante que la fidélité. Il est extrêmement déloyal pour une femme de parler à ses amis, hommes ou femmes, des particularités, des manies ou des faiblesses de son mari. Les particularités du mari - comme celles de la femme, bien sûr - devraient être ce que l'on appelle un secret professionnel. De même qu'il est interdit à un médecin de parler à des personnes extérieures des problèmes de son patient, une femme ne doit pas parler de son mari, ni un mari de sa femme. Je connais le cas d'un mari nouvellement marié qui était temporairement impuissant (et c'était aussi la faute de la femme). Elle en a parlé en toute confiance à une amie proche. L'amie l'a raconté en toute confiance à une autre amie. Et ainsi de suite jusqu'à ce que le mari l'apprenne. À partir de ce moment-là, il n'a plus essayé d'avoir des relations avec sa femme ; une froideur s'est installée, qui a conduit à une séparation, qui dure encore. La femme a demandé pardon, mais le mari n'a pas pu l'accorder, tant il se sentait blessé.

Flirt. Ne flirtez pas. Les hommes risquent de mal vous comprendre et vous risquez d'avoir la réputation d'une femme facile sans l'avoir méritée. Je ne dis pas que vous devez toujours arborer une expression rébarbative et faire la grimace aux personnes qui osent vous sourire ou rendre hommage à vos charmes féminins. Mais il y a une différence entre une expression amicale et le flirt. Toutefois, lorsque votre mari commence à vous négliger, un léger flirt peut se justifier. Il sera *toujours* bon pour votre mari de savoir qu'il y a d'autres hommes dans le monde à côté de lui, et que certains de ces hommes s'intéressent à la femme qu'il considère comme sa propriété permanente et exclusive.

Les maris slovènes. Ne laissez pas votre mari devenir un plouc. C'est exactement ce que je veux dire. Inutile de mâcher ses mots. Certains maris n'ont jamais pris l'habitude - ou s'ils l'ont prise, ils l'ont vite perdue - de considérer leur femme comme une dame. « Ce n'est pas une dame, c'est seulement ma femme » est une plaisanterie bien connue, mais certains hommes ne la prennent pas comme une plaisanterie. Certains hommes pensent que devant leur femme, ils peuvent être aussi négligés et malpropres qu'ils le souhaitent. Faites comprendre à votre mari que la propreté et la fraîcheur ne sont pas des attributs « limités au sexe » et que, de même qu'un mari souhaite que sa femme soit propre, délicate et bien soignée, une femme peut apprécier les mêmes qualités chez son mari. Certaines femmes sont très pointilleuses et, bien qu'elles ne disent rien à leur mari de peur de l'irriter, elles peuvent en penser beaucoup.

Souscrire une assurance-vie. Chaque mari devrait souscrire une assurance-vie - autant qu'il le peut. Cela devrait être le devoir le plus agréable du mari, surtout lorsque la femme n'a pas de profession propre et qu'il y a des enfants en bas âge à élever. Le manque de considération, l'insouciance - je dirais même la malhonnêteté - de la part de nombreux maris qui prétendent aimer leur femme est tout simplement déchirant. Qui d'entre nous ne connaît pas des cas d'épouses raffinées avec des enfants qui se sont retrouvées sans le sou et contraintes à l'esclavage salarié ou même à un service subalterne à cause de la négligence de leurs maris ? De telles choses sont arrivées même à des femmes dont les maris gagnaient de trois à dix mille dollars par an. L'insouciance, la négligence, la procrastination - et puis il était trop tard. Il n'y a pas un seul homme qui gagne à peine vingt dollars par semaine qui ne soit pas assuré. J'ai été pauvre, très pauvre. L'idée terrifiante de savoir ce qu'il adviendrait de ma femme et de mes deux enfants si j'étais soudainement licencié m'a causé de nombreuses nuits d'angoisse et d'insomnie. Lorsque j'ai souscrit une assurance de mille dollars, j'ai ressenti un certain soulagement. Mais je sentais que c'était insuffisant. J'ai donc fait un effort suprême et j'ai bientôt souscrit une assurance supplémentaire de dix mille dollars. Et je vous assure que la prime annuelle de deux cent quatre-vingt-six dollars était un fardeau terrible pour moi. Il y a eu des moments où j'ai eu l'impression que je devais y renoncer. Mais je me suis privé de nombreuses nécessités (il n'était pas question de luxe) et j'ai payé mes primes régulièrement. En contrepartie, je passais des nuits reposantes. Il était réconfortant de savoir que si j'étais emporté dans ma prime jeunesse, ma toute jeune épouse et mes deux petits bébés ne se retrouveraient pas sans le sou. Je crois sincèrement qu'une assurance-vie adéquate prolonge la vie d'une personne, car elle lui évite de s'inquiéter de l'avenir de sa femme et de ses enfants.

Je le répète, chaque mari devrait souscrire une assurance-vie. L'habitude qu'a le futur époux d'offrir à la future mariée une police d'assurance-vie substantielle est très bonne. Ce n'est pas seulement une protection financière pour la femme, c'est aussi plus ou moins une garantie de bonne santé pour le mari.

Rédiger un testament. Autre point. Chaque mari devrait rédiger un testament. C'est un point délicat dont la plupart des femmes hésiteraient à parler à leur mari, mais celui-ci devrait s'en occuper lui-même. Un testament n'abrège la vie de personne, mais il est très pratique en cas de départ soudain. Bien entendu, cela est particulièrement important s'il y a des biens. Si le mari meurt sans testament, c'est pour la femme une source d'ennuis et de tracasseries administratives sans fin. Un exécuteur testamentaire doit être désigné, elle doit donner des garanties, etc. Si le mari laisse un testament faisant de sa femme l'unique exécutrice testamentaire, sans caution, tous les problèmes sont évités. Je suppose, bien sûr, que le mari a parfaitement confiance dans la sagesse et l'intégrité de sa femme. Si ce n'est pas le cas et qu'il y a des enfants, il est tout aussi bien de désigner un ou plusieurs exécuteurs testamentaires extérieurs. Quoi qu'il en soit, il est toujours bon et raisonnable de rédiger un testament en bonne et due forme et de le faire authentifier par un témoin.

CHAPITRE LXIX

UN SYSTÈME DE DIVORCE RATIONNEL

Un système de divorce rationnel - Tempêtes et bourrasques - Les deux côtés de la question du divorce - Aide extérieure et embrouilles conjugales - Un mari parangon de vertu - Le cas de la douce épouse - Le bon démêlage des embrouilles conjugales.

Bien sûr, je suis en faveur d'un système de divorce rationnel. Les difficultés, les obstacles et les dépenses dont le divorce est aujourd'hui entouré dans la plupart des pays civilisés sont tout simplement honteux. Rendre le mariage plus difficile et le divorce plus facile, telle a toujours été ma devise. Lorsque la vie commune devient insupportable, il est préférable pour le mari et la femme de couper les ponts et de divorcer. Le divorce est préférable à la séparation, car les deux conjoints peuvent mener une nouvelle vie plus heureuse. Lorsqu'il n'y a pas d'enfants à prendre en charge, une simple déclaration de mari et femme, répétée éventuellement après un délai de trois ou six mois, devrait suffire pour obtenir le divorce. Lorsqu'il y a des enfants, l'État devrait s'assurer qu'ils seront correctement pris en charge avant que le divorce ne soit prononcé. Lorsqu'une seule des parties demande le divorce, le cas devrait être soigneusement étudié par une commission qui devrait comprendre des médecins et des psychologues ; et l'adultère ne devrait certainement pas être la seule cause de divorce.

Oui, je suis en faveur d'un système de divorce raisonnable, rationnel et facile. Mais je recommande toujours la prudence et l'attention. La devise du mari et de la femme dans de tels cas devrait être « Allez-y doucement ». Il y a des périodes dans la vie d'un couple marié où il semble impensable de continuer à vivre ensemble ; et pourtant, un mois, deux mois ou un an passent et le mari et la femme vivent heureux ensemble et ne peuvent pas croire qu'il y ait jamais eu de frictions entre eux. Rares sont les couples qui n'ont jamais traversé de tempêtes, dont la vie n'a pas été assombrie par des désaccords, des querelles et des antagonismes apparemment irréconciliables. Mais après la tempête, le soleil brille à nouveau, et aux querelles succèdent l'harmonie et la paix. L'amour s'est alors intensifié. Si le divorce était une affaire simple, une simple question de déclaration, de nombreux couples qui vivent aujourd'hui en harmonie auraient divorcé, à leur grand regret peut-être.

Oui, il y a deux côtés à la question du divorce. Mais je résumerais la situation comme suit : Lorsqu'il y a une réelle incompatibilité de caractères, lorsqu'il n'y a ni amour ni respect, plus tôt le couple divorcera, mieux ce sera, et pas seulement pour eux, mais aussi pour les enfants, s'il y en a. Une atmosphère de haine et de mépris mutuel n'est pas saine pour les enfants en pleine croissance. Mais s'il n'y a que de l'irritabilité, des accès de colère ou des désaccords dont l'analyse montre qu'ils sont dus à des causes temporaires et remédiables, alors « Allez-y doucement », « Ne vous pressez pas », telle devrait être votre devise. Il sera toujours temps de divorcer. Si le divorce a été obtenu, même si vous le regrettez, vous resterez probablement divorcé. J'imagine que de nombreux couples divorcés se remarieraient s'ils n'avaient pas honte. Ils craignent que cela les rende ridicules - et c'est le cas - aux yeux de leurs amis.

DES ÉTRANGERS DANS UN ENCHEVÊTREMENT DOMESTIQUE

Si vous avez un désaccord avec votre mari, essayez d'y remédier vous-même. Ne faites pas appel à une aide extérieure. Vous le regretteriez. Les pattes d'un étranger sont trop grossières et trop peu sympathiques pour se mêler des ajustements délicats qui constituent la vie conjugale, et lorsque vous aurez surmonté votre désaccord et que vous vivrez à nouveau en harmonie, vous aurez honte de regarder ce tiers en face, et vous lui en voudrez probablement.

D'une manière générale, les étrangers ne sont pas en mesure de se mêler des différends internes entre mari et femme. Il est absolument impossible pour un étranger de savoir où se situe le problème et qui est le coupable. Parfois, il n'y a pas de coupable. Le mari et la femme peuvent tous deux avoir raison ; ils peuvent tous deux être des personnes charmantes et pourtant, ensemble, ils peuvent former un mélange incompatible et explosif. Il arrive aussi que la partie qui semble angélique aux yeux des gens de l'extérieur soit en réalité la partie diabolique. C'est un fait bien connu que les personnes qui, aux yeux du monde extérieur, semblent être la personnification de l'honneur et de la bonne nature, peuvent être de véritables diables à la maison. Il y a longtemps que j'ai renoncé non seulement à me mêler des désaccords domestiques, mais même à les juger. En effet, il est presque impossible pour une personne extérieure de juger avec justesse. J'ai connu un mari qui était considéré comme un modèle de vertu. Lorsqu'il y avait un conflit entre lui et sa femme, tout le monde était enclin à blâmer la femme. Mais il s'est avéré par la suite que le mari avait certaines manières qui rendaient la vie de sa femme très pénible. Et vice versa. Je connais un autre cas où la femme était considérée comme la chose la plus douce au monde. Elle avait de bonnes manières, mais elle n'aimait pas son mari et faisait de sa vie un enfer. Avec une véritable galanterie, il a tout supporté, estimant qu'il était du devoir d'un homme de porter sa croix. Elle lui était infidèle, mais elle était si intelligente et si rusée que ni lui ni personne ne s'en doutait. Le fait devint douloureusement évident pour lui lorsque, à l'une des rares occasions où ils se retrouvaient ensemble, elle l'infecta d'une maladie vénérienne qui le rendit invalide pendant une longue période. Personne ne savait pourquoi il insistait pour se séparer, et tout le monde, à l'exception de son médecin et peut-être d'une ou deux autres personnes, l'accusait d'être une brute insensible.

Je répète donc qu'en règle générale, les problèmes domestiques doivent être résolus par les personnes concernées elles-mêmes. Il n'est pas prudent de faire appel à des personnes extérieures - parents ou amis - qui risquent de rendre l'écheveau encore plus compliqué et, qui plus est, de rejeter la faute sur l'innocent et de décerner au coupable le prix Montyon de la vertu et de la gentillesse.

CHAPITRE L

QU'EST-CE QUE L'AMOUR ?

L'amour est-il définissable ? - Lever un coin du voile - Deux opinions sur l'amour - La première opinion : Les rapports sexuels et l'amour - La seconde opinion - La part de vérité dans chacune - La vérité sur l'amour - Les fondements de l'amour - L'attirance sexuelle et l'amour - La femme frigide et son mari - Les cas d'amour déroutants - Le paradoxe - La bonté de l'amour et la vision pénétrante de l'amour - Les limites de la solitude - L'aversion physique et la genèse de l'amour - L'accouplement dans le règne animal - L'accouplement dans les races inférieures - L'amour chez les personnes de haute culture - La différence entre l'amour du sauvage et celui de l'homme cultivé - Les distinctions entre les amours - Les variétés d'amour et les variétés d'hommes - L'amour sans désir sexuel - Les différences entre les hommes et les femmes - L'amour sans désir sexuel - Les différences entre les hommes et les femmes - Les différences entre les hommes et les femmes. Amours - Variétés d'amour et variétés d'hommes - « Amour » sans désir sexuel - Entraînement et désir - Cause du coup de foudre - « Forces magnétiques » et coup de foudre - Le côté pathologique - Différenciation des phases de l'amour - Infatuation - Différence entre les phases de l'amour et les phases de l'amour - Différence entre les phases de l'amour et les phases de l'amour - Différence entre les phases de l'amour et les phases de l'amour. Satisfaction sexuelle et infatuation - Satisfaction sexuelle et amour - Infatuation confondue avec l'amour - L'amour, la plus mystérieuse des émotions humaines - Le grand amour et le bonheur suprême.

Je n'essaierai pas de donner une définition, qu'elle soit brève ou étendue, de l'amour. Beaucoup s'y sont essayés et ont échoué, et je ne tenterai pas l'impossible. Je n'essaierai pas non plus de parler de l'Amour dans ses innombrables détails.[9] Il faudrait pour cela un livre bien plus volumineux que celui que vous avez sous les yeux. Je m'efforcerai cependant de lever un coin du voile qui entoure cette émotion humaine la plus mystérieuse, la plus déconcertante et la plus complexe, afin que vous puissiez avoir un aperçu de son

---

[9] Pour éviter toute confusion, je précise que je parle ici de l'amour entre les sexes, et non de l'amour maternel, de l'amour homosexuel, de l'amour de la patrie, etc.

mécanisme complexe et peut-être comprendre ce qu'est l'Amour, au moins dans son essence.

L'amour sexuel et l'amour platonique. Il existe deux opinions très différentes, en fait diamétralement opposées, sur ce qu'est l'amour. Selon l'une d'elles, l'amour est l'amour sexuel, l'attirance sexuelle, le désir sexuel. Pour les tenants de cette opinion, l'amour et le désir sexuel ou la « luxure » sont synonymes. Ils rient et se moquent de toute tentative d'idéaliser l'amour, de le présenter comme quelque chose de plus fin et de plus subtil, voire de plus noble, qu'une simple attirance sexuelle. L'auteur a entendu une femme cynique - et plus d'un homme - dire : « L'amour ? L'amour ? Cela n'existe pas. Les rapports sexuels sont de l'amour, et c'est tout ce qu'il y a à faire.

L'autre opinion est que l'amour, l'amour vrai, l'amour idéal ou, comme on l'appelle parfois, l'amour sentimental ou l'amour platonique, n'a rien à voir avec le désir sexuel, avec l'attirance sexuelle. En effet, les tenants de cette opinion considèrent l'amour et l'attirance sexuelle - ou la luxure, comme ils aiment à l'appeler - comme des conceptions antithétiques, mutuellement antagonistes et exclusives.

Comme c'est souvent le cas pour les opinions extrêmes et unilatérales, les deux opinions sont fausses. Les deux opinions ont une raison d'être, car elles contiennent toutes deux une part de vérité. Mais un grain de vérité n'est pas toute la vérité, et si une opinion contient quatre-vingt-dix-neuf parties de mensonge pour une partie de vérité, l'effet de l'opinion est pratiquement le même que si elle était entièrement fausse.

Voici la vérité, ou du moins ce que je pense être la vérité, telle qu'elle m'apparaît après de nombreuses années de réflexion et d'observation.

Le fondement de l'amour. Le *fondement*, la *base de* tout amour est l'attirance sexuelle. Sans attirance sexuelle, à un degré plus ou moins élevé, il ne peut y avoir d'amour. Lorsque la première est totalement absente, le second ne peut exister. Vous pouvez considérer cela comme un axiome. Certains l'appellent l'amour, mais en l'analysant, on s'aperçoit qu'il n'en est rien. Il peut s'agir d'amitié, de gratitude, de respect, de pitié, d'habitude, de *désir* ou de *volonté* d'aimer ou d'être aimé, mais ce n'est pas de l'amour. L'expérience l'a prouvé dans des milliers et des milliers de cas tristes. Et la jeune fille qui épouse un homme qui lui répugne physiquement, qui *n'éprouve aucune* attirance sexuelle physique pour elle, bien qu'elle puisse éprouver pour lui tous les sentiments mentionnés ci-dessus, à savoir l'amitié, la gratitude, le respect et la pitié, se prépare un canapé sans joie sur lequel dormir. A moins qu'elle n'appartienne à la classe des femmes que nous appelons frigides, c'est-à-dire qu'elle soit elle-même dépourvue de tout désir sexuel et qu'elle n'éprouve aucun besoin de relations sexuelles. Une telle femme peut être assez ou même tout à fait heureuse avec un mari qui la repousse physiquement, mais qu'elle aime ou qu'elle respecte. Et ce que j'ai dit de la femme s'applique avec plus de force encore au mari. Un homme qui épouse une femme qui lui est physiquement antipathique est un imbécile criminel.

Je le répète, l'attirance sexuelle, physique est la *base*, le fondement de l'amour. Il est vrai que nous voyons certains cas d'amour qui nous laissent perplexes. Nous ne pouvons pas comprendre ce qu'»il » a vu en « elle » ou ce qu'»elle » a vu en « lui ». Mais souvenons-nous de ce paradoxe qui, pour paradoxal qu'il soit, n'en est pas moins vrai : L'Amour est aveugle, mais l'Amour voit aussi de façon aiguë et pénétrante ; il voit des choses que nous, qui sommes indifférents, ne pouvons pas voir. La cécité de l'Amour l'aide à ne pas voir certains défauts qui sont clairement perçus par tous les autres ; mais, d'un autre côté, sa vision pénétrante l'aide à voir les bonnes qualités qui sont invisibles pour les autres. Et une personne modeste peut posséder certaines qualités *physiques* compensatoires - telles qu'une ardeur passionnée ou une forte puissance sexuelle - qui la rendent irrésistible pour un membre du sexe opposé.

Mais l'homélie, la laideur ou la difformité ont leurs limites, et je défie quiconque de présenter un cas authentifié dans lequel un homme est tombé amoureux d'une femme - ou vice versa - qui avait une énorme tumeur sur un côté du visage, ce qui la faisait ressembler à une monstruosité, ou dont le nez était enfoncé à la suite d'un lupus ou d'une syphilis, ou dont la joue avait été rongée par un cancer. L'amour dans de telles circonstances est une impossibilité absolue, car il y a là une aversion physique, et l'aversion physique est fatale à la *genèse de l'*amour. Un homme qui a aimé une femme peut continuer à l'aimer après qu'elle a été défigurée par la maladie, mais il ne peut pas tomber amoureux d'une telle femme.

Je le répète donc, et j'espère que vous serez d'accord avec moi sur ce point : l'attirance sexuelle est le fondement de tout amour entre les sexes opposés. Lorsque l'attirance sexuelle fait défaut, vous pouvez donner à ce sentiment le nom que vous voulez : ce ne sera pas de l'amour.

Autres exigences. Mais une fondation n'est pas une structure à part entière. Pour assurer la stabilité d'un édifice complexe, nous devons le doter d'une bonne fondation solide ; mais la fondation ne fait pas l'édifice. Celui-ci reste à construire. Ainsi, l'attirance sexuelle est le fondement de tout amour, mais elle ne constitue *pas* l'amour. Bien d'autres facteurs, bien d'autres pierres merveilleuses sont nécessaires avant que la merveilleuse structure appelée amour ne voie le jour. Cette merveilleuse structure s'élève parfois en un clin d'œil, comme par un coup de baguette magique - qui n'a pas vu ou entendu parler de cas de « coup de foudre ! » - mais la rapidité de la croissance de la structure appelée Amour n'empêche pas d'affirmer que de nombreuses pierres, beaucoup de matériaux variés et un ciment solide sont nécessaires à son achèvement. Les fées travaillent parfois très vite.

Un peu de réflexion montrera clairement que l'Amour n'est pas un simple amour sexuel, ni un simple désir de satisfaire l'instinct sexuel. Si l'amour n'était qu'un désir sexuel, un membre du sexe opposé, ou du moins un membre attirant, serait aussi bon qu'un autre. Et c'est effectivement le cas chez les animaux et dans les races inférieures, où l'amour tel que nous le concevons n'existe pas. Pour un chien mâle, n'importe quelle femelle est aussi bonne qu'une autre, et vice versa. Les chats n'ont pas de préférence dans le choix de leurs partenaires, pas plus que les vaches, les chevaux, etc. Il en est de même dans les races sauvages primitives et même dans les classes inférieures non éduquées des races dites civilisées. Pour le Hottentot, le bushman australien ou le paysan russe, une femme en vaut une autre. Si le mâle d'une race inférieure a une certaine préférence, ce sera en faveur de la femme qui se trouve avoir un peu de biens.

En fait, j'affirme que l'amour réel, l'amour vrai, est un sentiment nouveau, un sentiment relativement moderne, absent des races inférieures et qui n'atteint son plus haut degré de développement que chez les personnes ayant une civilisation, une culture et une éducation élevées.

On pourrait objecter avec platitude que « la nature humaine est la nature humaine », que tous nos sentiments sont nés avec nous, qu'ils sont donc hérités, qu'ils existent depuis des millions d'années et qu'il est impossible que nous soyons *à l'origine d'un* sentiment entièrement nouveau. C'est vrai d'un certain point de vue. Nous ne pouvons pas non plus être à l'origine de l'intellect. Le germe de l'intellect, avec toutes ses possibilités potentielles, était présent chez nos ancêtres les plus primitifs qui grimpaient aux arbres. Mais autant il y a de différence entre l'intellect d'un bushman australien et celui d'un Spinoza, d'un Shakespeare, d'un Darwin, d'un Victor Hugo, d'un Goethe ou d'un Gauss, autant il y a de différence entre l'amour d'un sauvage primitif et l'amour de l'homme moderne hautement cultivé. L'amour ou le prétendu amour de l'homme (et de la femme) primitif ou ignorant est une affaire simple et équivaut pratiquement à un désir de satisfaction sexuelle. L'amour de l'homme et de la femme véritablement cultivés et hautement civilisés, bien que toujours *basé* sur l'attirance sexuelle, est un sentiment si complexe et si dominant qu'il défie complètement toute analyse, toute tentative de dissection, comme il défie toute tentative de synthèse, de construction artificielle.

Comme nous l'avons déjà dit, certains auteurs tentent d'établir une distinction claire entre l'amour sensuel et l'amour sentimental ; de nombreuses rames de papier ont été utilisées pour tenter de différencier l'un de l'autre ; le premier est appelé amour animal ou luxure ; le second amour pur ou amour idéal ; la première variété d'amour est dite égoïste, égocentrique, l'autre, sacrificielle, altruiste. Ces distinctions sont très agréables à lire, mais elles ne signifient pas grand-chose. Il n'y a pas de ligne de démarcation distincte entre les deux variétés d'amour, et l'une se fond imperceptiblement dans l'autre. La plupart, sinon la totalité, de nos actions et sentiments apparemment altruistes ont un substrat égoïste ; et la qualité de l'amour dépend de l'amant. En d'autres termes, il n'y a pas deux variétés distinctes d'amour, mais des variétés distinctes d'hommes. Un homme fin et noble aimera finement et noblement ; un homme grossier et brutal aimera grossièrement et brutalement. Un homme fin et noble peut ne pas aimer du tout, mais il ne peut pas aimer grossièrement et égoïstement ; et un homme grossier et brutal ne peut jamais aimer noblement et désintéressément. Ce qui signifie une fois de plus que la différence n'est pas inhérente à l'amour, mais à l'amant.

Mais dire qu'un homme peut aimer profondément une femme et ne pas avoir de désir sexuel pour elle est un non-sens. Un homme qui aime une femme et ne veut pas la posséder (pour utiliser l'horrible verbe ancien) ne l'aime pas - ou il est complètement impuissant. Quel que soit le sentiment qu'il éprouve pour elle, ce n'est pas de l'amour. Il peut s'abstenir d'avoir des relations sexuelles avec elle si les circonstances sont telles que les relations sexuelles peuvent conduire à son malheur et à sa souffrance, mais s'abstenir de faire une chose, lorsque la raison et le jugement nous poussent à nous abstenir, ne signifie pas ne pas vouloir cette chose.

Le coup de foudre. Rien n'est plus solidement établi que le fait qu'une personne peut tomber passionnément et incurablement amoureuse d'une personne du sexe opposé dès le premier regard, en un clin d'œil, au sens littéral du terme. Un seul regard peut suffire. Un tel amour peut exister jusqu'à la fin de la vie et peut, s'il est réciproque, conduire au bonheur suprême ou, s'il n'est pas réciproque, au malheur le plus profond.

On ne sait pas ce qui provoque le coup de foudre. Certains ont suggéré que l'objet aimé mettait en mouvement ou en fermentation certaines sécrétions internes (hormones) chez l'amoureux qui ne peuvent être « satisfaites » ou « neutralisées » que par cette personne ; et la possession de l'objet aimé devient une nécessité physique. Cette explication ne veut rien dire. Il s'agit d'une hypothèse qui ne peut être prouvée. Mais quelle que soit la cause du coup de foudre, c'est un phénomène si mystérieux qu'il donne aux mystiques et aux métaphysiciens une justification à leurs discours sur les « courants électriques » et les « forces magnétiques ». Ces expressions ne signifient rien non plus, mais elles tentent d'expliquer la soudaineté et l'irrésistibilité de l'attaque. L'attraction du coup de foudre est si puissante qu'il est arrivé que des personnes traversent des continents et des océans simplement pour apercevoir l'objet aimé ; et il est arrivé que des personnes sacrifient *tout - leur* carrière, leurs biens matériels, leur statut social, leur honneur, et même leur femme et leurs enfants, afin d'obtenir leur objet. Et une mère peut abandonner ses enfants qu'elle aime plus que sa vie, risquer l'ostracisme et la disgrâce, uniquement pour être avec l'objet de son amour. C'est dire que l'amour devient alors pathologique, car est pathologique tout sentiment qui maîtrise un individu au point qu'il est prêt à sacrifier tout ce qu'il a au monde.

L'engouement et l'amour. Bien que, comme nous l'avons dit, le sentiment amoureux ne se prête pas facilement à la dissection, à l'analyse, nous pouvons néanmoins en différencier certaines phases. Nous pouvons faire la différence entre « être amoureux », « l'infatuation » et « l'amour ». L'amour est, comme nous venons de l'indiquer, un phénomène pathologique, morbide. La personne amoureuse n'est pas dans un état normal. Il ne voit rien, on ne peut pas discuter avec lui, en ce qui concerne son amour. Elle est l'acmé de la perfection, physique, mentale et spirituelle ; personne ne peut lui être comparé. Et, bien sûr, l'homme est impatient d'épouser l'objet de son amour, à moins que des obstacles insurmontables ne s'y opposent, par exemple si l'homme est déjà marié.

L'engouement peut être aussi fort que n'importe quel sentiment amoureux. Mais avec cette différence. Dans l'infatuation, l'homme peut savoir que l'objet de l'infatuation est indigne, il peut le mépriser, le haïr, il peut prier pour sa mort, il peut faire tout son possible pour surmonter l'infatuation. En résumé, l'engouement est un sentiment, essentiellement physique, que l'homme peut analyser, dont il peut reconnaître l'indignité et l'absurdité, mais auquel il ne peut résister ou qu'il ne peut vaincre. Il se sent ensorcelé, il se sent pris dans un filet, il a envie de déchirer les mailles du filet, mais il n'a pas la force de le faire.

C'est une bonne façon de différencier l'amour de l'engouement. S'il est amoureux, l'homme ne veut pas se libérer de ses chaînes ; il ne veut pas cesser d'aimer ou d'être amoureux. Lorsqu'il est épris, l'homme utilise souvent toute sa volonté pour briser ses chaînes. La satisfaction sexuelle suffit souvent à briser l'engouement ; elle ne suffit pas à détruire l'amour, elle le renforce souvent et l'éternise.

Ni le fait d'être amoureux ni l'infatuation ne peuvent durer « éternellement » ; ce sont des maladies aiguës de haute tension et de durée relativement courte. L'engouement peut se transformer en indifférence ou en dégoût ; le fait d'être amoureux peut se transformer en indifférence, en haine ou en véritable amour - un amour stable et durable.

Il répondra à la question souvent posée : Comment se passent les mariages qui résultent d'une passion soudaine et violente, ou d'un coup de foudre ? Il n'existe pas de règle absolue applicable à tous les cas. Certains tournent très mal, le couple découvrant peu à peu qu'il n'est pas du tout adapté l'un à l'autre, que ses tempéraments sont incompatibles, que ses vues, ses idées, ses goûts et ses dégoûts sont différents. Dans certains cas, ce qui était supposé être un grand amour se révèle rapidement n'être qu'un engouement. Satiété et dégoût s'ensuivent. Mais dans d'autres cas, comme nous l'avons mentionné, la passion soudaine et dévorante se transforme en un amour chaleureux, qui dure toute la vie, et les deux personnes vivent heureuses jusqu'à la fin de leurs jours.

Le Dr Nyström relate le cas d'un éminent médecin français, d'un niveau social et scientifique élevé, qui aperçut par hasard une jeune fille dans la rue. Il n'avait pas la moindre idée de qui elle était. Il fut irrésistiblement attiré par elle. Il la suivit, monta dans le même omnibus et se rendit à la maison où elle entrait, sonna, se présenta, demanda pardon pour son intrusion, mais fut renvoyé. Il revint, lui expliqua sa passion ardente et lui demanda la permission de rendre visite à ses parents, des gens aisés de la campagne, et l'apogée fut un amour mutuel et un mariage heureux.

Beaucoup d'entre nous connaissent des cas similaires. Mais en règle générale, l'amour qui se développe lentement est plus fiable que la flamme qui éclate soudainement.

L'amour est la plus complexe, la plus mystérieuse, la plus inanalysable des émotions humaines. Il est fondé sur la différence de sexe, sur l'attirance d'un sexe pour un autre. Il est favorisé par la beauté physique, la délicatesse, une sexualité normale, un bon caractère, des aspirations élevées, la culture et l'éducation, des intérêts communs, la gentillesse et la considération, la pitié, l'habitude et mille autres sentiments, qualités et actions subtils, difficiles à classer ou à énumérer.

Un grand amour, largement réciproque, est en soi capable de rendre un être humain suprêmement heureux. *Rien d'autre ne peut l'être.* D'autres choses, comme la richesse, le pouvoir, la célébrité, le succès, les grandes découvertes, peuvent donner une satisfaction suprême, un grand contentement, mais le bonheur suprême, flottant, est le don d'un grand amour seulement. De tels amours sont rares, et les mortels qui y parviennent sont enviés par les dieux. Mais un grand amour non réciproque, surtout lorsqu'il s'y ajoute le sentiment de jalousie, est la plus effroyable des tortures ; il écrase l'homme comme rien d'autre ne peut le faire, et les victimes de cette catastrophe affective sont à plaindre par les habitants du plus bas des enfers.

CHAPITRE LI

LA JALOUSIE ET COMMENT LA COMBATTRE

La jalousie, la plus douloureuse des émotions humaines - Altération de la santé - Troubles mentaux - La jalousie comme émotion primitive - La jalousie chez le penseur avancé et chez le sauvage - La jalousie chez l'enfant - Sentiments et facteurs environnementaux - Facteurs essentiels - Vanité - Colère - Douleur - Envie - La jalousie du mari impuissant - Qualités antisociales - Le mari jaloux et le mari infidèle - Moyens d'éradiquer le mal - Iwan Bloch sur la question - Déclaration du Prof. Von Ehrenfels - Havelock Ellis sur la variation des relations sexuelles - Idées avancées - La femme, objet de l'homme - Le changement et le changeur - L'éducation des enfants - Lancer des épithètes sur la jalousie - Les unions libres et la jalousie - Sentiments, actions et opinion publique - L'épouse adultère d'aujourd'hui - La jalousie vainc son propre objet - La jalousie d'objets inanimés.

Celui ou celle qui a eu la malchance de connaître les affres - ou les crocs - de la jalousie admettra volontiers qu'il s'agit de l'une des émotions humaines les plus douloureuses, si ce *n'est* la plus douloureuse. La souffrance qu'elle inflige à ses victimes est indescriptible. Aucune autre émotion humaine n'affecte autant le corps, ne perturbe autant l'esprit, ne détraque autant toutes les fonctions que la jalousie. Les tortures qu'elle provoque font de celui qui en souffre un objet vraiment pitoyable : la perte totale de sommeil et la perte totale d'appétit peuvent entraîner une grave altération de la santé, tandis que la rage qu'elle suscite souvent peut conduire à la folie, ou du moins à de graves troubles mentaux. C'est à juste titre que l'imaginaire populaire a représenté cette émotion maudite sous la forme d'un monstre aux yeux verts.

La jalousie est une émotion primitive. Elle est présente non seulement chez les races primitives, mais aussi chez les animaux. Et comme il s'agit d'une émotion primitive, nous ne pouvons guère espérer réussir à l'éradiquer complètement. Pas dans l'immédiat, en tout cas. Mais nous pouvons la modifier.

L'affirmation fréquemment entendue selon laquelle « la nature humaine est la nature humaine » n'est qu'une demi-vérité platitude.

La partie fondamentale de la nature humaine - le désir de bonheur et l'évitement de la souffrance - ne peut pas être changée, et nous ne voudrions pas la changer si nous le pouvions. Cela signifierait la disparition de la race humaine. Mais que nombre de nos émotions primitives puissent être grandement modifiées par la culture, par de nouvelles normes, par de nouveaux idéaux moraux, cela ne fait aucun doute.

De même que l'amour chez l'homme moderne est un sentiment entièrement différent de ce qu'il était chez l'homme primitif, de même la jalousie chez le penseur avancé est un sentiment différent de ce qu'il était chez le sauvage ; et par l'éducation et la vraie culture, elle peut être modifiée encore davantage. Nous espérons qu'avec le temps - je ne me risquerai pas à dire quand ce temps arrivera - ce sentiment nuisible, dégradant et antisocial pourra être entièrement ou presque entièrement éradiqué de la poitrine humaine.

Le désir primitif - et ce désir primitif de la race est encore pleinement manifesté par les enfants - est de s'approprier tout ce qui est beau ou utile que quelqu'un d'autre possède et que nous n'avons pas. Mais notre éducation et nos normes culturelles, y compris la peur de la punition, ont tellement réprimé ce désir, l'ont tellement relégué à l'arrière-plan, que les êtres humains normaux ne le ressentent pratiquement pas.

Seules les personnes mal élevées, les déficients mentaux et les personnes incapables de s'adapter à leur environnement conservent ce sentiment primitif de prendre ou de voler. Il en va de même pour de nombreux autres sentiments et émotions, ainsi que pour la jalousie.

Si, dès la première manifestation de jalousie d'un enfant, nous froncions les sourcils, si nous expliquions à l'enfant ou à l'adolescent que la jalousie est un sentiment méchant, dégradant, qu'il faut en avoir honte, qu'il faut la cacher et non l'exhiber ou même en être fier - comme certains le font aujourd'hui - alors la jalousie se manifesterait chez un nombre beaucoup plus restreint d'individus, et ceux qui ont la malchance d'être attaqués par elle essaieraient de la réprimer, de la cacher, de la surmonter, de sorte qu'elle deviendrait finalement plus pâle et moins aiguë et que ses conséquences seraient moins importantes, moins désastreuses tant pour la victime que pour les personnes concernées. Les sentiments, ne l'oublions pas, ne sont pas des choses spontanées qui ne sont influencées par aucun facteur environnemental. Les sentiments sont comme les plantes ; dans un environnement donné, on peut favoriser leur croissance et les faire se développer luxueusement ; dans un autre environnement, on peut les étouffer et les étrangler.

Pour nous permettre d'inhiber la croissance du démon de la jalousie, nous devons apprendre quelle est son essence et quels sont les facteurs favorables à son développement.

LES CAUSES DE LA JALOUSIE

Le facteur essentiel de la jalousie est la *peur*. Peur de perdre l'objet aimé, peur de perdre la personne qui vous procure une satisfaction sexuelle, ou simple peur économique de perdre un fournisseur matériel. Ce dernier type de peur se manifeste bien sûr plus souvent - même si c'est de manière inconsciente - chez les femmes. Les femmes qui n'aiment pas leur mari sont pourtant souvent farouchement jalouses, car consciemment ou inconsciemment, elles craignent que leur mari ne les délaisse pour d'autres femmes et qu'elles ne se retrouvent ainsi dans une situation économique précaire.

Un autre facteur de la jalousie est la *vanité* blessée. Nous n'aimons pas sentir que quelqu'un nous est supérieur. Ce sentiment de vanité blessée est présent dans d'autres formes d'envie ou de rivalité. Une personne qui perd dans une course ou qui obtient une note inférieure à celle de son rival lors d'un examen peut être envahie par un sentiment d'envie et de haine dont l'intensité est presque égale à celle de la jalousie sexuelle, bien qu'elle ne soit jamais aussi douloureuse que cette dernière.

Un autre facteur de jalousie est la *colère* causée par la perte de ce que nous considérons comme notre propriété. Dans notre ordre social actuel, l'homme considère sa femme comme sa propriété absolue, et la femme en fait de même pour son mari. Il y a donc de la colère à l'idée qu'un étranger ose nous voler ou utiliser notre propriété, tout comme il y aurait de la colère si un voleur venait nous dérober un bien matériel de grande valeur. Cette colère ou cette rage qui fait partie de la jalousie n'est pas un signe d'amour. C'est loin d'être le cas. Car elle se manifeste aussi chez des hommes et des femmes qui n'ont pas la moindre parcelle d'amour pour leur conjoint ; elle se manifeste chez des conjoints qui n'ont que de la haine et du dégoût pour leur partenaire.

Un autre facteur important est la *douleur*, la douleur que la personne que nous aimons ait cessé de nous aimer. Lorsque nous aimons une personne et que notre amour n'est pas réciproque, nous ressentons une douleur qui peut aller jusqu'à l'agonie, même s'il n'y a pas de rival dans le domaine. Mais lorsque la personne qui nous aimait a cessé de nous aimer - ou nous l'imaginons - et a transféré son amour à une autre personne, la douleur est d'autant plus grande.

J'ouvre ici une parenthèse pour dire que la crainte qu'une personne ait cessé de nous aimer parce qu'elle aime quelqu'un d'autre est souvent sans fondement. Elle repose sur l'idée erronée et vicieuse qu'un homme ne peut pas aimer deux femmes en même temps, ou qu'une femme ne peut pas aimer deux hommes en même temps. Les psychologues, en particulier ceux qui ont étudié la psychologie sexuelle, savent que cette idée est fausse. Ils savent que l'amour peut être dirigé en même temps vers deux ou trois individus. Ils savent qu'un deuxième amour non seulement ne détruit pas ou ne diminue pas nécessairement un premier amour, mais qu'il peut l'approfondir et le renforcer.

Un autre élément est l'*envie* pure et simple. Il s'agit simplement de l'envie que quelqu'un ait ce que nous n'avons pas, ou ce que nous avons mais que nous risquons de perdre. Tout comme nous envions aux autres une voiture, une belle maison, une position sociale élevée, etc., alors que nous ne les avons pas ou que nous en avons été privés.

Un point que je voudrais mentionner est que si les maris qui sont devenus impuissants - ayant perdu soit le désir, soit le pouvoir, mais surtout ce dernier - deviennent jaloux, leur jalousie ne connaît pas de limites. Aucun homme puissant n'atteint jamais la même intensité de jalousie qu'un homme sexuellement faible ou impuissant. Le fait de savoir qu'un autre homme l'a supplanté et qu'il ne pourrait pas le faire lui-même, *même si on le lui permettait*, le remplit d'une rage impuissante ; et, comme on le sait, la rage impuissante est toujours plus intense que la rage puissante. Les femmes sont exemptes de ce type de rage, car elles ne sont jamais impuissantes dans ce sens. (Elles peuvent être frigides, mais elles ne sont jamais dépourvues de *potentia coeundi*, sauf dans des cas extrêmement rares d'*atresia vaginae* ou d'absence des organes génitaux externes).

De nombreux autres éléments entrent dans la composition de cette jalousie « reine des tourments » ou « roi des tortionnaires », mais ceux que j'ai énumérés sont les plus importants.

De quoi s'agit-il ? La peur, la vanité, la colère, l'envie et la douleur. Aucune de ces qualités n'est admirable, aucune, à l'exception de la première et de la dernière, ne mérite notre compassion. Ce sont toutes des qualités antisociales et anti-individuelles. Ne faut-il pas tout faire pour éradiquer une telle mauvaise herbe, qui se nourrit de racines dont chacune est empoisonnée ?

On nous dit que, dans notre état primitif, la jalousie était un instinct social ; qu'en tuant et en éloignant les rivaux, elle contribuait à fonder et à cimenter la famille et à la maintenir pure. Je ne veux pas entrer ici dans une discussion sur ce point. Mais quel que soit le rôle utile que la jalousie ait pu jouer dans les temps reculés (j'en doute), c'est aujourd'hui une émotion tout à fait inutile, tout à fait vicieuse, tout à fait antisociale et anti-individuelle. Elle s'oppose à la vie sociale et détruit le bonheur individuel. Il faut tout faire pour l'étouffer, l'étrangler, l'éliminer complètement de la vie humaine.

Oui, je ne trouve aucune compensation à la jalousie, je ne lui trouve aucune place dans notre vie moderne et je suis tout à fait d'accord avec Forel qui qualifie la jalousie de « patrimoine des animaux et des barbares ». « C'est ce que je dirais, dit-il, à tous ceux qui, au nom de l'honneur offensé, voudraient lui accorder des droits et même la mettre sur un piédestal. Il vaut dix fois mieux pour une femme d'épouser un mari infidèle qu'un mari jaloux.... La jalousie transforme le mariage en enfer.... Même sous sa forme la plus modérée et la plus normale, la jalousie est un tourment, car la méfiance et le soupçon empoisonnent l'amour. On entend souvent parler de jalousie justifiée. Je maintiens que *la jalousie n'est jamais justifiable* ; elle est toujours un héritage stupide et atavique, ou bien un symptôme pathologique. »

Mais peut-on faire quelque chose pour éradiquer cette émotion angoissante et tourmentante ? Je crois que oui, et les moyens d'éradiquer ce mal seront trouvés en analysant ses composantes. Nous ne pourrons peut-être pas détruire tous les éléments, mais si nous en détruisons la plus grande partie, nous aurons accompli beaucoup.

Les facteurs sous-jacents de la jalousie sont : l'instinct primitif, également présent chez de nombreux animaux, nos idées éthiques et religieuses et notre système économique. L'instinct primitif peut être réprimé et modifié ; nous ne pouvons guère espérer l'éradiquer complètement. En revanche, nous pouvons changer nos idées et notre système économique. Il est plus facile de changer des idées qu'un système, et c'est par nos idées que nous devons commencer.

La première idée que nous devons nous efforcer de détruire est qu'il est impossible pour un être humain d'aimer plus d'un autre être humain en même temps. Nous devons montrer que l'amour de l'homme et de la femme modernes, éduqués et esthétiques, est un sentiment extrêmement complexe et qu'un homme peut aimer profondément et sincèrement une femme pour certaines qualités et aimer tout aussi profondément et sincèrement une autre femme pour certaines autres qualités. Bien entendu, l'amour ne se mesure pas au mètre ou au boisseau, et ne peut être pesé sur la balance chimique la plus délicate. Et il peut être impossible de déterminer s'il aime les deux femmes exactement de la même façon ou s'il en aime une plus que l'autre. Mais qu'un amour n'en exclut pas un autre, qu'il peut même intensifier l'autre amour, c'est certain, et c'est l'avis de tous les sexologues avancés.

Max Nordau, un homme aux idéaux élevés et austères, un homme que personne n'accusera d'une tendance à la licence, dit dans ses Mensonges conventionnels : « Cela peut paraître très choquant, et pourtant je dois le dire : nous pouvons même aimer *plusieurs* individus à la fois, avec une tendresse presque égale, et nous ne mentons pas nécessairement quand nous assurons chacun de notre passion. Si profondément que nous soyons amoureux d'un certain individu, nous *ne cessons pas pour autant d'être* sensibles à l'influence du sexe tout entier. »

Et Iwan Bloch, qui n'a jamais été un plus grand investigateur dans le domaine de la sexologie, pose la question suivante : « Est-il possible pour quelqu'un d'être simultanément amoureux de plusieurs personnes ? « Est-il possible pour quelqu'un d'être *simultanément* amoureux de plusieurs personnes ? » Il répond immédiatement : « Je réponds à cette question par un « oui » inconditionnel ». Et il poursuit : « C'est précisément l'extraordinaire différenciation spirituelle de l'humanité moderne civilisée qui donne lieu à la possibilité d'un tel amour simultané pour deux individus. Notre nature spirituelle présente les couleurs les plus variées. Il est toujours difficile de trouver les compléments correspondants dans un seul individu ».

Le professeur Robert Michels déclare : « La nature a voulu que l'homme normal éprouve une attirance sexuelle continue et puissante à l'égard d'un nombre considérable de femmes.... Chez l'homme, les stimuli capables d'éveiller l'excitation sexuelle (ce terme ne doit pas être compris ici dans le sens physique grossier) sont si extraordinairement nombreux, si largement différenciés qu'il est tout à fait impossible qu'une seule femme les possède tous ».

Le professeur von Ehrenfels fait remarquer avec humour que si un précepte moral stipulait qu'un homme ne doit jamais avoir de rapports *plus d'une fois dans sa vie* avec une femme donnée, cela correspondrait beaucoup mieux à la nature de l'homme normal et lui demanderait beaucoup moins de force de volonté qu'il n'en a besoin pour répondre aux exigences conventionnelles de la monogamie.

Havelock Ellis déclare prudemment : « Un certain degré de variation est impliqué dans les relations sexuelles, comme dans toutes les autres relations, et si nous ne voulons pas continuer à perpétuer de *nombreux maux et injustices*, ce fait doit être affronté et reconnu ».

J'ai consacré beaucoup d'espace à ce sujet et, contrairement à mon habitude, j'ai cité des « autorités », parce que je considère ce point de la plus haute importance ; c'est le premier pas dans la lutte contre le démon de la jalousie. Si nos épouses, nos fiancées et nos amoureux pouvaient être convaincus de la vérité que l'intérêt ou même l'affection d'un homme pour un autre membre du sexe féminin ne signifie pas la mort de l'amour, ni même un amour diminué, la moitié de la bataille serait gagnée. La moitié de la misère, la moitié des querelles, la moitié de l'auto-torture, la moitié des foyers désorganisés, bref, la moitié du règne tyrannique du démon de la jalousie, disparaîtraient.

Nous devons enseigner cette vérité à nos femmes et à nos hommes, et ce dès la puberté. Nous devons leur montrer que toutes les femmes ne peuvent pas nécessairement remplir toute la vie d'un homme, que toutes les femmes ne peuvent pas nécessairement occuper tous les coins et recoins de l'esprit et du cœur d'un homme, et qu'il n'y a rien d'humiliant pour la femme dans une telle idée (et *vice versa*). Il faut lui apprendre à ne rien trouver de honteux, de douloureux ou de dégradant dans une telle pensée. Je sais que ces idées sont quelque peu en avance sur notre temps, mais si personne ne proposait jamais d'idées avancées parce qu'elles sont avancées, il n'y aurait jamais de progrès.

Ensuite, nous devons enseigner à nos hommes que lorsqu'ils épousent une femme, celle-ci ne devient pas leur bien mobilier, leur propriété, que personne ne peut toucher, ni regarder, ni sourire. Une femme peut être une très bonne épouse fidèle et continuer à apprécier la compagnie d'autres hommes, la pression de la main d'un autre homme ou -*horribile dictu- même un* baiser occasionnel.

Nous devons ensuite enseigner à nos hommes *et à nos* femmes qu'il n'y a rien de honteux ou d'humiliant à être déplacé par un rival. Le changement peut être une honte pour celui qui change, mais pas pour celui qui est changé. Cela ne signifie pas du tout que le changement a été effectué parce que le rival est supérieur ; c'est un fait bien connu que le rival *est* souvent inférieur. Le changement est souvent effectué, non pas parce que le changeur s'est élevé, mais parce qu'il s'est abaissé, qu'il s'est détérioré. Et le changeur le sait souvent lui-même.

L'inculcation de ces idées permettrait d'éliminer le sentiment de vanité blessée qui est une composante si importante du sentiment de jalousie.

En outre, nous devons enseigner à nos enfants, dès leur plus jeune âge, que la jalousie n'est « pas belle », que c'est un sentiment mesquin, qu'elle est un signe de faiblesse, qu'elle est dégradante pour la personne qui l'entretient, en particulier pour celle qui la manifeste. Les idées inculquées dès l'enfance ont une influence puissante, et les diverses idées exposées ci-dessus *auraient* une influence incontestable pour minimiser les effets méphitiques et destructeurs du sentiment de jalousie. Les personnes bien élevées parviendront toujours à contrôler ou à supprimer certains instincts ou émotions non vitaux sur lesquels la société appose son sceau de désapprobation, qu'elle considère comme « pas beaux » ou honteux.

Je suis donc optimiste quant au déracinement éventuel de la plupart des composantes du sentiment antisocial de jalousie. Et lorsque la femme atteindra l'indépendance économique, alors une autre composante de l'instinct de jalousie - la terreur de perdre un pourvoyeur et de se retrouver dans la pauvreté - disparaîtra.

La jalousie ne concerne pas les rivaux. La jalousie ne doit pas nécessairement s'exprimer uniquement à l'égard d'un rival sexuel. Une personne peut être jalouse de personnes qui ne peuvent jamais être des rivaux sexuels ; la jalousie ne doit même pas porter sur des personnes ; elle peut porter sur des objets inanimés, sur le travail, la profession ou le passe-temps d'une personne. Ainsi, une femme peut être intensément jalouse de la mère de son mari, envers laquelle il est très affectueux ou simplement gentil et attentionné. Elle peut être jalouse de ses propres enfants si elle constate ou imagine que le père les aime intensément ou qu'il passe beaucoup de temps avec eux. Elle peut être jalouse de ses amis masculins, et plus d'un mari a dû renoncer non seulement à ses connaissances féminines, mais aussi à ses amis masculins de toujours, afin de préserver la paix au sein de la famille. Une femme peut être férocement jalouse du succès et de la réputation de son mari, et il n'est pas rare que la femme mette tous les obstacles possibles sur le chemin de son mari, afin de le faire échouer dans son travail, de lui faire produire un travail médiocre, tout cela par crainte que son succès ne lui attire des admirateurs, qui pourraient peut-être l'éloigner d'elle. On a vu des épouses faire tout ce qui était en leur pouvoir pour *épuiser* et affaiblir leurs maris, les rendre physiquement peu attrayants, dans le seul but de les garder. Et ce sentiment primitif, puéril, sauvage, ce désir de monopole exclusif est si puissant qu'il n'est *rien qu'*une épouse, un amoureux ou une maîtresse jalouse ne fasse pour conserver l'homme, pour le reconquérir, ou, l'ayant perdu irrémédiablement, pour se venger. Et ce qui est dit de la femme s'applique avec la même force à l'homme. C'est une grave erreur de penser que la jalousie est l'apanage de la femme, sa particularité, ou même qu'elle est plus forte chez elle que chez l'homme. Un homme peut être aussi sauvagement jaloux qu'une femme et subir les mêmes tortures de l'enfer.

La jalousie s'oppose à son objet. L'une des pires caractéristiques de la jalousie est qu'elle va à l'encontre de son propre objectif. On nous a dit, comme nous l'avons déjà dit, que la jalousie était autrefois un instinct racial, qu'en effrayant les rivaux, elle contribuait à fonder la famille et à la maintenir chaste et pure. Aujourd'hui, c'est tout le contraire. Plus d'un homme, en accusant sa femme innocente d'infidélité et en la torturant avec des soupçons sans fondement, l'a poussée dans les bras d'un amant. Nous sommes tous plus ou moins sensibles à la suggestion, et en soupçonnant continuellement une femme d'avoir une liaison amoureuse ou une relation illicite, un homme peut implanter la graine de la suggestion si fortement qu'elle peut croître luxueusement et que la femme peut être incapable de résister à la tentation suggérée. Et très souvent, c'est l'amant même qui est suggéré par le mari. « Oui, n'essayez pas de le nier. C'est inutile. Je sais que tu as des relations avec X. Je sais que tu es sa maîtresse. » Il le répétait si souvent à sa jeune femme absolument irréprochable et innocente et il la rendait si misérable par sa grossièreté et sa brutalité qu'un jour elle est allée dans la chambre de X et est devenue sa maîtresse. Depuis, elle supporte sans broncher les accès de colère de son mari. « Si j'ai le nom, je peux aussi bien avoir le jeu », est un bon conseil psychologique. Un mari devrait faire très attention à ne pas soupçonner injustement sa femme et faire ainsi le premier pas pour que ses soupçons sans fondement deviennent réalité et que ses accusations injustes soient justifiées. Et, bien sûr, ce qui est vrai pour le mari l'est aussi pour la femme. Plus d'une femme a poussé son mari indolent dans les mains de prostituées ou de maîtresses par ses tracasseries incessantes, ses fausses accusations et ses épithètes vicieuses à l'égard de toutes ses amies et connaissances féminines.

Oui, quel que soit l'angle sous lequel on l'envisage, la jalousie est un sentiment méchant, désagréable et misérable. Le fait qu'il s'agisse d'un sentiment plus ou moins universel, parce que « nous ne pouvons pas nous en empêcher », ne le rend pas moins méchant, moins vilain, moins misérable.

Je n'imagine pas un seul instant que le fait de caractériser la jalousie comme elle le mérite, de la qualifier de sentiment honteux, sauvage, primitif, etc. va la bannir d'un seul coup des poitrines d'hommes et de femmes dans lesquelles elle s'est installée ; ce n'est pas en lui jetant des épithètes qu'elle va desserrer ses griffes. Malheureusement, je sais trop bien que nos émotions sont plus fortes que notre raison ; l'homme ou la femme dont le pauvre coeur est rongé jour et nuit par la jalousie n'est pas accessible à la raison, n'est pas guérissable par des arguments ; tout ce que nous pouvons faire, c'est compatir avec une telle personne et demander au Seigneur d'avoir pitié d'elle.

J'ai connu un homme qui vivait avec sa femme en union libre, c'est-à-dire qu'il n'était pas marié avec elle. Il ne croyait pas au mariage. L'amour était le seul lien qui devait unir les gens ; dès que l'amour n'existait plus, les gens devaient se séparer de manière amicale et fraternelle. Si la femme ou la maîtresse veut un autre amant, elle doit être libre d'en prendre un ; elle est un être humain libre et non l'esclave de son mari, etc. C'est ainsi que l'homme parlait. Et il était sincère dans son discours - ou il pensait l'être. Mais un soir, en rentrant chez lui à l'improviste, il a trouvé un autre homme ; il a immédiatement tiré plusieurs coups de feu sur l'homme, qui heureusement pour les deux n'ont pas été fatals, puis il a battu et étranglé sa femme - qui n'était même pas légalement sa femme - jusqu'à ce qu'elle soit à deux doigts de la mort. Puis *il l'a épousée* et a renoncé à son discours sur l'amour libre. Et je connais un grand nombre d'hommes qui pourraient philosopher pendant des heures sur le déshonneur et l'humiliation d'être jaloux, mais qui, dès qu'il y a une cause justifiable de jalousie, deviennent aussi déraisonnables qu'un enfant et aussi jaloux que n'importe quelle femme sicilienne non lettrée.

Vous voyez, je ne me fais pas d'illusions avec des espoirs extravagants. Mais, néanmoins, cette argumentation, ce discours, n'est pas tout à fait inutile. Il faut commencer. Cet essai n'aidera peut-être pas - sauf pour les suggestions qui seront faites vers la fin - ceux qui sont déjà victimes du démon de la jalousie, mais il aidera peut-être certaines personnes à échapper à ses griffes (ou devrais-je dire : à ses griffes ?). Je ne sais vraiment pas si le démon de la jalousie est un homme ou une femme).

Les sentiments sont plus forts que la raison ; mais cela ne signifie pas que les sentiments ne peuvent pas être influencés par la raison ; ils peuvent certainement l'être et le sont, et leurs *manifestations* sont modifiées par cette influence ; et plus une personne est cultivée, plus elle est éduquée (j'espère que vous saurez que j'utilise ces termes dans leur sens véritable et non dans leur sens vulgaire et abusif), plus ses sentiments, ou du moins ses actions, seront influencés par sa raison. Je crois particulièrement à l'effet sur nos sentiments et nos actions de l'opinion publique, des idées universellement ou généralement admises.

Permettez-moi de donner un exemple pertinent à ce sujet. Autrefois, il était universellement admis, et il l'est encore dans de nombreux endroits, que lorsqu'une femme péchait, elle commettait le crime le plus impardonnable dont un être humain puisse se rendre coupable et qu'elle *déshonorait* ainsi son mari. La seule chose à faire pour ce dernier était de tuer le rival et de chasser la femme, ou du moins de la chasser. C'était une *condition sine qua non*. La ramener chez lui était un déshonneur, un signe de faiblesse impardonnable, de dégénérescence. Nos idées sur le sujet ont un peu changé. Un mari n'est plus considéré comme plus déshonoré - dans certaines couches de la société du moins - parce que sa femme a péché qu'une femme n'est considérée comme déshonorée parce que son mari a péché ; et l'adultère de la femme est maintenant, par la plupart des gens rationnels, considéré comme différent seulement en degré, mais non en nature, de l'adultère du mari. Ces idées humaines ne sont en vogue que depuis peu de temps, mais leur effet s'est déjà manifesté dans un grand nombre de cas. Pardonner à l'épouse fautive devient assez courant. Un certain nombre de cas ont été publiés dans les journaux. Récemment, une femme a été impliquée dans une sale affaire ; sa faute était non seulement incontestable, mais notoire ; elle était de notoriété publique. Et pourtant, le mari l'a soutenue et l'a ramenée dans son foyer et dans ses bras. Et le nombre de ces cas qui ne sont pas rapportés dans les journaux est très, très important, bien plus important que ce que le public peut imaginer, plus important que ce qu'il serait prudent d'estimer. Et dans un grand pourcentage de ces cas, le mari commence à traiter sa femme avec plus d'amour, plus de considération, et le lien entre eux devient plus ferme, plus permanent.

CHAPITRE LII

REMÈDES CONTRE LA JALOUSIE

Prévention et guérison-Prophylaxie de la jalousie - Remède adapté aux circonstances - Le mari négligent et flirteur - Pas de question d'amour - Conseils à l'épouse de l'homme flirteur - Remède efficace bien que vulgaire - La jalousie doit être vécue pour être comprise - Nécessité de la liberté d'association - Lignes de conduite pour l'épouse - Mépris pour un certain type d'épouse et de mari - L'amant abandonné - Effets de l'amour non partagé - Désir sexuel sublimé - Remplacement de l'amour non partagé - Attitude de Goethe - Possibilité d'amours simultanées - Possibilité d'amours successives - Amours éternelles - Quand les relations sexuelles peuvent être bénéfiques - Amours achetables - Attitude de Goethe - Amours simultanées possibles - Amours successives possibles - Amours éternelles - Remplacement de l'amour non partagé L'attitude de Goethe-Les amours simultanées possibles-Les amours successives possibles-Les amours éternelles-Les relations sexuelles bénéfiques-Les relations sexuelles achetables et leur valeur-Les fiançailles rompues-Les effets terribles sur le jeune homme-Le jeune prostitué-Les relations sexuelles avec le fiancé-Le sentiment de honte envahissant-L'effondrement-Les tentatives de suicide-Une vie sexuelle active-Les résultats-La prévention de la jalousie.

Nous sommes tous d'accord pour dire que la prévention est plus importante que la guérison. Mais lorsqu'un patient arrive avec une maladie déjà bien développée, il est vain de lui parler de prévention. Il est trop tard pour le sermonner. Ce qu'il veut et ce dont il a besoin, c'est d'un traitement, s'il est possible. Ce qui précède se réfère principalement à la prophylaxie de la jalousie, à la prévention du développement de cette maladie dans l'avenir.

La question est de savoir s'il existe un *remède* à cette maladie. Existe-t-il un *remède à* cette horrible maladie qu'est la jalousie ?

Les conditions sont extrêmement complexes et le remède doit être adapté aux circonstances. Supposons que le mari néglige sa femme et la rende jalouse, non pas parce qu'il est amoureux d'une autre femme, mais parce qu'il est coquet, léger, écervelé et inconsidéré. Ces cas sont très majoritaires. De nombreux maris qui aiment leur femme et qui se croient sûrs de leur amour pensent qu'il est tout à fait normal qu'ils cherchent de nouvelles conquêtes et qu'ils entretiennent des relations amoureuses insignifiantes avec autant de filles ou de femmes qu'ils le peuvent. Il n'est pas question ici d'amour, mais seulement de flirt ou de relations sexuelles. Lorsque c'est le cas, la femme doit avoir une discussion franche et ferme avec son mari ; elle doit lui dire qu'elle n'aime pas son comportement et qu'il la rend malheureuse. Dans de nombreux cas, cela suffira à modifier la conduite du mari. Lorsque cela ne suffit pas, lorsque le mari est trop égoïste et ne veut pas renoncer à ses petits plaisirs, il ne reste plus à la femme qu'à adopter le vieux et plutôt vulgaire remède. Il est vieux et, comme on l'a dit, assez vulgaire, mais il a le mérite de l'efficacité : il marche très souvent. Que la femme adopte des tactiques similaires, qu'elle flirte elle aussi, qu'elle sorte et revienne à des heures incertaines, qu'elle fasse deviner à son mari où et avec qui elle se trouve. Et neuf fois sur dix, ce comportement tout à fait justifié de la femme, compte tenu des circonstances, entraînera un changement rapide et radical dans la conduite du mari. Il ne sera que trop heureux de dire adieu. Certaines personnes sont totalement dépourvues d'imagination. Elles n'ont pas la capacité de se mettre à la place d'une autre personne. La jalousie, en particulier, n'est pas un sentiment que l'on peut comprendre sans l'avoir éprouvé, à moins d'être doté de l'imagination d'un grand poète. Et comme peu de maris ont une grande imagination poétique, ce n'est qu'après avoir senti les griffes du monstre déchirer leur propre cœur qu'ils peuvent comprendre les sentiments de leur femme et qu'ils sont prêts à agir pour leur épargner, ainsi qu'à eux-mêmes, bien sûr, de cruelles tortures. De nombreuses femmes et de nombreux maris m'ont parlé et écrit à ce sujet et, comme je l'ai déjà dit, dans neuf cas sur dix, le remède a fonctionné.

Mais qu'en est-il du dixième cas ? Qu'en est-il des cas où le mari ne peut pas ou ne veut pas renoncer à ses flirts et à ses relations extérieures ? Nous, sexologues avertis, savons que tous les hommes, pas plus que toutes les femmes, ne sont faits dans le même moule, et que ce qui est possible ou même facile pour neuf hommes peut être très difficile ou absolument impossible pour le dixième. Nous savons qu'il y a des hommes pour qui une relation monogamique sans faille est une impossibilité absolue. La stimulation d'autres femmes - qu'il s'agisse de la stimulation purement mentale et spirituelle ou de la stimulation des relations physiques - est pour eux comme un souffle dans les narines. En fait, il y a des hommes dont la possibilité même d'aimer leur femme dépend de cette liberté d'association avec d'autres femmes. Ils peuvent être extrêmement gentils et aimer tendrement leurs épouses s'ils peuvent en même temps fréquenter - spirituellement ou physiquement - d'autres femmes. S'ils sont totalement coupés de toute association avec d'autres femmes, ils commencent à se sentir irritables, à s'ennuyer, à tomber malades, et leurs sentiments à l'égard de leurs épouses peuvent se transformer en ressentiment, en mauvaise volonté, voire en haine. Ce n'est pas le lieu de parler de la méchanceté de ces hommes, mais c'est ainsi qu'ils sont faits et c'est avec ce fait que nous devons composer.

Que doit faire la femme d'un tel homme ? Deux lignes de conduite s'offrent à elle, deux voies de sortie. La ligne de conduite dépendra de son tempérament et de ses idées sur la moralité sexuelle. Mais elle doit choisir la ligne de conduite qui lui causera le moins de douleur, le moins de malheur. Si elle est d'un tempérament fier et indépendant, en particulier si elle appartient au type militant, elle quittera son mari avec fracas, sans se soucier des conséquences. Mais si c'est une femme plus douce, plus souple, plus flexible (et je dirais aussi plus subtile), et si elle aime vraiment son mari, elle passera outre à ses petites manies, à ses peccadilles et à ses transgressions, et elle pourra vivre tout à fait heureuse. Et le temps viendra où le mari lui-même abandonnera ses peccadilles et ses transgressions et s'attachera puissamment à sa femme, sera lié à elle par des liens qui ne se déchireront jamais. *Je connais plusieurs cas de ce genre.*

Et je profite de l'occasion pour dire que j'ai le plus grand mépris pour la femme qui, apprenant que son mari a commis une faute ou qu'il a une liaison amoureuse, le quitte précipitamment, ou fait un scandale public, ou demande le divorce. Une telle femme *n'a jamais* aimé son mari, et celui-ci est bien débarrassé d'elle. Et ce que j'ai dit de la femme s'applique avec *presque* autant de force au mari.

L'amant abandonné. Mais que doit faire l'amant abandonné ? Prenons le cas de A et B, et que A représente n'importe quel homme et B n'importe quelle femme ; ou, *vice versa*, que A soit la femme et B l'homme, car dans la jalousie et l'amour, ce qui s'applique à un sexe s'applique pratiquement avec la même force au sexe opposé.

Supposons que A soit intensément jaloux et profondément, passionnément amoureux de B ; mais B est totalement indifférent et ne se soucie pas de ce que A peut ressentir ou faire. A et B peuvent être mariés ou non ; cela ne change rien à l'affaire. Supposons que B, si elle n'est pas mariée à A, s'en aille épouser un autre homme, ou, si elle est mariée à A, s'en aille et le quitte ; ou supposons que B n'aime personne d'autre, mais reste simplement indifférente aux avances de A ou le repousse parce qu'elle ne peut pas lui rendre la pareille. L'amour non réciproque peut à lui seul causer des tortures presque aussi féroces que la jalousie la plus intense. Et A souffre de tortures. Que doit-il faire ? Que faire pour se sauver, pour sauver sa santé, son esprit, sa vie ? Car il ne peut pas manger, il ne peut pas dormir, il ne peut pas travailler et il sent qu'il est en train de s'effondrer. Il a perdu sa position et risque de perdre la raison. Que faire pour échapper à la folie ou au suicide ? Il n'y a qu'un seul remède. Qu'il mette toute son énergie à trouver un *substitut*. Je veux dire un substitut vivant. Le simple désir sexuel peut être sublimé, dans une certaine mesure, par d'autres voies, il peut être remplacé par le travail, l'étude, un passe-temps ou quelque intérêt captivant. Un grand amour non partagé, avec l'élément de jalousie présent ou absent, ne peut être remplacé par rien d'autre que par un autre amour. Et lorsqu'un aussi grand amour est impossible, qu'il s'agisse d'un amour mineur ou d'une série d'amours mineurs. Lorsque Goethe, l'un des plus grands amoureux du monde, était incapable de marcher dans la grande avenue d'un grand amour, il marchait dans les sentiers secondaires d'un certain nombre de petits amours. Le discours courant selon lequel une personne est incapable d'aimer plus d'une fois dans sa vie est un non-sens stupide. Un homme ou une femme est capable d'aimer, et d'aimer très profondément, un certain nombre de fois ; et d'aimer simultanément ou successivement. C'est souvent une simple question d'opportunité. Je sais qu'il y a *des amours* éternels, qu'il y a des amours qui n'ont pas de substitut. Mais ces amours suprêmes, divins, sont si rares que le commun des mortels peut ne pas en tenir compte. Ils sont l'apanage des surhommes et des surfemmes. Normalement, un substitut peut être trouvé. L'amour de substitution n'atteindra peut-être jamais l'intensité de l'amour original, il ne donnera peut-être jamais entière satisfaction, ni même à moitié ; mais il contribuera à émousser l'arête tranchante, il agira comme un hémostatique partiel pour le cœur qui saigne, il apaisera et anesthésiera la blessure, même s'il ne pourra pas la guérir complètement. Et c'est une aide précieuse pendant que la personne qui souffre revient à elle, pendant que les fragments rassemblés d'une vie brisée sont cimentés et pendant que le ciment durcit. Oui, l'homme ou la femme qui se trouve dans un enfer à cause d'un amour non réciproque ou trahi doit chercher sans tarder un amour de substitution. Je ne crois pas que les gens perdent leur santé et leur esprit à cause d'une souffrance qui ne fait de bien à personne.

Mais j'irai encore plus loin. Lorsqu'un amour de substitution - grand ou petit - ne peut être trouvé, de simples relations sexuelles peuvent contribuer à atténuer la souffrance, à calmer le cœur agité et à soulager le cerveau endolori. Comme tout ce qui est lié au sexe, nos idées sur les relations sexuelles illicites qui ne sont pas liées à l'amour sont truffées d'hypocrisie et fausses jusqu'à la moelle. Bien que les relations sexuelles achetables et sans amour ne puissent évidemment pas être comparées aux relations amoureuses, elles sont, dans le cadre de notre code social, économique et moral actuel, les seules relations dont des milliers d'hommes et de femmes peuvent jouir, et elles valent mieux que rien ; et dans un pourcentage considérable de cas, un élément de romantisme et une permanence plus ou moins grande s'y attachent, et elles agissent comme un substitut plus ou moins satisfaisant aux relations amoureuses authentiques.

Je ne suis pas en train de tisser des toiles d'araignée théoriques. Je parle d'expérience - l'expérience des patients et des amis qui se confient. Je pourrais relater de nombreux cas intéressants. Et je le ferai, dans un volume plus approprié. Ici, un ou deux suffiront.

Il avait vingt-six ans et était étudiant au Collège des médecins et chirurgiens de l'Université de Columbia, à New York. Il était amoureux et se considérait comme fiancé depuis quatre ou cinq ans à une jeune femme de deux ans sa cadette. Elle était, bien sûr, la plus merveilleuse jeune fille du monde, du monde entier ; en fait, il n'y en avait pas d'autre à laquelle la comparer. Elle était unique, elle était seule. Mais depuis un an environ, elle se refroidissait à son égard, ce qui attisait d'autant plus sa flamme. Et soudain, il reçut un mot lui demandant de ne plus l'appeler, ni d'essayer de communiquer d'une autre manière. Il écrivit, mais ses lettres furent renvoyées sans être ouvertes. Peu après, il apprend qu'elle s'est fiancée à un jeune banquier important. Il faillit devenir fou, et ce n'est pas au sens figuré. Son insomnie était *totale* et résistait à tous les traitements. Lorsque son pouls devint très rapide et que ses yeux prirent l'aspect sauvage qu'ils ont après de nombreuses nuits d'insomnie, on tenta de lui administrer des hypnotiques, mais ils n'eurent pratiquement aucun effet. Le chloral, le véronal, etc., ne faisaient que le rendre « dopé », irritable et déprimé, mais ne lui procuraient pas une heure de sommeil réparateur. Il n'avait plus d'appétit, ses membres se contractaient de temps en temps et il restait assis à regarder dans le vide pendant des heures. Il n'était pas question pour lui d'étudier ou d'aller à la clinique, et il n'a même pas tenté de passer les examens de fin d'année. Les parents se sentaient désemparés, mais ne pouvaient rien faire pour lui. La moindre tentative d'intervention de leur part, toute tentative de le consoler, de l'inciter à se ressaisir, le rendait plus irritable, plus morose ; si bien qu'ils finirent par le laisser seul. Il était pratiquement abstinent, mais un soir, il sortit et rentra ivre ; par la suite, il buvait souvent et beaucoup. Ses parents ne pouvaient rien faire contre lui. Un soir, sur Broadway, il fut abordé par une jeune femme qui marchait dans la rue. Elle avait un visage agréable et sympathique, et il est allé avec elle. Ce fut sa *première expérience sexuelle*. Jusqu'alors, il était resté chaste. Il la rencontra à nouveau le soir suivant. Peu à peu, une sorte d'amitié s'est installée entre eux. Elle découvrit la cause de son chagrin et, avec une sollicitude maternelle, elle fit tout ce qui était en son pouvoir pour le consoler, et il commença à attendre avec impatience le rendez-vous nocturne avec elle. Son chagrin s'atténua peu à peu, il cessa de boire, ce qu'il n'aimait pas et qu'il n'avait commencé à faire que pour atténuer sa douleur ; il commença à se ressaisir et, au bout de six ou huit mois, il reprit sa dernière année à Columbia et obtint son diplôme. Il maintint son amitié avec la jeune fille pendant plus de deux ans, lorsqu'elle mourut d'une pneumonie. Il ne l'aimait pas, mais il aimait être avec elle, car sa présence lui apportait un réconfort physique et mental. Il est possible qu'elle l'ait aimé sincèrement, mais il n'y a jamais eu de discussions sentimentales entre eux, et ils ne se sont jamais posé la question de la permanence de leur relation. Ils savaient tous deux qu'elle était temporaire. Mais il est absolument certain que sans l'un des représentants de la classe méprisée, chassée et persécutée par des policiers brutaux et des juges ignorants, il serait devenu un clochard ou, plus probablement, il se serait suicidé - ce qu'il a fait à plusieurs reprises ; seule la pitié pour sa mère et ses sœurs l'a retenu.

Voici un autre cas. Une jeune fille d'environ vingt-huit ans est tombée amoureuse d'un homme de quatre ou cinq ans son aîné. L'amour semblait réciproque et ils se sont bientôt fiancés. L'homme demanda que les fiançailles soient tenues secrètes pour des raisons professionnelles. Elle ne connaissait pas bien l'homme ; elle l'avait rencontré à l'occasion de plusieurs divertissements et de fêtes religieuses et il lui avait semblé très sympathique. Il trouvait toujours des excuses pour retarder le mariage et, après environ un an de fiançailles, il commença à insister sur les relations sexuelles. Bien que d'un caractère noble et raffiné, elle était d'une nature passionnée et n'opposa pas une grande résistance. De nombreuses jeunes filles qui ne s'adonneraient en aucun cas à des relations illicites, considérant qu'il s'agit d'un grand péché, n'ont aucun scrupule à avoir des relations avec leur fiancé. Ils ont vécu ensemble pendant environ un an. Ils étaient ensemble presque tous les jours, sauf de temps en temps, lorsqu'il partait une semaine ou deux pour affaires. Une fois, il est parti et n'est jamais revenu. Il lui écrivit que leurs relations étaient terminées, qu'il était un homme marié et père d'enfants, qu'il avait espéré divorcer, mais qu'il avait changé d'avis et qu'elle devait l'oublier, etc. Tout était noir devant elle. Il lui fallut un suprême effort pour ne pas s'évanouir, et elle fut soutenue dans cet effort par le fait que, lorsque la lettre arriva, elle était en présence d'amis ; un sentiment de honte terrible, écrasant, inondant, lui donna la force de ne pas trahir son état et son histoire devant le monde entier. Mais dès qu'elle était seule, elle s'effondrait complètement. Elle souffrait de l'insomnie la plus absolue que l'on puisse imaginer, d'une anorexie totale, mais les caractéristiques les plus pénibles étaient des évanouissements fréquents, de graves palpitations cardiaques et des tremblements. Elle n'avait plus d'amour pour cet homme, comme elle le disait. Son amour s'était transformé en haine et en mépris, mais la jalousie était dévorante. Comme un feu, elle brûlait en elle, brûlant son cerveau et son âme jour et nuit.

Estimant qu'elle n'était pas assez forte pour supporter cette torture physique et mentale, elle a décidé de se suicider. Elle a choisi le gaz comme moyen. Heureusement, l'odeur est devenue perceptible avant que la blessure ne soit irréparable. Elle a été sauvée. Mais elle sentait qu'elle ne pourrait pas supporter cette torture très longtemps - et plus que tout, elle craignait que son esprit ne cède. Elle avait une horreur particulière de la folie. Elle décida donc de faire une nouvelle tentative, cette fois avec du bichlorure. Là encore, elle est sauvée. Une de ses amies a alors eu vent des événements qui se déroulaient et l'a présentée à des amis gentlemen. Ils étaient sympathiques et plus ou moins radicaux sur la question du sexe. Pour noyer sa douleur, elle commença à sortir très fréquemment avec ces gens et, à sa grande surprise, elle s'aperçut qu'elle pensait de moins en moins à son méprisable séducteur et, ce qui était plus important pour elle, qu'elle pouvait bientôt dormir. Pendant environ six mois, elle a mené une vie sexuelle extrêmement active, presque libertine. Puis elle y a renoncé, se sentant normale et n'en ayant plus besoin. Elle est aujourd'hui heureuse en ménage.

J'en ai terminé avec cet essai assez long sur l'une des manifestations les plus douloureuses de la vie émotionnelle humaine. Je répète que je suis conscient que les sentiments sont souvent plus forts que la raison ; mais dire cela ne signifie pas affirmer que les sentiments ne peuvent pas être modifiés et contenus par la raison. Je suis persuadé qu'une lecture attentive et ouverte de ces pages et l'acceptation des idées qui y sont promulguées permettraient d'*éviter une* grande partie des malheurs de la jalousie et d'en guérir une certaine proportion après qu'elle se soit installée dans le coeur d'hommes et de femmes malheureux.

Il y a un ou deux autres points qui pourraient être abordés, mais en ce qui concerne la liberté de la presse en matière de questions sexuelles telle qu'elle existe aujourd'hui dans ce pays, j'ai dit tout ce que j'avais à dire.

CHAPITRE LIII

Conclusion

Je crois sincèrement - et je chéris cette croyance malgré cette horrible et misérable guerre qui semble briser les fondements mêmes de tout ce qui nous est cher, détruisant toutes les réalisations humaines et morales qui ont été laborieusement construites au cours de nombreux siècles - que le temps viendra où le monde sera pratiquement libéré de la douleur et de la souffrance. Presque toutes les maladies seront vaincues, les accidents seront rares, la peur de la famine, de la pauvreté ou du chômage ne hantera plus les hommes et les femmes, tous les enfants nés seront bien nés et bien accueillis, et les nombreuses angoisses et ambitions qui perturbent aujourd'hui la vie de tant d'habitants de la terre ne nous tourmenteront plus. Ce ne seront plus que les souvenirs d'un passé mort et oublié.

Oui, je crois qu'un jour viendra où le monde sera pratiquement débarrassé de la douleur et de la souffrance. Mais il y a une exception. Je ne crois pas que nous pourrons jamais éliminer entièrement les *tragédies du cœur*. Pour nos maux physiques, qui seront peu nombreux, il y aura une profession médicale socialisée ; partout il y aura des hôpitaux et des maisons de convalescence gratuits. Le problème du chômage sera réglé par l'Etat, et réglé de façon à ce qu'il n'y ait pas de problème de chômage. Il y aura du travail pour tout le monde et chacun fera le travail qui lui convient le mieux. Mais l'État, je le crains, ne pourra rien faire dans les affaires de cœur. Si Jean aime Marie de toutes ses fibres et que celle-ci reste complètement indifférente, aucun médecin d'État ni aucun fonctionnaire ne pourra offrir de baume ou de consolation au pauvre Jean. Et si Marie aime Robert, et que Robert se comporte de manière à briser le cœur de Marie, aucune colle officielle ne pourra le recoller et aucune maison de convalescence ne pourra le reconstituer.

Oui, je crois que les peines d'amour et les tragédies du cœur feront souffrir les hommes et les femmes mortels, même sous le régime social le plus parfait. Mais je crois aussi que ces peines seront moins aiguës, que la souffrance sera moins cruelle qu'elle ne l'est aujourd'hui.

Des idées correctes sur l'amour, des rapports plus libres entre les sexes, une vie sexuelle normale et régulière, une attitude plus saine à l'égard de nombreuses choses qui sont aujourd'hui injustement considérées comme honteuses ou criminelles permettront, dans une large mesure, de prévenir les tragédies cardiaques et de faciliter leur guérison lorsqu'elles ne peuvent être évitées.

Il est du devoir de tous ceux qui aiment l'humanité d'étudier les différentes phases de la sexualité humaine et de contribuer à la diffusion d'idées saines et humaines sur le thème du sexe et de l'amour.

L'auteur est persuadé que Woman : Her Sex and Love Life contribuera, dans une certaine mesure, à diffuser des idées saines, raisonnables et honnêtes sur la sexualité parmi les hommes et les femmes d'Amérique.

AUTRES TITRES

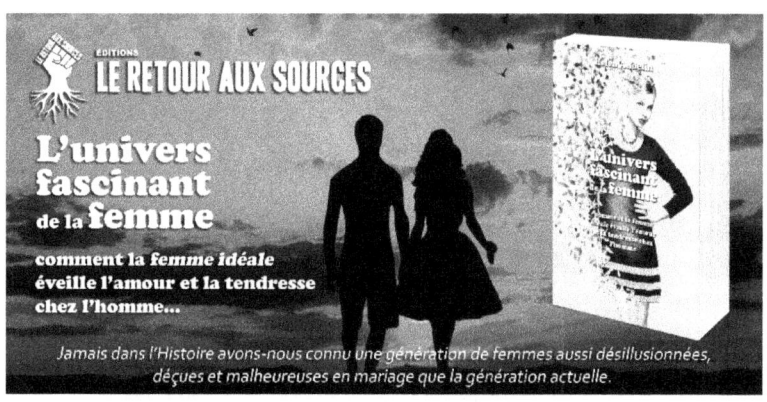

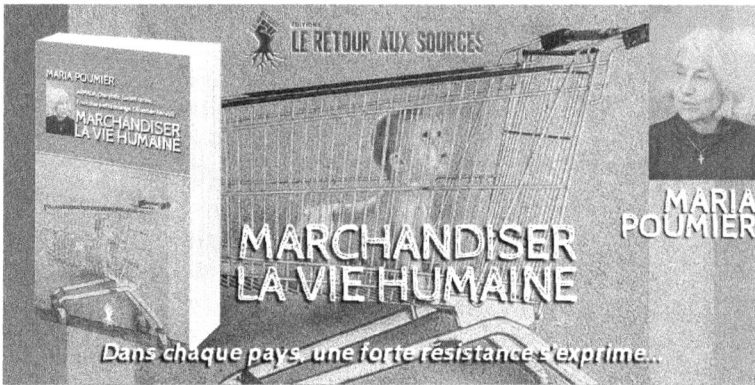

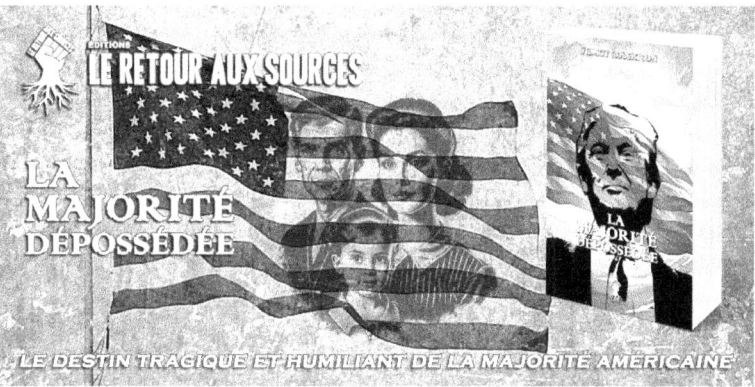

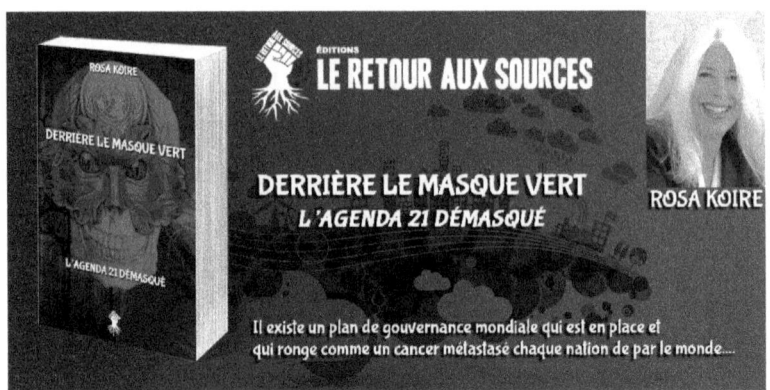
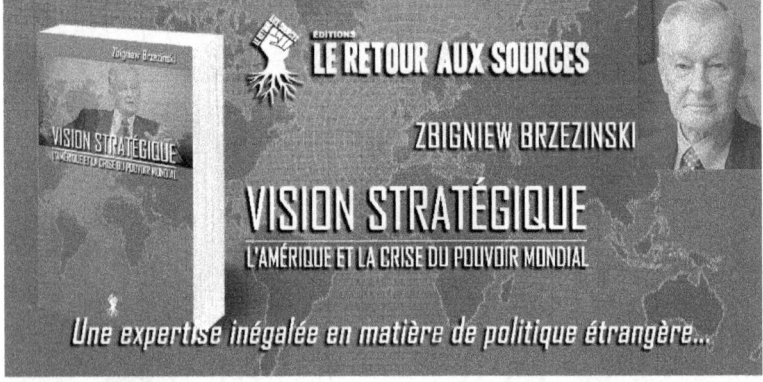
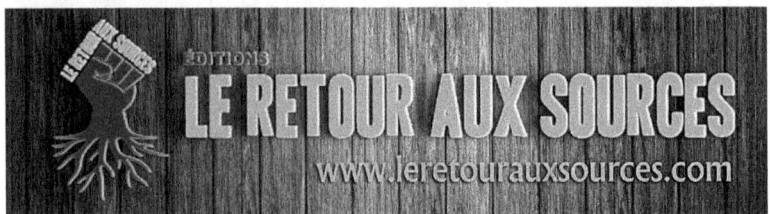